栄養科学シリーズ NEXT

Nutrition, Exercise, Rest

応用栄養学

木戸康博・小倉嘉夫・眞鍋祐之・青井 渉／編　第6版

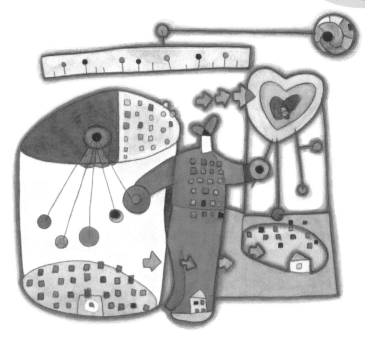

JN035950

講談社

シリーズ総編集

木戸　康博　甲南女子大学医療栄養学部　教授
宮本　賢一　龍谷大学農学部　教授

シリーズ編集委員

河田　光博　京都府立医科大学　名誉教授
桑波田雅士　京都府立大学大学院生命環境科学研究科　教授
郡　　俊之　甲南女子大学医療栄養学部　教授
塚原　丘美　名古屋学芸大学管理栄養学部　教授
渡邊　浩幸　高知県立大学健康栄養学部　教授

編者・執筆者一覧

青井　　渉＊　京都府立大学大学院生命環境科学研究科　准教授（15）
井澤　幸子　愛知学院大学心身科学部健康栄養学科　非常勤講師（14.1）
出口佳奈絵　南九州大学健康栄養学部管理栄養学科　講師（2）
井上里加子　岡山県立大学保健福祉学部栄養学科　助教（13）
榎　　裕美　愛知淑徳大学健康医療科学部健康栄養学科　教授（14.3 ～ 14.6）
岡田希和子　名古屋学芸大学管理栄養学部管理栄養学科　教授（14.2）
岡部　晋彦　美作大学短期大学部栄養学科　講師（19）
小川　亜紀　甲南女子大学医療栄養学部医療栄養学科　助教（17）
小倉　嘉夫＊　神戸女子大学家政学部管理栄養士養成課程　教授（4.3，4.4）
木戸　康博＊　甲南女子大学医療栄養学部医療栄養学科　教授（1，3，6）
木村　祐子　帝塚山大学現代生活学部食物栄養学科　准教授（11）
久保田　恵　岡山県立大学保健福祉学部栄養学科　教授（13）
佐久間理英　福岡女子大学国際文理学部食・健康学科　准教授（12.1，12.3，12.4）
志塚ふじ子　長野県短期大学　名誉教授（16）
清水　扶美　神戸女子大学家政学部管理栄養士養成課程　准教授（4.1，4.2）
下浦　佳之　日本栄養士会　専務理事（20）
鈴木　太朗　龍谷大学農学部食品栄養学科　講師（18）
陶山　敦子　元香蘭女子短期大学食物栄養学科　准教授（11）
多賀　昌樹　和洋女子大学家政学部健康栄養学科　准教授（9）
高橋　史江　関東学院大学栄養学部管理栄養学科　教授（4.5，4.6）
中村　亜紀　広島国際大学健康科学部医療栄養学科　客員准教授（2）
原田　永勝　島根県立大学看護栄養学部健康栄養学科　教授（12.2，12.5，12.6）
眞鍋　祐之＊　元長崎国際大学健康管理学部健康栄養学科　教授（5，8）
矢口　友理　山形大学地域教育文化学部地域教育文化学科　准教授（10）
安澤　俊紀　滋賀県立大学人間文化学部生活栄養学科　講師（7）

（五十音順，＊印は編者，かっこ内は担当章・節）

第6版 まえがき

　管理栄養士の業務である「栄養の指導」を体系的に理解するためには，各専門分野の教育担当者が連携し，栄養学の基礎から応用・実践までを統合した教育体系を構築することが必要です．管理栄養士養成施設での「応用栄養学」は，「栄養管理」や「食事摂取基準」などの概念・理論・活用にかかわる総論と，「ライフステージ栄養学」や特殊な環境における栄養にかかわる各論から構成されています．特に，総論部分は，各専門分野の基礎となるところです．

　本書は，2003年刊行の初版，2009年刊行の第2版，2012年刊行の第3版，2015年刊行の第4版，2016年の第5版と常に増刷や改訂時にup to dateを心がけてきました．このたび第6版では，「日本人の食事摂取基準（2020年版）」に準拠して改訂しました．

　本書は，導入としての「栄養環境への適応」と「生体リズムと栄養」の章のあとは3部構成となっています．第1編の「栄養管理学」は，本書の総論に相当する部分で，栄養管理の概念，栄養状態の評価・判定，そして科学的な根拠に基づいた栄養素必要量の求め方と日本人の食事摂取基準（2020年版）の概要について記述しています．第2編の「ライフステージ栄養学」は，ライフステージごとの生理的特徴，栄養の特徴，栄養状態の評価と判定，食事摂取基準，栄養関連疾患，そして栄養管理の実際について記述してあります．第3編の「特殊栄養学」は，運動・スポーツ，ストレス応答，そして特殊な環境下における栄養のかかわりとして，高温・低温環境，高圧・低圧環境，無重力環境，災害時の栄養を取り上げました．

　付録の日本人の食事摂取基準については，栄養素などの値を成分別ではなくライフステージ別にまとめた形で掲示しました．

　本書は，応用栄養学分野のライフステージとライフスタイルに対応する「栄養管理」の考え方と技法が学べるよう編集しました．執筆していただいた先生方には，本書の編集方針に沿った内容で記述していただけました．足りない点があればすべて編者の責任に帰すものと考えています．

　最後に，編集担当いただきました講談社サイエンティフィク神尾朋美氏にお礼を申し上げます．

　2020年2月

編者　木戸　康博

　　　小倉　嘉夫

　　　眞鍋　祐之

　　　青井　　渉

本書ではこれまでの「発育＝成長＋発達」という考え方，ならびに表記を，第3刷より「成長」＝「発育」（身体構造の拡充）＋「発達」（心身機能の充実，向上）とし，さらに成長の到達点を「成熟」として改め，修正した．

栄養科学シリーズ NEXT
新期刊行にあたって

　「栄養科学シリーズNEXT」は，"栄養Nutrition・運動Exercise・休養Rest"を柱に，1998年から刊行を開始したテキストシリーズです．2002年の管理栄養士・栄養士の新カリキュラムに対応し，新しい科目にも対応すべく，書目の充実を図ってきました．新カリキュラムの教育目標を達成するための内容を盛り込み，他の専門家と協同してあらゆる場面で健康を担う食生活・栄養の専門職の養成を目指す内容となっています．一方，2009年，特定非営利活動法人日本栄養改善学会により，管理栄養士が備えるべき能力に関して「管理栄養士養成課程におけるモデルコアカリキュラム」が策定されました．本シリーズではこれにも準拠するべく改訂を重ねています．

　この度，NEXT草創期のシリーズ総編集である中坊幸弘先生，山本茂先生，およびシリーズ編集委員である海老原清先生，加藤秀夫先生，小松龍史先生，武田英二先生，辻英明先生の意思を引き継いだ新体制により，時代のニーズと栄養学の本質を礎にして，改めて，次のような編集方針でシリーズを刊行していくこととしました．

　　・各巻ごとの内容は，シリーズ全体を通してバランスを取るように心がける
　　・記述は単なる事実の羅列にとどまることなく，ストーリー性をもたせ，学問
　　　分野の流れを重視して，理解しやすくする
　　・レベルを落とすことなく，できるだけ平易にわかりやすく記述する
　　・図表はできるだけオリジナルなものを用い，視覚からの内容把握を重視する
　　・4色フルカラー化で，より学生にわかりやすい紙面を提供する
　　・管理栄養士国家試験出題基準(ガイドライン)にも考慮した内容とする
　　・管理栄養士，栄養士のそれぞれの在り方を考え，各書目の充実を図る

　栄養学の進歩は著しく，管理栄養士，栄養士の活躍の場所も益々グローバル化すると予想されます．最新の栄養学の専門知識に加え，管理栄養士資格の国際基準化，他職種の理解と連携など，新しい側面で栄養学を理解することが必要です．本書で学ばれた学生達が，新しい時代を担う管理栄養士，栄養士として活躍されることを願っています．

シリーズ総編集　　木戸　康博
　　　　　　　　　宮本　賢一

応用栄養学 第6版 —— 目次

第2編 ライフステージ栄養学

1. 栄養環境への適応

私たちは毎日摂取する食事から栄養素を獲得している。摂取した食物は消化管で消化・吸収される。吸収された栄養素は代謝によって、一部はエネルギーとして利用され、残りは貯蔵される。食事を摂取してから数時間たつと、摂取した栄養素は利用できるエネルギー基質として使われる。その後、貯蔵した栄養素を利用するようになる。食事を摂取しない時間がさらに長くなると、生体は飢餓状態となり、飢餓時の代謝に適応するようになる。このように生体は摂取した食物に含まれ、消化・吸収された栄養素の量と質により代謝を変化させ、体内の恒常性を保っている。本章では、食事摂取後の代謝と制御ならびに飢餓時の代謝と制御について概説する。

1.1 代謝の統合

＊1 細胞の大きさを10μmの立方体とし、密度を水と同じとすると、体重60kgのヒトで60兆個になる。最近（2013年）になり、約37兆個や約30兆個といった報告もでてきている。[河田光博, 人体の構造と機能 解剖生理学第3版（河田光博ほか編）, p.1, 講談社（2020）]

＊2 本書では、これまでの「発育＝成長＋発達」という考え方と表記を改め、「成長」＝「発育」（身体構造の拡充）＋「発達」（心身機能の充実・向上）とした。

ヒトの体は約60兆個＊1の細胞の集合体であり、特異的な代謝あるいは生理機能を果たすために分化した細胞が集合し、組織となり、構造のうえではその組織が集合して器官を形成している。その配置ははたらきにより明確に区分されているが、種々の部分の活動を監督し、それらが確実に生体全体の最終目的に向かって調和がとれるように制御し、管理する機構が必要である。

この統合の役割を担う機構として神経系、内分泌系および脈管系の3つが挙げられる（図1.1）。まず、第一の神経系は、情報統合の中心である。神経系は、体内環境、体外環境に関する情報収集機能をもち、体内や外界の変化に対して種々の器官に適切な指令を送っている。

第二の内分泌系は、成長（発育、発達）＊2、生殖のみならず長期的に生体の代謝を調節する。これはホルモンを産生し、必要に応じて分泌し、グルコース、脂質、カルシウムなどの血液成分の恒常性を維持する。また、エネルギーの要求に応じて組織成分の合成と分解との適切なバランスを制御している。

図 1.1　代謝の統合

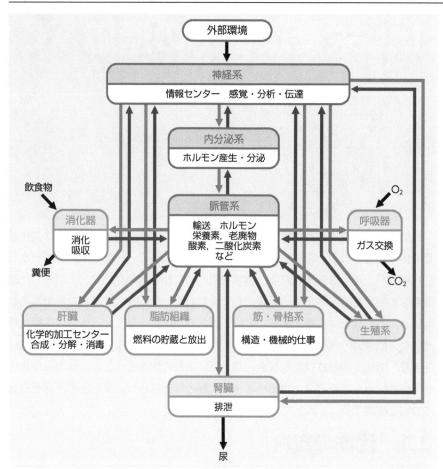

　第三の脈管系は，体内においてすべての物質の運搬を担当している．外界から取り入れた酸素，栄養素などを体内のすべての細胞に運搬し，組織の構築材料，エネルギー基質および生理活性物質の運搬を行っている．また外界より侵入した病原体，毒物および代謝終末産物を排除する役割も果たしている．

1.2 ｜摂食後の栄養素代謝

　糖質摂取後，吸収されたグルコースによる血糖値の上昇に反応して膵島B細胞（β細胞）からインスリンが分泌される．肝臓へのグルコースの取り込みは，インスリンには影響されない肝型グルコース輸送担体（GLUT2）によって行われる．細胞に入ったグルコースは，グルコキナーゼでリン酸化されてグルコース6−リン酸となる．摂食初期にはグリコーゲンを貯蔵するためにグリコーゲンの合成が脂肪酸の合成より優先して起こる．

GLUT2：glucose transporter 2

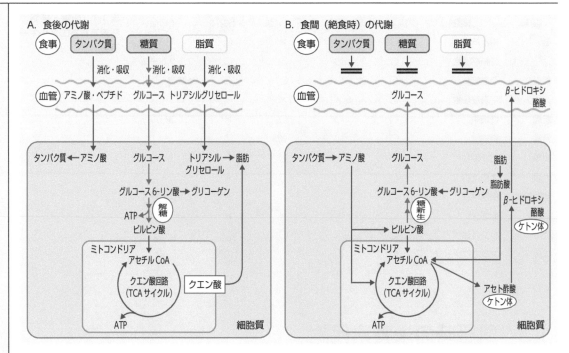

A. 食後の代謝

B. 食間（絶食時）の代謝

図1.2 食後の代謝と食間の代謝

GLUT4：glucose transporter 4

TCA：tri-carboxylic acid

HSL：hormone-sensitive lipase

　糖質を過剰に摂取すると，肝臓と脂肪組織ではグルコースからトリアシルグリセロール（トリグリセリド）が合成される．糖質摂取後，吸収されたグルコースによる血糖値の上昇に反応して膵島B細胞から分泌されたインスリンは，脂肪細胞のグルコース輸送担体（GLUT4）を細胞質内から細胞膜へ移行させ，細胞外から細胞質へのグルコースの輸送を促進する．細胞内のグルコースはグルコース6-リン酸に変換され，クエン酸回路（TCAサイクル）のクエン酸から脂肪酸が合成される．インスリンはトリアシルグリセロール分解を促進するホルモン感受性リパーゼ（HSL）を阻害して，トリアシルグリセロール合成を促進し，脂肪細胞にこれを貯蔵する．

　食後の代謝と食間（絶食時）の代謝を図1.2に示す．

A. エネルギー基質となりうる物質とその由来

　細胞が利用できるエネルギー基質は，細胞によって異なる．たとえば，赤血球はミトコンドリアをもっていないので利用できるエネルギー基質はグルコースだけである．組織・細胞で利用できるエネルギー基質を表1.1に示した．食事によって供給されるエネルギーのほとんどは糖質，脂質，タンパク質のかたちである．これらは，消化されてそれぞれ単糖，モノアシルグリセロールと脂肪酸，アミノ酸やペプチドのような小さい分子として吸収され，エネルギー基質として利用される．エネルギー基質として利用されなかった過剰の分子は，それぞれグリコーゲン，トリアシルグリセロール，タンパク質として貯蔵される．

表 1.1　組織・細胞で利用できるエネルギー基質

組織	細胞	グルコース	脂肪酸	アミノ酸	ケトン体	その他
脳	中枢神経細胞	○	×	×	○	–
筋肉	骨格筋細胞	○	○	○	○	フルクトース
	心筋細胞	○	○	○	○	酢酸塩
	平滑筋細胞	○	×	×	–	
肝臓	肝細胞	○	○	○	×	アルコール
腎臓	腎細胞	○	○	×	○	–
小腸	上皮細胞	×	×	○	○	–
大腸	上皮細胞	○	○	○	×	–
脂肪組織	脂肪細胞	○	○	×	×	フルクトース
血液	赤血球	○	×	×	×	–
	リンパ球	○	○	○	○	–
	マクロファージ	○	○	○	○	–

1.3 │ 飢餓時の栄養素代謝

A.　飢餓と低栄養

　飢餓は，食物をまったく摂取しない完全飢餓（水だけ摂取する場合を含む）と，低栄養と栄養失調による部分飢餓に分けることができる．低栄養は，不十分な食物の摂取によって生じ，栄養失調は，不適切な食物の摂取によって生じる．不適切な食物の摂取は食物中に含まれる特定の栄養素の欠乏を起こす．低栄養と栄養失調とは，長期間におよぶ減食によって生じるので慢性飢餓ともいう．

a.　カシオコアとマラスムス

　カシオコア（クワシオルコル）は，主としてタンパク質の欠乏により起こる．マラスムスは，エネルギーとタンパク質の不足により起こる．典型的な例では，カシオコアは 1 〜 3 歳の幼児期にみられ，浮腫，脂肪の貯留（特に肝臓，肝臓は腫大している），かさかさの皮膚，色素沈着，毛髪の変色（黒〜褐，黄，赤），ペラグラ様皮疹，下痢，低タンパク質血症，浮腫があるために太って見えることもある．また無感動で興奮しやすい性格などの特徴がみられる．マラスムスでは，成長障害は 6 か月〜 1 歳の乳児期に明らかとなり，筋肉の萎縮と体脂肪の欠如によってしわがよったように見える．肝臓，皮膚，毛髪には著明な変化はみられず，意識清明で反応性に富んでおり，興奮しやすいということはない．これら 2 つの例における症状は，食事タンパク質あるいはエネルギーあるいはこの両者がどの程度不足し

体重（標準に対する%）	浮腫	
	あり	なし
60〜80	カシオコア	低体重
60未満	マラスムス型カシオコア	マラスムス

ていたかを決定する目安となる（表1.2）.

b．生存時間

　水分もまったく摂取しない絶食を絶対飢餓という．絶対飢餓を続けると死亡する．絶対飢餓状態でヒトや動物はどれくらい生きられるのであろうか．19世紀の終わりころ，コルシカ島のある法律家が家庭内トラブルの責任を問われて死刑を宣告され，絶食絶水による生存実験の被験者となった記録では17日間であった．また，ツルーズ刑務所の1人の服役者は水だけで63日間生き延びたという記録もある．日本では比叡山修行僧による例が知られている．

　食物を摂取しないで水だけを摂取していると，電解質が補給できないので，まず塩分が欠乏する．この結果，体液の浸透圧がしだいに低下する．そこで腎臓は水の排泄を多くして体液の浸透圧を正常に保とうとする．このようにして，体水分が減少してくる．その結果，塩分損失に伴う水の損失状態を起こす（二次脱水）.

B．代謝変化

　飢餓時の代謝の適応を統合する基本的な原則は，さまざまな種類の食物と生体の組織構成成分のエネルギー平衡に基づいている．おもなエネルギー源である糖質と脂肪からのエネルギー供給の総量が生体のエネルギー消費よりも少ないときは，摂取したタンパク質や自身の体細胞タンパク質の異化が起こり，マラスムスにおいてみられるような筋肉および他の器官の全般的な萎縮が起こる．したがって飢餓は，個体がそのエネルギー需要を満たすために自己の組織を分解しなければならない状態である．

a．飢餓初期

　正常で栄養状態が良好な健康成人が，突然適切なエネルギー摂取が不可能になったと仮定しよう．短期的には，食物の欠如は血中グルコース濃度の低下を起こす．その結果，血糖値を正常化するために肝臓に貯蔵されていたグリコーゲンの分解が速やかに起こる．もし24時間以内に食物を摂取しなければ肝臓のグリコーゲンが使い果たされ，第2日目以降には他の機構が動員される．たとえば，ホルモン感受性リパーゼを活性化し，肝臓における脂肪酸の酸化により多くの脂肪酸を産生させる．同様に，飢餓ストレスに反応して放出される副腎皮質刺激ホルモン（ACTH），カテコラミンならびにその他のホルモンは，脂肪組織のリパーゼを活性化し，脂肪組織から脂肪酸の動員を起こして，肝臓や他の内臓器官にエ

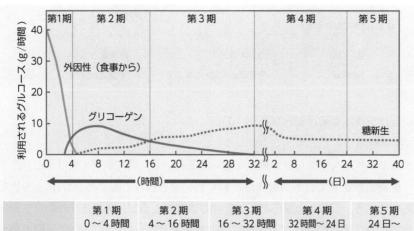

図 1.3　飢餓時のエネルギー源としてのグルコース
［ラダーマンら，1976 を改変］

	第1期 0～4時間	第2期 4～16時間	第3期 16～32時間	第4期 32時間～24日	第5期 24日～
血糖の起源	食事から	グリコーゲン/肝臓での糖新生	肝臓での糖新生/グリコーゲン	肝臓と腎臓での糖新生	肝臓と腎臓での糖新生
グルコースを利用している組織	すべての組織	肝臓，筋，脂肪組織を除く組織	肝臓，筋，脂肪組織を除く組織	脳，赤血球，腎臓，筋では減少	赤血球と腎臓，脳では減少
脳の主要なエネルギー源	グルコース	グルコース	グルコース	グルコース/ケトン体	ケトン体/グルコース

ネルギー源を供給する．肝臓の貯蔵グリコーゲンによる短期間のエネルギー供給とは対照的に，脂肪組織のトリアシルグリセロールは，生体の機能を維持するために必要なATPを数週間供給できる（図1.3）.

ATP : adenosine triphosphate

b.　長期におよぶ飢餓

　生体が長期的な飢餓に適応し始めると，最初の数週間は肝臓で産生されるケトン体（アセト酢酸，β-ヒドロキシ酪酸，アセトン）が増加する．これは，脂肪酸の酸化が優位となり，ピルビン酸やオキサロ酢酸の供給が減少し，クエン酸回路の回転が維持できなくなるからである．数週間後には，心臓そしてついには脳などの組織が順応して，これらの組織ではケトン体から大量のエネルギーを得るようになる．もしも，ケトン体の産生が利用を上回れば，代謝性アシドーシスが起こるが，呼吸性と腎性に代償作用がはたらき，血液のpHは正常値となる．脂肪酸の動員およびその酸化とともに，アセチルCoAカルボキシラーゼ，脂肪酸合成酵素，クエン酸開裂酵素などの脂肪酸合成に関与する酵素はしだいに脂肪組織と肝臓から失われる．

CoA : coenzyme A

　飢餓状態が続くと，組織のタンパク質がエネルギー源として動員される．消化管のタンパク質や膵臓の消化酵素がまず消費される．その結果，少量の食物が摂取されたとしてもその利用が障害される．次に，筋肉の機能性タンパク質が異化され，続いて肝臓や脾臓のような内臓タンパク質が，そして最後に免疫系のタンパク質が異化される（図1.4）.

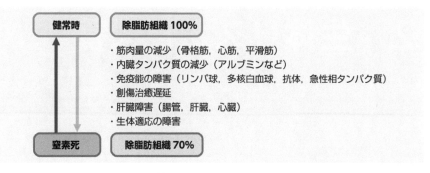

図 1.4　除脂肪組織の
減少と窒素死の概念

グルココルチコイドの分泌亢進およびインスリンの分泌低下によりアミノ酸の異化が亢進し，ATPの直接の原料を供給し，肝臓と腎臓によるグルコース生成のために炭素を供給する．したがって，血中コルチゾール/インスリン比の著明な増加が，マラスムスの診断の指標となる．飢餓が進行して，脳がグルコースよりもβ-ヒドロキシ酪酸からより多くのエネルギーを得るようになると，糖新生の速度は徐々に低下する．それに一致して筋量，生体全体の活動量が減少し，エネルギー消費量も減少する．最後に，脂肪の貯蔵がすべて枯渇すると，心臓，肺，血液細胞などの不可欠なタンパク質さえ分解し始め，ついには心肺性虚脱により死に至る．

1）生体は摂取した栄養素の量と質により代謝を変化させ，体内の恒常性を保っている．
2）細胞が利用できるエネルギー基質は，細胞によって異なる．
3）代謝を統合する基本的な原則は，食物と生体組織構成成分のエネルギー平衡に基づいている．

---

2. 生体リズムと栄養

2.1 生体リズムとは

　生物は時々刻々と変化する自然環境の中で周期性の生体システムである体内時計をもっている．体内時計は，体温や血圧，睡眠やエネルギー代謝など生命活動を調節し，その日の気分や体調，スポーツなどの身体活動を調整している．体のしくみとはたらきを司る体内時計は，生体リズムとして生活環境の変化に適応するだけでなく，事前に調節する予知機能を保持している．

A. 生体リズムの種類と生理的役割

　生体リズムには90分リズム，日内リズム，週内リズム，月周リズム，年周リズム（季節リズム），の5つがおもに知られており，いずれも特有な生理的役割を担っている．周期性のある生体リズムは，生活環境の変化に順応して生活習慣病の発症予防の健康管理だけでなく，病気の重症化予防や治療に活用されている．

a. 90分リズム

　1日の24時間より短いサイクルの体内時計はウルトラディアン（超短日）リズムである．代表的なウルトラディアンリズムには，睡眠のリズムがある．就寝中，約90分周期の規則的なサイクルを繰り返して眠っている．

　睡眠は，①入眠期から，②浅い眠り，③中等度の眠り，④深い眠りへと移行しつつ，⑤レム（REM）睡眠に移る．レム睡眠とは筋肉の緊張が弱くなり，覚醒状態の脳と同じで，眼球も不規則に動くのが特徴である．また，血圧や心拍数は上昇し，発汗量も増加する．夢を見ているのはレム睡眠の時である．これに対して，①から④はノンレム睡眠といわれ，睡眠段階が深くなるにつれて血圧や心拍数も低下し，脳波も徐々に緩やかになり，疲労を取り除く．このような睡眠のサイクルは，一晩に4～5回繰り返され，明け方近くになるとノンレム睡眠よりもレム

睡眠の割合が多くなる.

　また，集中力の持続は約90分で低下し，疲労感と軽い空腹感に襲われる．脳のエネルギー源である糖質も約90分で不足して，軽い空腹感が起こるため，その際に糖質を含む軽食と水分を補給すると，脳の活性化と脱水の予防になる.

b．日内リズム

　基本的な生体リズムは，約1日のリズム（概日リズム），すなわちサーカディアンリズムである．ヒトは日中に活動し，夜半に1日の疲れを癒すために眠りにつくことで健康的な生活を維持している．体に余分な負担を与えず，必要な時に集中して活動力を高めるには，体内時計で調節される日内リズムが重要である．ヒトの身体機能がピークとなる時間帯を表2.1に示した.

　ヒトは1日を24時間として社会生活を送っているが，生体内に時刻を知らせる刺激要因を取り除くと，体内時計によって24時間よりも少し長い周期でリズムが刻まれる．これは哺乳類の場合，視床下部の視交叉上核（suprachiasmatic nucleus：SCN）とよばれる神経核に存在する中枢時計がかかわっている．一方，視交叉上核以外の組織にも固有の振動機構を備える末梢時計が存在する．中枢時計は光や規則正しい食事の刺激により24時間周期にリセットされ，末梢時計に伝達することで全身の体内時計が調節される．中枢時計も加齢とともに24時間の周期に近づいていく．「規則正しい生活に長寿あり」で，生活リズムと生体リズムが無理なく合致することこそ健康や若さの維持に重要である．たとえば，体温や血圧は睡眠に適した最低値となり，目覚めると上昇して1日の活動や仕事に対応できる用意をする．ベストコンディションではたらく午後2～3時には体温や血圧などがピークを示し，骨休めの夜半には緩やかに低下する．体の日内リズムは生活環境に適応するために形成され，いったん形成されるとたとえ一時的な環境変化があっても強固に保持される．つまり，1日ぐらい徹夜をして生活リズムが乱れても生体リズムは守られるしくみになっている．不規則な生活を繰り返していると，夜になっても体温や血圧は高いままで寝つきが悪く，朝起きて体温は低いまま，活動に適した体の状態にならない．朝日を浴びて朝食を食べることで，脳と臓器のはたらきを調整する体内時計に「朝がきた」という信号を送り，1日の生活リズムがリセットされる.

c．週内リズム

　1週間（7日間）の周期的なリズムが存在する．このリズムは1週間の日・月・火・水・木・金・土という社会的なシステムによって形成されたものと考えられる.

表2.1　ヒトの身体機能がピークとなる時間帯

	体温	脈拍	血圧	計算速度	筋力	酸素消費量	肺活量
最高値を示す時間帯	午後2時すぎ	昼すぎ	午後2時ころ	午後2時ころ	夕方	夕方	夕方

結果的には，週内リズムを守ることで健康的かつ無理のない生活が可能になり，1週間を区切りとする社会システムの変化にも速やかに適応できる．

摂取エネルギーと消費エネルギーの週内リズムは，健康管理と体重の調節に関与する．健常者の摂取エネルギーと消費エネルギーでは，休み明けの月曜日は活動量と食欲の双方が低下し，体調と仕事効率の悪い，いわゆるブルーマンデーとなる．小学生でも1週間の中で活動量に差がみられる．成長期の子どもには1週間の活動リズムを配慮した学校給食や家庭での食事が重要である．

d. 月周リズム

ヒトの月周リズムでは，女性の月経周期（性周期）がよく知られている．月経周期は，性ホルモンの分泌の変動によって形成され，25〜35日に維持されている．

また，女性は月経周期に依存した体脂肪の合成と分解のリズムが存在する．エストロゲンの分泌が低下している月経前後は食欲が高く，脂肪組織での脂肪の取り込みと蓄積に関与するリポタンパク質リパーゼ（LPL）の活性が上昇する．この時に高糖質や高脂肪の高エネルギー食を食べすぎると肥満になりやすくなる．更年期はエストロゲンの合成と分泌が低下し，月経前後と類似しているので，いつもより少し多く食べても太りやすい時期である．逆に，排卵前後に分泌されるエストロゲンによって，体脂肪の分解を促すホルモン感受性リパーゼ（HSL）が活性化される．少し強めの有酸素運動をするとアドレナリンの分泌が上昇してホルモン感受性リパーゼが活性化されるので，持続性のある運動は肥満の改善と予防に効果的である（表2.2）．

e. 季節リズム

体は，四季の移り変わりや生活環境の変化に応じた生体リズムを形成する．たとえば，子どもの成長（発育・発達）に関連する内分泌ホルモンは冬よりも夏に上昇し，成長に影響する．筋肉と肺の活動も夏にピークとなり，子どもの成長期における食生活が重要で体力づくりに適している．一方，冬は気温の低下と乾燥によって免疫力が低下するため，さまざまな病気にかかりやすくなる．

冬は夏に比べて紫外線によるビタミンDの活性化が低下することから，骨形成に影響する．さらに，カルシウムの尿排泄の増加と運動不足，寒さによる柔軟性の低下などによって，骨折のリスクが高くなる．冬の骨折予防には，食事からカルシウムとビタミンDをあわせて摂取することと適度な運動が必要である．

表 2.2 月経周期と肥満
LPL：リポタンパク質リパーゼ，HSL：ホルモン感受性リパーゼ

	月経前後	排卵前後	閉経（更年期）
エストロゲン分泌	低い	高い	低い
脂肪合成（LPL）	高い	低い	高い
脂肪分解（HSL）	低い	高い	低い
肥満対策	食事	持久性運動	食事コントロールを中心に持久性運動も

2.2 生体リズムと栄養代謝

A. 内分泌・代謝リズム

　体内時計は，病気の予防と健康に関連する神経調節系，内分泌調節系，脈管系，免疫調節系を統括している．いずれの調節系も生命維持に重要で，生物の行動(睡眠と活動，摂食など)や生理機能(エネルギー代謝，血圧，体温，尿排泄など)に応答するための内分泌・代謝リズムが存在する．その中で代表的な副腎皮質ホルモンの日内リズムと摂食行動について概説する．

a. 口から食べることの大切さ

　食物を経口的に摂取していると，副腎皮質ホルモン(血中コルチゾール濃度)は夕方から夜半にかけて低く，朝方に高値を示す(図2.1A)．経腸栄養法で成分栄養剤を1日中持続的に投与すると，血中コルチゾール濃度は1日中ほぼ一定となり，日内リズムが消失する(図2.1B)．しかし，同じ経腸栄養法でも午前7時から午後11時までの16時間のみ投与すると，血中コルチゾール濃度は夕方に低く明け方に高くなり，食物経口摂取者と同様の日内リズムになる(図2.1C)．一方，消化管を通さない中心静脈栄養法では，高エネルギー栄養輸液の24時間連続投与条件下では，日中高濃度・夜間低濃度の傾斜投与でも副腎皮質ホルモンの日内リズムは消失する(図2.1D)．

　副腎皮質ホルモンは代謝や免疫の調節において重要な役割を担うが，その分泌リズムの形成は消化管を経由した規則正しい食事の摂取が不可欠である．超高齢社会にあるわが国において，疾病や老化などの原因により咀嚼や嚥下を考慮した栄養摂取の需要は高まっている．今後，栄養剤の質や量だけでなく，生体リズムを考慮した栄養素の投与によって，生理学的・臨床栄養学的に効果的な方法を確立する必要がある．

b. リズム形成における消化管の役割

　ヒトの体温においても，血中副腎皮質ホルモンの日内リズムに類似したリズムがみられる．日中に経腸栄養剤を周期的に投与すると，栄養素の摂取に伴って上昇する典型的な体温リズムがみられる．一方，明暗サイクルがあっても，投与周期のない連続投与では体温リズムは消失する．また，就寝時の夜間にのみ栄養補給しても，振幅の小さい体温リズムしか出現しない．

　このことから，生体リズムの基本となる体温リズムの発現には，消化管を経由する栄養素摂取と消化吸収の日内リズムを調節する体内時計の双方が重要である．つまり，明暗サイクルのみならず，口から食物を摂取し適切な食生活リズム

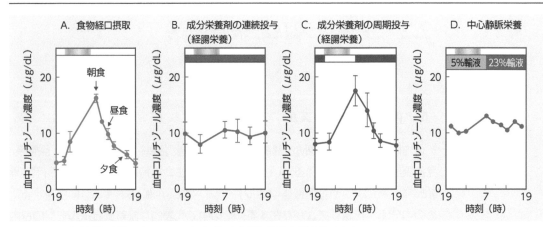

図 2.1　ヒト血中副腎皮質ホルモンの日内リズムと非経口栄養と摂食サイクル
［加藤秀夫ら，日本栄養・食糧学会誌，**37**，9-12 (1984) 改変］

	味覚 (塩辛味, 甘味)	唾液の分泌	胃酸の分泌	膵液の分泌	二糖類分解酵素	ビタミン B_{12} の吸収	鉄の体内利用
最高値を示す時間帯	朝	夕方	午後 8 時頃	夕方	夕方	午後 1 時頃	朝

表 2.3　ヒトにおける消化管機能の日内リズム

を刻むことが，体内時計の調節には大切で，体調管理や健康増進の要となる．

　また，消化吸収は食事の質や量によって影響を受けるが，胃・腸の運動や消化酵素の分泌は表 2.3 のような日内リズムを示す．日常の食習慣により消化酵素の分泌リズムが形成され，食事時刻を予知して胃腸のはたらきも活発になる．同じ食物を摂取しても消化吸収や生体内の利用効率は異なると考えられる．

2.3 | 食習慣と日内リズム

　近年の遺伝子レベルの研究により，多くの時計遺伝子 (*Clock, B-mal 1, Per 1, Per 2, Cry 1, Cry 2* など) が発見されている．末梢臓器や器官の時計遺伝子のリセットは明暗サイクルだけでなく，食事と摂食リズムも重要な役割を果たすことがわかっている．摂食リズムが時計遺伝子による体内時計を調整し，体調管理や体力向上に寄与している．食事の内容や量だけでなく，摂食時刻も健康に深くかかわっている．

A.　規則正しい食生活と代謝リズム

　健康づくりと生活習慣病の発症予防には，適切な食事と活動のエネルギー収支バランスだけでなく，規則正しい食生活リズムも大切である．しかし，「いつ・何

を・どれくらい」という食事摂取とエネルギー代謝の関連については不明な点も多い.

健康な成人女性で，1日3食の総エネルギー摂取量を同一とし，摂食時刻と食事量が異なる摂食パターンを組み合わせた場合のエネルギー消費量への影響をみると，食事誘発性熱産生（DIT）は朝食時に最も上昇しやすくなる．また，同じ食事量の場合でもDITは朝食時に高く，夕食時に低くなる．つまり，規則正しい食生活はエネルギー代謝と密接に関連し，朝食を食べることで1日のエネルギー代謝が活性化され，健康管理や肥満予防の観点からも大切だと考えられる.

DIT : diet induced thermogenesis

B. 血糖調節の日内リズム

血糖は摂食によって増加する日内リズムを示し，一定範囲内に調節するために，血糖増加による刺激を感知して膵臓のランゲルハンス島B細胞（β細胞）からインスリンが分泌される．インスリンは肝臓のグリコーゲン合成と解糖系のはたらきを高めるだけでなく，筋肉や脂肪組織へのグルコースの取り込みを促進することで血糖値を適正レベルまで低下させる.

血糖調節のはたらきは活動期に高く休息期に低くなるため，睡眠前に食事をすると高血糖になりやすい．糖尿病患者では，耐糖能の指標である血液中のHbA1c濃度が上昇する．長期間1日のエネルギー摂取量はそのままで，朝食のエネルギー摂取量を少し増やし，夕食を減らしたときはHbA1c濃度が正常レベルまで低下する.

肥満症や糖尿病の発症予防・重症化予防には，就寝4時間前までに夕食をとるなど，規則正しい食生活リズムと適正なエネルギー摂取量を心がける必要がある.

C. 食塩摂取と日内リズム

食塩のナトリウムと塩素は体液調節と血圧調節に関与する主要ミネラルである．食塩は美味しさの基本となる調味料で，食欲を高め，消化吸収にも不可欠である．一方で，食塩摂取量と血圧は密接な関係にあり，食塩摂取量が多い食習慣は高血圧症の発症要因の一つとなる.

ヒトの血液循環は物流システムを担っており，血圧が低いと血液中の栄養素を臓器や組織のすみずみまで送れなくなり，生命力の低下が生じる．低血圧のヒトは目覚めてもすぐに起き上がれず，胃腸の調子もよくないなどの症状を訴える．逆に血圧が高くなると，心臓に余分な負担がかかり，その状態が続くと血管も固くもろくなることで動脈硬化を進展させ，脳卒中なども引き起こしやすくなる.

時間栄養学の観点から食塩の摂取と血圧の関係を検討すると次のようになる．健康な女子大生を対象とした研究では，朝食後や昼食後に比べて夕食後の食塩の尿排泄が多かった．これは血中のアルドステロンが朝に高く，夜に低い日内リズ

ムを示すことと関連がある。ミネラルコルチコイドのアルドステロンは，腎臓でのナトリウムの再吸収を促し，間接的に昇圧作用を示す。また，副腎皮質ホルモンのグルココルチコイドはアルドステロンの感受性を高める。両ホルモンの日内リズムが正常であれば，血中アルドステロンが高くなる朝や昼に食塩を制限し，夕方は比較的制限を緩やかにすることができる。低血圧の場合は朝に具だくさんの味噌汁などにすると，からだが目覚め，勉強や仕事がはかどる準備が整えられる。

D. カルシウム摂取と日内リズム

　骨は骨芽細胞（骨形成）と破骨細胞（骨吸収）の双方によって常に入れ替わるリモデリングを行う活動性の高い組織である。骨は体の支持器官であり，また体内のカルシウムバランスを保つために，摂食サイクルと連動した日内リズムを形成している。

　骨吸収は朝から上昇して午後ピークとなり，夜間に低下する日内リズムがみられる。一方，骨形成は夕方から上昇して夜間にピークとなり，明け方に低下するリズムがみられ，骨吸収とは逆の位相を示す。夜間は骨形成を刺激する成長ホルモン分泌もピークとなることから，健やかな成長と骨粗鬆症の予防には夕食時のカルシウム摂取が重要となる。

　1）生体は生きるための礎に，生まれつき体内時計をもっている。
　2）生体リズムには，90分リズム，日内リズム，週内リズム，月周リズム，季節リズムの5つのリズムが知られている。
　3）生物の行動や生理機能に対応した内分泌・代謝リズムがある。
　4）肥満や糖尿病の原因は食生活と生体リズムの乱れであり，規則正しい生活が生活習慣病の発症予防と重症化予防に重要である。
　5）体調管理や体力向上には，食事の内容や量だけでなく，摂食のタイミングも健康に深くかかわっている。

第1編
栄養管理学

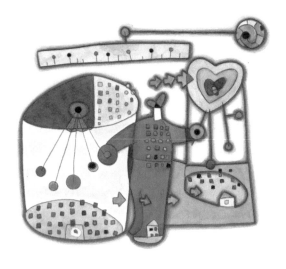

3. 栄養管理の考え方

3.1 栄養管理の概念

　栄養管理（栄養ケア・マネジメント）とは，対象者の栄養状態を客観的に評価・判定して，その状態に対応した適切な栄養補給・食生活を実施し，よりよい栄養状態の維持あるいは目的に応じた体づくりをめざす活動をいう．栄養管理には，従来から行われている栄養ケア・マネジメントの概念とその手順として国際標準化が進められている栄養管理プロセス(nutrition care process)の概念がある．

　栄養管理プロセスでは，栄養アセスメントを栄養評価と栄養診断（栄養状態の判定)に分けて扱っている(図3.1)．

　栄養管理の基本過程は，まず，対象者あるいは対象集団の栄養スクリーニング

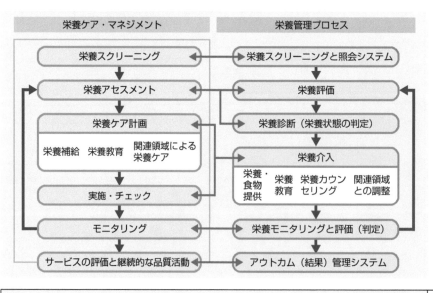

図 3.1　栄養ケア・マネジメントと栄養管理プロセスの概要

（表3.1参照）を実施し，栄養に関連するリスクがあるか否かを選別する．栄養スクリーニングの結果，リスクがあるとされた対象者あるいは対象集団に対してより詳細な栄養アセスメントを実施する．

　栄養アセスメントは栄養評価（表3.2参照）と栄養診断に分けて扱われる．栄養診断（栄養状態の判定）では，エネルギー・栄養素などについて摂取量が適切であるか，不足しているか，過剰であるか，バランスが悪いかを判定する（表3.3参照）．栄養診断では，栄養状態を判定した科学的根拠とその原因について合わせて記述することが求められる．

　次に，栄養状態の判定に基づき栄養管理計画を作成（計画：plan, P）し，その計画に基づき栄養介入（実施：do, D）する．栄養介入中は経過を評価（モニタリングと評

図 3.2　栄養管理の概略
栄養管理プロセスとして示した．

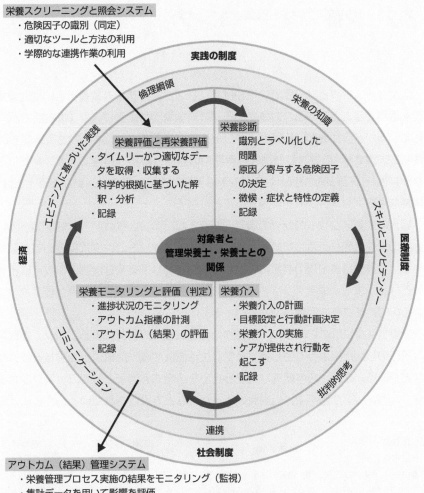

価：check, C）する．

　そして，栄養介入後，栄養状態を再評価し，必要があれば栄養管理計画を修正（修正：act, A）する．栄養介入により栄養状態が改善され，当初の目的を達成できれば，結果評価として記録し，情報の共有化を図る．必要があれば科学的根拠としての報告書や論文を作成する．栄養管理の概略を栄養管理プロセスとして図3.2に示した．

　栄養管理は，基本的に，管理技術モデルとして知られている計画作成（P），実施（D），評価（C），改善・修正（A）に沿って行う．この手順は，設定目標の達成まで繰り返し行われるのでPDCAサイクルという．

　対象が個人であっても特定集団であっても栄養管理の基本過程は変わらない．また，特定集団を対象とする場合でも，集団中の個人への個別関与が必要となる．

3.2 栄養スクリーニング

　スクリーニングとは，ふるいにかけて，リスクを有する対象者あるいは対象集団を選別することである．対象者あるいは対象集団が栄養リスク（危険度）を保有しているかどうかを早い段階でスクリーニングすることは，栄養アセスメント（栄養評価と栄養診断）に要する時間と経費節約の点から重要な過程である．栄養リスクがなければ，詳細な栄養アセスメントは不要である．栄養リスクがあるときは，詳細な栄養アセスメントを実施することになる．

　個人の栄養スクリーニングの項目例を表3.1に示した．なかでも体重の変化は，全身の栄養状態を総合した結果を反映するのでスクリーニング項目として重要である．食欲や摂食困難の有無の把握なども，適切な栄養管理計画の作成には不可欠となる．また，栄養スクリーニングのための各種質問票や評価票が提案されているので，それらを利用してもよい．

　栄養リスクにはこのほかに，飲食物に含まれる有害物質によるリスク，摂取量と摂取のしかたによって生じるリスク，生活習慣や嗜好品によって生じるリスクなどがある．また，疫学研究などから疾患を誘発する因子としてのリスクファクター（危険因子）が脳卒中，冠動脈硬化，がんなどで設定されている．さらに，日

表 3.1 栄養スクリーニングの項目例
IBW：ideal body weight，標準体重．

リスクのレベル	体重（kg）	血清アルブミン（g/dL）	総リンパ球数（個数/mm³）
高い	IBW の 70%以下・最近の体重減少率は 5 ～ 10%/週	2.5 未満	通常の 50%以下
中等度	IBW の 70 ～ 90%・最近の体重減少率は 5 ～ 10%/1 ～ 6 か月	2.5 ～ 3.5	通常の 50 ～ 70%
低い	IBW の 90%程度・最近の体重減少率は 0 ～ 5%/半年	3.5 以上	通常の 70 ～ 90%

本人の食事摂取基準 (2020年版) では, 生活習慣病として糖尿病, 脂質異常症, 高血圧症, 慢性腎臓病についてリスクファクターが整理されている.

3.3 栄養評価

　栄養評価では, 対象者あるいは対象集団に対して系統的, 適切な指標を用い栄養状態を判定できる根拠を提供する. 栄養評価の項目には, ①食物・栄養に関連した履歴 (FH), ②身体計測 (AD), ③生化学データ, 臨床検査と手順 (BD), ④栄養に焦点を当てた身体所見 (PD), ⑤個人履歴 (CH) が含まれており, 表3.2に示した指標が用いられる.

表 3.2　栄養評価の項目
[日本栄養士会監修, 栄養管理プロセス第2版, p. 26, 第一出版 (2021) 一部改変]

項　目	指　標
食物・栄養に関連した履歴 (FH)	食物・栄養素摂取, 食物・栄養の管理, 薬剤・補完的代替医療食品の使用, 食物・栄養に関する知識・信念・態度, 栄養管理に影響を及ぼす行動, 食物および栄養関連用品の入手のしやすさ, 身体活動と機能, 栄養に関連した生活の質
身体計測 (AD)	身長, 体重, 体格指数, 発育パターン指標・パーセンタイル値, 体重歴
生化学データ, 臨床検査と手順 (BD)	生化学検査値, 検査 (例：胃内容排泄時間, 安静時エネルギー代謝量)
栄養に焦点を当てた身体所見 (PD)	身体的な外見, 筋肉や脂肪の消耗, 嚥下機能, 消化管の状態, 食欲, 感情, バイタルサイン
個人履歴 (CH)	個人の履歴, 医療・健康・家族の履歴, 治療歴, 社会的な履歴

3.4 栄養診断 (栄養状態の判定)

　栄養診断 (栄養状態の判定) では, 栄養評価によって得られた情報を基に, 対象者や対象集団の栄養状態を,
①適切である
②エネルギーあるいは栄養素が不足している
③エネルギーあるいは栄養素が過剰である
④栄養素相互のバランスが悪い
に分けて判定する (表3.3). このとき, 栄養状態を判定した根拠とその原因を明示することが求められる. 管理栄養士・栄養士は, 問題点や根本原因, 栄養診断の根拠となるアセスメントデータの記録から, PES報告書を作成する. PES報告書とは,
・対象者や対象集団の栄養状態の判定を記述する【P】(問題/診断：problem)

表 3.3　栄養状態の区分

区分	栄養状態	備　考
1	適切な栄養状態	
2	栄養素等の欠乏状態	エネルギー，タンパク質，n−6 系脂肪酸，n−3 系脂肪酸，ビタミン，ミネラル
3	栄養素等の過剰状態	ビタミン，重金属（例：ビタミン A 中毒症など）
4	栄養素相互のバランスが崩れた状態	栄養不均衡（例：エネルギー産生栄養素エネルギー比率のバランスの崩れなど）

・その原因や危険因子を記述する【E】(原因/危険因子：etiology)

・症状や徴候など，対象者の栄養状態の判定のために用いたデータの科学的根拠【S】(症状/徴候：signs, symptom)

から成り立っている．具体的には，

> 「S がみられることから，E が原因である，P と判断(診断)できる」

と記述する．対象者や対象集団のニーズや問題点なども栄養状態の判定の参考にする．栄養状態を判定した根拠を「S」として，その原因を「E」として示す．対象者や対象集団の栄養診断（P）が複数ある場合，主治医など他職種とも相談して優先順位を決める．

3.5 栄養介入

栄養診断(栄養状態の判定)によって得られた情報を基に，対象者や対象集団の栄養管理計画の目標を設定し，実施する．

A. 栄養管理計画の目標設定

栄養状態が明らかになれば，栄養診断(栄養状態の判定)ごとに，何が原因なのか，どのような障害があったのかなどが明らかとなり，これらに関連した情報を収集して分析し，栄養管理計画の目標を設定する．特定集団に対する課題設定には，改善すべき目標の明確化と緊急性が重要である．対象集団の協力が得られる，関係者の協力・支援が得られるなどの要件も必要である．また，目標の設定では，目標達成までの期間(いつまでに)と達成度(何をどこまで)についての要因が含まれる．

最終目標を到達点として，それまでの段階を区切って短期目標，中期目標，長期目標を設定する．各目標の実施期間終了ごとに目標の達成度や問題点などを評価して修正しながら最終目標に向けて着実に進める．

B. 栄養管理計画の実施

　設定された目標を達成するための栄養管理計画の作成主体は管理栄養士であるが，実行するのは対象者あるいは対象集団であることを認識しておくことが大切である．そのために，まず，栄養診断（栄養状態の判定）で明らかとなった対象者や対象集団の食生活・生活習慣の問題点を把握したうえで改善計画を作成し，実施と経過観察は対象者の特性と状況に応じて進めることが肝要である．理解できても受け入れられない現実を乗り越えるために，納得させる理論構築，簡便で普及性のある方法，そして何よりも対象者の自覚養成をめざすことになる．それには行動変容理論を活用し，栄養教育を通じた啓発活動が必要となる．

3.6 栄養モニタリングと評価（判定）・修正

A. 栄養管理の評価

　栄養管理の評価は，企画評価，過程（経過）評価，影響評価，結果評価，経済評価，総合評価に分けることができる（表3.4）．経済的側面から栄養管理を評価する場合には，費用・効果分析，費用・便益分析，費用・効用分析などを行う（表3.5）．

表 3.4　栄養管理の評価の段階

栄養管理の評価	内　容
①企画評価	目標設定および計画立案を評価する
②過程（経過）評価	計画されたプログラムがどのように実行されたかを評価する
③影響評価	対象者の知識や態度，信念，行動，技術などを評価する
④結果評価	影響目標の達成度を評価する（1～10年の観察が必要）
⑤経済評価	経済側面から結果を評価する
⑥総合評価	投入された物的・人的・財的資源の妥当性も評価する

表 3.5　栄養管理の経済評価

経済評価	内　容
①費用・効果分析	複数の栄養プログラムを効果と費用との関連でとらえ，一定の効果を得るために必要な費用を算出する
②費用・便益分析	一定の便益を得るために必要な費用を算出する．便益とは，栄養プログラムの成果を金銭に換算したものである
③費用・効用分析	一定の効用を得るために必要な費用を算出する．効用とは，総合的な健康指標，質を調整した生存率などである

評価の方法	概　要	長　所	短　所
無作為化比較試験（RCT）	対象者を無作為に対照群と介入群に分けて，効果を比較する	要因と結果の因果関係について，信頼性の高い情報が得られる	時間，経費，手間など，評価する側の負担が大きい
コホート研究*	日常生活をしている対象者を時の経過に沿って，追跡調査する評価方法　前向きコホート研究と後ろ向きコホート研究がある	バイアスや交絡による誤判断が避けられ，確率の高い因果関係が得られる	追跡調査に要する期間が長期となる．追跡困難となりやすい
介入前後の比較	対象集団の介入前後の変化を調べ，因果関係を評価する	比較的行いやすく，結果も得られやすい	得られた結果が個人に適用できるとは限らない
症例対照研究	症例群と対照群に質問票や栄養・食事調査で得た情報を比較検討して要因を解明する	費用などの負担が少なく，結果が早く得られる	両群の身体条件，生活状況などを一致（マッチング）させるのが困難
事例評価（個別評価）	個別の対象者について，介入前後の変化を調べ評価する	比較的行いやすく，結果も得られやすい	得られた結果を対象者以外に適用できるとは限らない

表3.6　栄養管理評価のデザインと種類
RCT：randomized controlled trial
＊質問票や栄養・食事調査で得た情報から，将来生じる病気などとの因果関係を明らかにするのが前向きコホート研究．後ろ向きコホート研究は，既知のリスクを有する対象者について，追跡調査する方法．現在明らかになっている病気などの多くの危険因子がこの方法で明らかになった．

B.　栄養管理の評価のデザイン

評価方法は，表3.6のような疫学的研究手法を応用したデザインと種類がある．

3.7 ｜ アウトカム（結果）評価およびその管理

A.　アウトカム（結果）評価

栄養介入により栄養管理計画の目標が達成できれば，過程（経過）評価，影響評価，結果評価，経済評価，総合評価に分けて解析し（表3.4），その結果を整理して記録する．

B.　栄養管理の記録（報告書）とその管理

栄養管理の記録は，担当者だけでなく関係職種間で情報を共有するために必要である．この記録によりあいまいさが解消し，問題点が明確になることが多い．また，責任の所在や役割を共通認識とするためにも必要である．

栄養管理計画が完了した際には，報告書を作成して，関係者や関係団体に知らせると同時に，対象者や対象集団に対しても十分な説明報告を行う．

1) 栄養管理の基本的な手順は，栄養管理プロセスに従う．

2) 栄養管理プロセスには，栄養スクリーニング，栄養評価，栄養診断（栄養状態の判定），栄養介入，栄養モニタリングおよび評価・修正，アウトカム（結果）評価とその管理が含まれる．

3) 栄養評価には，①食物・栄養に関連した履歴（FH），②身体計測（AD），③生化学データ，臨床検査と手順（BD），④栄養に焦点を当てた身体所見（PD），⑤個人履歴（CH）が含まれる．

4) 栄養診断では「S がみられることから，E が原因である，P と判断（診断）できる」という，PES 報告書を作成する．

5) 栄養管理の評価では，栄養評価の指標や項目，栄養管理の評価デザイン，記録や報告書作成法についての理解が大切である．

4. 栄養管理の進め方

栄養管理プロセスは，図4.1に示すように，栄養スクリーニング，栄養評価，栄養診断，栄養介入，栄養モニタリングと評価，アウトカム（結果）管理システムの6段階からなる．

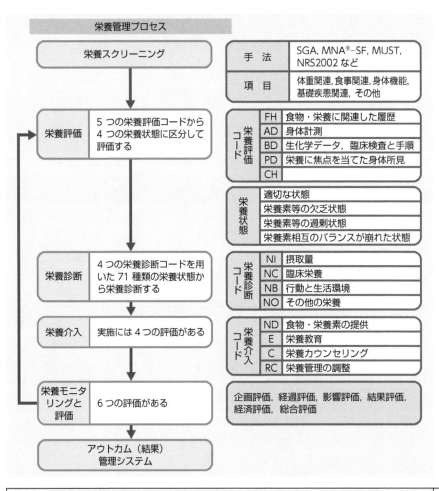

図 4.1 栄養管理プロセスにおける栄養管理の進め方と評価

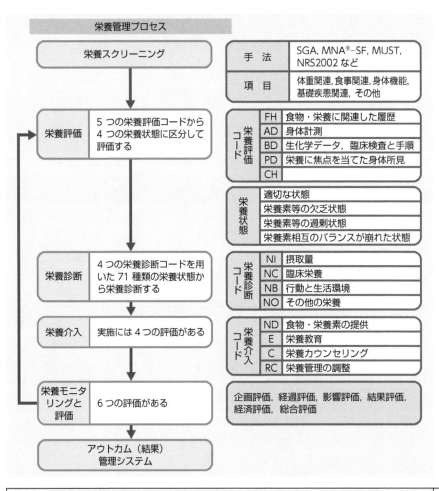

栄養管理プロセス

栄養スクリーニング		
手 法	SGA, MNA®–SF, MUST, NRS2002 など	
項 目	体重関連，食事関連，身体機能，基礎疾患関連，その他	

栄養評価	5つの栄養評価コードから4つの栄養状態に区分して評価する		
栄養評価コード	FH	食物・栄養に関連した履歴
	AD	身体計測
	BD	生化学データ，臨床検査と手順
	PD	栄養に焦点を当てた身体所見
	CH	

栄養状態	適切な状態
	栄養素等の欠乏状態
	栄養素等の過剰状態
	栄養素相互のバランスが崩れた状態

栄養診断	4つの栄養診断コードを用いた71種類の栄養状態から栄養診断する	栄養診断コード	NI	摂取量
			NC	臨床栄養
			NB	行動と生活環境
			NO	その他の栄養

栄養介入	実施には4つの評価がある	栄養介入コード	ND	食物・栄養素の提供
			E	栄養教育
			C	栄養カウンセリング
			RC	栄養管理の調整

栄養モニタリングと評価	6つの評価がある	企画評価，経過評価，影響評価，結果評価，経済評価，総合評価

アウトカム（結果）管理システム

4.1 栄養スクリーニング

栄養スクリーニングは栄養学的リスク（低栄養，過栄養，代謝異常など）のある対象者を選別することである．栄養教育，臨床栄養，公衆栄養，給食経営管理論などの分野ごとに対象となる条件は異なるが，栄養管理プロセスの最初の過程であり，効率的な実施に対して重要である．栄養スクリーニングに求められることは可能な限り簡便であること，そして対象者にとって非侵襲的な方法により栄養不良の可能性のある対象者を漏れなく選別することである．そのためには鋭敏度が高く，特異度の高い方法が望ましい．

栄養不良に関するリスク判定は栄養関連学会・機関で検討されており，その栄養スクリーニング方法の例を示した（表4.1）．

SGA（主観的包括的評価）は，特別な器具を用いず，簡単な問診と病歴，身体計測結果から対象者の栄養状態を主観的に判断する方法である．MNA®は，65歳以上の高齢者の栄養状態を評価する方法として，ネスレヘルスサイエンスカンパニーが開発したものである．MUSTは，英国静脈経腸栄養学会（BAPEN）の栄養障害対策委員会（MAG）によって考案された栄養スクリーニング法である．NRS 2002はヨーロッパ静脈経腸栄養学会（ESPEN）が2002年6月までに報告されたスクリーニング方法について再検討を行い，独自のスクリーニング方法を提唱したものである．

これらの方法に使用されるスクリーニング項目のうち，体重と体重変化は栄養状態を評価する項目としてよい指標となる．体重関連項目としては体格指数BMI，%理想体重，%通常時体重，%体重変化などがある．食事関連項目では食物摂取の変化の期間，食事内容，食事量などがある．また，身体機能・基礎疾患関連項目では消化器症状，ストレス，身体活動，浮腫，脱水などが挙げられる．

BAPEN : british association for parenteral and enteral nutrition

MAG : malnutrition advisory group

ESPEN : European Society for Parenteral and Enteral Nutrition. ヨーロッパ臨床栄養代謝学会（European Society for Clinical Nutrition and Metabolism : ESCNM）の改称前の略称，改称後も通称としている

BMI : body mass index

表4.1　栄養不良のリスク選別のスクリーニング方法の例

SGA : subjective global assessment, MNA : mini nutritional assessment, MUST : malnutrition universal screening tool, NRS : nutritional risk screening

BMI : body mass index

SGA	栄養状態良好 中等度の栄養不良 高度の栄養不良		評価者が主観的に評価する
MNA®-SF	栄養状態良好 栄養不良のおそれ 栄養不良	12〜14点 8〜11点 0〜7点	スクリーニングスコアで評価する
MUST	栄養障害危険度低 栄養障害危険度中等度 栄養障害危険度高度	0点 1点 2点以上	Step1〜3の合計スコアで判定する
NRS 2002	栄養障害スコア＋侵襲スコア （70歳以上は＋1） 合計スコアが＞3の場合には，積極的な 栄養補給が必須であると判定		合計スコアが＞3と，それ以外に分類する

		表4.2 栄養スクリーニング方法の選択
BMI	思春期前の小児と70歳以上の高齢者を除いた広い年齢層に対して有用	
SGA	入院，外来通院，一般社会生活における幅広い年代に有用だが，評価にはある程度の訓練が必要	
MNA®-SF	65歳以上の高齢者に対して有用	
MUST	外来通院，一般社会生活における成人に対して有用	
NRS 2002	入院患者一般に対して有用（おもに急性期病院）	
成長曲線	身長・体重による発育の指標で，小児に対して現在最も有用と考えられている	

表4.2　栄養スクリーニング方法の選択

	体重関連項目		食事関連項目		身体機能・基礎疾患関連項目					その他の項目	
	BMI	体重変化	食事内容	食事量の変化	消化器症状	身体所見	身体機能	基礎疾患	侵襲	精神状態	服薬
SGA		○		○	○	○	○	○	○		
MNA®-SF	○	○	○	○	○	○			○	○	○
MUST	○	○		○							
NRS	○	○		○				○	○		

表4.3　栄養スクリーニング項目
［早川麻理子ほか．静脈経腸栄養，**25**，581-584（2010）より改変］

これらの項目は対象者の年齢や状況によって選択しなければならない．表4.1で示した栄養不良のリスク選別方法では，表4.2に示すような対象者を選別するとよい．また，その栄養スクリーニング項目については表4.3に示すとおりである．

4.2　栄養評価

　栄養スクリーニングでリスクを有すると選別された対象者には，さらに詳細な栄養状態の評価（栄養評価）を実施することになる．栄養評価とは主観的情報や客観的情報を基に対象集団または対象者の栄養状態を総合的に評価することである．

　対象集団の栄養評価を行うためには表4.4に示した基礎資料および調査が必要である．

1. 農業統計	農業生産，農業形態
2. 食料需給表	食物の輸入と輸出，国民1人あたりの供給量
3. 国民健康・栄養調査	世帯別調査，国民1人あたりの栄養素摂取量
4. 社会・経済状態	食料の分配機構，備蓄量，購買力
5. 文化的・人類学的背景	食習慣，信仰，調理方法など
6. 人口動態	出生，死亡，乳児死亡率，平均寿命，死因など
7. 健康調査	有病率，感染症など
8. 環境衛生	自然環境，住環境，上下水道など

表4.4　対象集団の栄養状態判定法のための基礎資料

4.　栄養管理の進め方

表4.5 栄養評価のコードと項目

［日本栄養士会監修，栄養管理プロセス第2版，p. 26，第一出版（2021）一部改変］

コード	項目	項目内容例
FH	食物・栄養に関連した履歴	食物・栄養素摂取，食物・栄養の管理，薬剤・補完的代替医療食品の使用，栄養に関する知識・信念・態度，栄養管理に影響を及ぼす行動，食物および栄養関連用品の入手のしやすさ，身体活動と機能，栄養に関連した生活の質
AD	身体計測	身長，体重，体格指数（BMI），発育パターン指標・パーセンタイル値，体重歴
BD	生化学データ，臨床検査と手順	生化学検査値，検査［例：胃内容排泄時間，安静時エネルギー代謝量］
PD	栄養に焦点を当てた身体所見	身体的な外見，筋肉や脂肪の消耗，嚥下機能，消化管の状態，食欲，感情，バイタルサイン
CH	個人履歴	個人の履歴，医療・健康・家族の履歴，治療歴，社会的な履歴

　対象者の栄養評価方法には，静的栄養評価と動的栄養評価がある．静的栄養評価とは，短期間の変動が少なく他の因子の影響を受けにくい指標（たとえば，身体計測，血清総タンパク質，血清アルブミン，免疫能など）を用いた現時点での栄養状態の評価である．動的栄養評価とは，栄養状態の変化に鋭敏に応答する指標（生物学的半減期の短いタンパク質など）を用いたこれまでの栄養状態の評価である．直接的な栄養状態の評価には，身体計測（anthropometry），臨床検査として生化学的検査（biochemical examination），臨床診査（clinical finding）などを，また，間接的な栄養状態の評価には栄養・食事調査（dietary survey）を優先的に検討する．これらを栄養評価のABCDという．

　栄養管理プロセスにおいて栄養評価は適切な栄養診断の根拠を導き出すものであり，栄養状態を4つに区分して評価する．すなわち，①適切な栄養状態，②栄養素等の欠乏状態，③栄養素等の過剰状態，④栄養素相互のバランスが崩れた状態である

　これらの状態を評価するために，栄養管理プロセスでは表4.5に示した5つの項目から選択する．個人履歴を除く項目は従来の栄養評価のABCDと同じような項目であるが，表4.5に示したように項目の用語を標準用語とし，それぞれをコード化することで栄養評価の結果をより効果的に比較することができる．また，これらの項目は栄養モニタリングの評価項目でもあり，栄養評価項目はモニタリングや再評価を行う際にも基礎となる内容を選ぶとよい．

FH：food/nutri-tion-related history

A. 食物・栄養に関連した履歴（FH）

　食物・栄養に関連した履歴(FH)は，対象者の食物・栄養素摂取状況や食物・栄養管理，栄養に関連した知識・信念・態度，身体活動・機能などの情報から栄養状況を評価する項目である．方法としては栄養・食事調査が重要となる．栄養・食事調査を正しく正確に行えば，栄養摂取量だけでなく，摂取食品の種類，調理

表 4.6 栄養・食事調査の目的と方法

栄養・食事調査の目的	調査の方法	内容
定量的	食事記録法，24時間思い出し法，半定量食物摂取頻度調査法，食事歴法	専門スタッフによる聞き取りや，対象者本人の記録により食品摂取状況や食習慣を把握することで，栄養摂取量や食習慣の傾向を分析する調査
定性的	食物摂取頻度調査法	
陰膳法（検査機関での分析）		1食分多く作り，化学的に食品を分析することにより栄養素量を算出する調査
生体指標（24時間の蓄尿が必要）（ナトリウムやタンパク質の摂取推計値算出で使用される場合が多い）		摂取された栄養素が生体内成分として反映するものを測定して，栄養摂取量を推測する調査

方法，食習慣，嗜好などに関する情報も得られるので，対象者の食生活改善やその地域の食料生産，食料需給，食物の流通などの活用が可能となる．栄養・食事調査のみで栄養障害を断定することはできないが，栄養素の摂取状況を明らかにすることにより，栄養障害の発生を予知し，予防することも可能となる．いくつかの方法があり，それぞれに特徴があるので，目的に応じて使い分けるとよい．栄養素欠乏あるいは過剰の最初の段階は，栄養・食事調査によって推定することができる．しかし，栄養素などの摂取量が十分に必要量を満たしている場合でも，生体内の何らかの原因によって，消化・吸収や利用，排泄などができない場合もあるので，間接的な評価法になる．

栄養・食事調査方法には表4.6に示す方法があり，調査の目的や長所・短所を理解して選択することが重要である．

a. 調査方法

(1) 食事記録法　7日間など一定期間に摂取した食物や飲み物の食品名とその重量や目安量を記録してもらう調査である．秤や計量カップで測定する秤量記録法と，目安量で記載する目安量記録法がある．秤量記録法の長所は，実際に食べたものを秤量・記録するので，量的に正確であり，信頼性が高いことである．また，食習慣を認識させ行動変容させる効果が期待できることである．短所は実施者の負担が大きく，実施できる対象者が限定されること，実施者が意識的に食事内容を変えてしまう可能性があること，摂取エネルギーが低めに算出される傾向があることである．

(2) 24時間思い出し法　管理栄養士・栄養士が面接をして，前日に摂取した食品，料理，分量，調理法，味付け，食事時間，飲み物など，すべての飲食物について聞き取る調査である．長所は実際に食べた物を調査しやすく，相手の食習慣への干渉の可能性が少ない，また，対象者の負担が少ないことである．短所は調査時が普段食べない食品や料理の場合には平均的摂取量や食習慣の推定は困難となることや申告漏れも多く，摂取量と推定量に誤差が生じやすいことである．

(3) 陰膳法　対象者に同じ食事を1食分多く作ってもらい，1食分に対し化学

FFQ : food fre-
quency question-
naire

的な成分分析をする方法である．長所は直接成分を分析するため対象者の記憶に
依存せず，精度が高く，信頼性の高いデータが得られることである．短所は対象
者の負担が大きく，手間と費用がかかることである．

(4) 食物摂取頻度調査法　　　日常的に摂取している習慣的な食習慣の傾向を尋ね
る調査である．FFQとも呼ばれている．長所は日常の食物摂取傾向を推定でき
ること，食事内容変化を把握しやすいこと，データ収集・処理がしやすいことで
ある．短所は調査する食品をある程度絞り込む必要があり，食事摂取に関する詳
細な情報が得られにくいことである．

(5) 食事歴法　　　多くの質問で構成された調査票を用いて過去の食品の摂取頻度
や食事の嗜好などの食行動を尋ねる方法である．長所はデータ処理の労力が少な
いこと，過去の食習慣などを把握できることである．短所は対象者の過去の記憶
に依存するため信頼度が低くなること，多方面からの質問があるため複雑化し，
解析には特別な技能を要することである．

(6) 生体指標　　　対象者の血液や尿などの生体指標を利用して吸収された栄養素
量や栄養素の最終代謝産物の排泄などを分析する方法である．長所は対象者の記
憶に依存しないこと，食事調査だけではわからない，栄養素の吸収量や排泄量を
推測できることである．短所は血液採取などが侵襲的であること，手間と費用が
かかること，食事以外の影響についても注意が必要なことである．

　以上，多くの調査方法があるが，自己申告に基づいて情報を収集する食事調査
法では，申告誤差として過小申告や過大申告に留意をしなければならない．エネ
ルギー摂取量では日本人でも集団平均値として男性11%程度，女性15%程度の
過小申告が存在することが報告されている．

AD : anthropomet-
ric measurements
(data)

B.　身体計測（AD）

　身体計測（AD）では，身長，体重，体格指数（BMI），発育パターン指標，パーセ
ンタイル値，体重歴などから栄養状態を評価する．成長は遺伝によってある程度
決まっているが，栄養は成長に影響する大きな因子の1つである．特に，成長期
には栄養学的に欠陥があると身体の発育が障害されるので，身体計測は栄養状態

AC : arm circum-
ference

のよい判定法となる．身長，体重，上腕周囲長（上腕囲，AC），下腿周囲長，上腕
三頭筋皮脂厚，肩甲骨下部皮脂厚などを計測することによって，体組成などの身
体状況を把握する．

a. 計測項目

(1) 体重　　　成長や栄養状態の指標として用いられる．

(2) 身長　　　身長に栄養障害の影響が現れるまでには時間がかかるので，身長の
低さは慢性的な低栄養を意味することもある．

(3) 頭囲　　　生後1〜2年の間に脳は急速に成長する．低栄養ではそれが抑えら

れ，頭囲は小さくなる.

(4) 胸囲　　生後6か月までは，頭囲と胸囲がほぼ等しいが，それ以降は胸囲の伸びが大きいので4歳までに胸囲と頭囲の比が1以下であれば，発育不良を表している.

(5) 筋肉量　　筋肉量を推定する方法として，栄養調査で測定されるのは，上腕周囲長とクレアチニン排泄量である．上腕周囲長は，皮膚の厚さ，皮下脂肪，筋層および骨の総和である．骨の太さは栄養状態の影響を受けにくいので，上腕周囲長と皮脂厚を測定して算出し，体内筋肉量の指標として用いる.

(7) 体脂肪　　体脂肪の簡便な評価法として皮脂厚を計測する．皮脂厚計（圧10 g/mm²）を用いて，上腕三頭筋部，肩甲骨下部，腹部の皮脂厚を測定する．こ

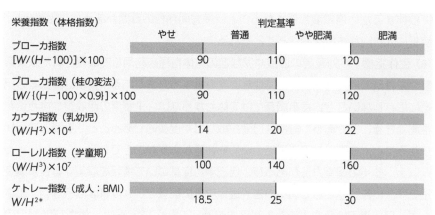

図 4.2　栄養指数（体格指数）
W：体重（kg），H：身長（cm），BMI：body mass index
＊ケトレー指数では H：身長（m）で算出する

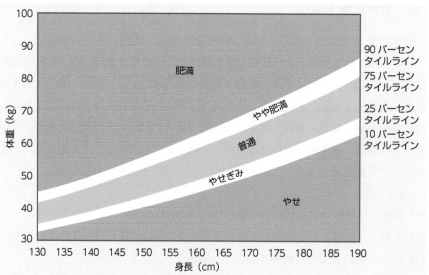

図 4.3　肥満とやせの判定図（女性 20 ～ 29 歳）
[資料：厚生省（1986）]

4.　栄養管理の進め方

DXA : dual energy
X-ray absorptio-
metry
BIA : bioelectrical
impedance analy-
sis
TOBEC : total body
electrical conduc-
tivity
BD : biochemical
data, medical test
and procedure

のほかにも二重エネルギーX線吸収法（DXA）や，生体電気インピーダンス分析法（BIA），生体内電気伝導度測定法（TOBEC）などで測定される．

b. 栄養指数（体格指数）とその評価基準

身体計測値を用いて栄養状態を評価するための栄養指数（体格指数）とその評価基準を図4.2に示した．また，1986年に厚生省（現厚生労働省）が策定した，肥満とやせの判定を図4.3に示した．

C. 生化学データ，臨床検査と手順（BD）

生化学データは血液中グルコース濃度などの生化学的検査や胃内容排泄時間などの生理機能的な医学検査により得られる値で，客観的で鋭敏な評価項目である．

a. 生化学的検査項目と基準範囲

生化学的検査のサンプルとしては血液，尿，組織などがある．しかし，筋肉や肝臓などの組織サンプルは採取が困難なので，血液と尿がよく用いられる．栄養状態の評価に用いられる検査項目とその基準範囲を表4.7に示した．

(1) 血漿（血清）総タンパク質　　血漿総タンパク質はタンパク質栄養状態によって増減するが，欠乏に対する応答は比較的遅い．

(2) アルブミン　　アルブミンは肝臓で1日に約12〜14g合成される．生物学的半減期は約14〜21日である．4.0〜4.2g/kg体重のアルブミンが体内に存在し，30〜50%が血管内に，残りが筋肉と内臓に分布している．半減期が長い

表4.7　栄養状態の評価に用いられる生化学的検査項目と基準値
NGSP : national gly-
cohemoglobin stan-
dardization
HbA1c : hemoglobin
A1c

	検査項目	基準範囲
血液成分	赤血球数	男430〜550万/μL，女380〜500万/μL
	白血球数	4,000〜9,000/μL
	ヘモグロビン濃度	男13.6〜16.8g/dL，女12.0〜15.2g/dL
	HbA1c	NGSP値：4.6〜6.2%
	ヘマトクリット	男39〜52%，女35〜48%
	総タンパク質濃度	6.5〜8.0g/dL
	アルブミン濃度	3.8〜5.3g/dL
	トランスフェリン濃度	男223〜307mg/dL，女228〜314mg/dL
	トランスサイレチン	14〜40mg/dL
	レチノール結合タンパク質濃度	2.7〜7.6mg/dL
	LDL−コレステロール濃度	55〜140mg/dL
	トリアシルグリセロール濃度	50〜150mg/dL
尿成分	総窒素排泄量	窒素出納を算出し，出納が負であれば体タンパク質の消耗が考えられる
	クレアチニン排泄量	1.0〜1.5g/日
	3−メチルヒスチジン排泄量	3−メチルヒスチジン排泄量が増加すると，筋タンパク質の分解が増えたことを示唆する

ので短期間の栄養状態を評価するには不適当である．低栄養の指標として感度は比較的高いが，特異的ではないため，慎重に評価する必要がある．アルブミン値は感染症や外傷があると低下することから，術後や外傷がある場合はC反応性タンパク（CRP）などの炎症性マーカーを同時に測定するとよい．CRPが改善してもアルブミン値が改善しなければ，栄養状態に問題がある可能性が強くなる．

CRP：C-reactive protein

(3) トランスフェリン（Tf）　鉄を輸送するタンパク質であり，肝臓で合成される．半減期は約8日である．短期間の栄養状態の評価に使われる．しかし，鉄欠乏性貧血の場合には増加するので注意を要する．

(4) トランスサイレチン（TTR）　プレアルブミンともいう．半減期が3〜4日と短く，短期間の栄養状態の評価に用いる．肝機能障害，腎機能障害，甲状腺機能低下時には影響を受ける．

(5) レチノール結合タンパク質（RBP）　半減期が12〜16時間と短く，短期間の栄養状態の評価に用いる．ビタミンA欠乏時には影響を受ける．

(6) 血漿脂質とリポタンパク質　血漿脂質は脂質代謝異常やエネルギー摂取過剰の判定に用いられる．

(7) ヘモグロビン(血色素)(Hb)　貧血の判定に有用である．

(8) ヘモグロビンA1c（HbA1c）　糖成分が不可逆的に結合した一群のヘモグロビン分画をいう．糖尿病では，血糖値の上昇に伴って増加し，約1〜2か月前の平均的な血糖値が反映される．

(9) 尿中窒素排泄量および窒素出納　窒素出納はタンパク質に含まれる窒素の摂取量と排泄量の差を見るもので，タンパク質の栄養評価を行う指標となる．

(10) 尿中クレアチニン　正常尿中に常に排泄され，増減は食物には関係なく，筋肉の発育と運動に関係する．運動後には増加し飢餓や重症腎不全では減少する．

(11) 尿中3-メチルヒスチジン（3-MH）　筋タンパク質のヒスチジン残基がメチル化され，筋タンパク質の分解により遊離したもので，タンパク質合成には再利用されず，尿中に排泄される．筋タンパク質の分解量の指標となる．

b.　臨床検査

　栄養素摂取量の過不足によって身体機能は低下する．栄養状態に特異性のある身体機能検査はないが，身体機能を調べることは栄養状態を正確に判定するために重要な指標となる．

(1) 筋力測定　握力，背筋力などを測定する．個人差が大きいことから栄養状態と直接関連づけることは難しい．

(2) 循環機能　栄養状態の悪化に伴い，徐脈や血圧の低下が起こる．ビタミンB_1欠乏では頻脈となり，拡張期血圧が低下する．

(3) 呼吸機能　最大呼気圧を呼吸筋力の指標として用いる．スパイロメーターを用いて，肺活量，安静1回換気量，予備呼気量，予備吸気量などを測定する．

(4) 免疫能　　栄養状態の悪化に伴い免疫能が低下する．Tリンパ球数の減少，リンパ球の幼若化反応の低下，各種抗原に対する遅延型皮膚反応の低下，補体第3成分(C3)の低下などがある．

(5) その他　　胃内容排泄時間の測定やグルコース負荷試験などを実施することもある．また，視力や暗順応はビタミンA欠乏時に低下する．

PD：nutrition-focused physical findings（data）

D.　栄養に焦点を当てた身体所見（PD）

　身体器官，筋肉や皮下脂肪の消耗，口腔衛生，吸引・嚥下・呼吸能力，食欲，感情などの身体所見から栄養状態を評価する項目である．栄養素摂取量の過不足は，最終的には身体徴候として現れるので，一人ひとり診察（問診，観察）することが必要である．身体各部位の病的変化の観察はもちろんのこと，情動，行動，情緒反応などの全般的観察も行う．栄養状態と関連した症状や主訴を，病歴聴取や身体機能評価（フィジカルアセスメント）の手法を用いて評価する．

　栄養状態を身体徴候から評価する場合，各栄養素の欠乏に対して特異的な症状はないことに注意すべきである．また単一栄養素の欠乏においても，欠乏の程度や持続時間，欠乏期か回復期かによっても症状が変化することにも注意すべきである．栄養障害にかかわる身体徴候について表4.8に例を示した．

　医療現場では意識レベルの確認，消化器症状の確認，活動性や摂食機能などの機能状況の確認，バイタルサインの観察などが行われる．また，意識レベルの評価ではJCS（Japan Coma Scale）の評価方法（表4.9）などがある．

表4.8　栄養障害に関連した身体徴候

PEM：protein energy malnutrition

一般徴候	低栄養：食欲不振，体重増加停止，精神的発達遅延，身体活動性低下，不眠，無感覚，慢性下痢あるいは便秘，吐き気，口唇・舌・肛門の腫脹，倦怠・疲労感，知覚異常，浮腫など 過剰栄養：体脂肪増加，身体活動性低下，疲労・動悸・息切れ，関節痛など
毛髪	重症タンパク質・エネルギー栄養障害（PEM）では毛髪の形態的変化を伴う．毛根の太さは栄養状態を反映する
目	角膜，レンズ，網膜などが栄養状態によって影響を受ける 角膜：ビタミンAやナトリウム欠乏 レンズ：カルシウム，ビタミンB_2およびトリプトファン欠乏 網膜：コリン欠乏やビタミンA過剰
舌・口唇	乳頭・舌：鉄欠乏で乳頭萎縮，巨赤芽球性貧血で舌がすべすべになる 口角：ビタミンB_2欠乏で口角炎
皮膚・骨	皮膚：ビタミンA欠乏で乾燥症，ビタミンB_2欠乏で脂漏性皮膚炎，ニコチン酸欠乏でペラグラ皮膚炎 骨：カルシウム，リン，ビタミンD，ビタミンA，マンガン欠乏で骨変化
心・血管系	栄養失調により心拍数が減少し，収縮期および拡張期血圧が降下する
浮腫	ビタミンB_1欠乏に伴う脚気状態 タンパク質欠乏に伴う血漿アルブミン濃度の低下 エネルギー欠乏に伴う飢餓浮腫
貧血	鉄，タンパク質，エネルギー，ビタミンB_{12}，葉酸欠乏
無月経	極端な減食による低栄養状態

Ⅰ. 刺激しないでも覚醒している状態 (1 桁の点数で表現)
　・1　意識清明とはいえない
　・2　見当識障害がある
　・3　自分の名前, 生年月日が言えない

Ⅱ. 刺激すると覚醒する状態 (2 桁の点数で表現)
　・10　普通の呼びかけで開眼する
　・20　大きな声または体を揺さぶることにより開眼する
　・30　痛み刺激を加えつつ呼びかけを繰り返すとかろうじて開眼する

Ⅲ. 刺激をしても覚醒しない状態 (3 桁の点数で表現)
　・100　痛み刺激に対し, 払いのけるような動作をする
　・200　痛み刺激で少し手足を動かしたり顔をしかめる
　・300　痛み刺激に全く反応しない

R (不穏), I (失禁), A (自発性喪失) などの付加情報をつけて表す.
　例：JCS200-I (糞便失禁)

表 4.9　Japan Coma Scale (JCS) による意識レベルの評価
［太田富雄ほか, 第 3 回脳卒中の外科研究会講演集, 61-69 (1975)］

CH：client history

E.　個人履歴 (CH)

　管理栄養士・栄養士は, 栄養・食事に関する摂取量や内容の変遷, 栄養状態の動向など, 過去から現在までの情報を収集する. 内容としてはおもに食事に関する個人的履歴, 家族履歴 (家族の栄養・食事に関連する罹患など), 食事療法に関する治療歴, 健康感の動向などがある.

4.3 ｜栄養診断

　栄養診断の目的は, 管理栄養士・栄養士が栄養介入することによって解決と改善を図ることができる具体的な栄養問題を認識すること, そして栄養問題を記録することである.

　栄養管理プロセスでは, 栄養アセスメントを栄養評価と栄養診断 (栄養状態の判定) に分けて扱うようになっている. 栄養診断とは「栄養管理プロセスにおいて, 栄養評価と栄養介入の中間の段階で, 栄養評価を基に対象者の栄養状態を診断することである」と定義され, 医学診断とは異なる.

　栄養診断では, 栄養評価のデータを基に徴候や症状と, その要因となった原因を決定し, 最終的に国際標準化された栄養管理プロセスの用語マニュアルに示されている 71 の栄養診断名 (Problem or Nutrition Diagnosis Label) から判定する. 管理栄養士・栄養士は, 問題点や根本原因, 栄養診断の根拠となる栄養評価データの記録から, PES 報告書を作成する.

　PES 報告書とは, 対象者や対象集団の栄養状態の判定を記述する「P」(問題/診断：problem), その原因や危険因子を記述する「E」(原因/危険因子：etiology), および症状や徴候など対象者の栄養状態の判定のために用いたデータの科学的根拠「S」

表 4.10 栄養診断コードの定義

コード	領 域	内 容
NI	摂取量	栄養素の摂取量が必要栄養素量と比較し，過剰か不足かなどについて
NC	臨床栄養	身体状況や各種検査状況，疾病などがかかわる栄養問題などについて
NB	行動と生活環境	知識，信念，態度，環境や食物の入手，食の安全などについて
NO	その他の栄養	摂取量，臨床または行動と生活環境の問題として分類されない栄養学的所見について

表 4.11 栄養診断コードと栄養診断名

コード	栄養診断名	コード	栄養診断名	コード	栄養診断名
NI-1.1	エネルギー消費量の亢進	NI-5.6.1	脂質摂取量不足	NC-2.3	食物・薬剤の相互作用
NI-1.2	エネルギー摂取量不足	NI-5.6.2	脂質摂取量過剰	NC-2.4	食物・薬剤の相互作用の予測
NI-1.3	エネルギー摂取量過剰	NI-5.6.3	脂質の不適切な摂取	NC-3.1	低体重
NI-1.4	エネルギー摂取量不足の発現予測	NI-5.7.1	タンパク質摂取量不足	NC-3.2	意図しない体重減少
NI-1.5	エネルギー摂取量過剰の発現予測	NI-5.7.2	タンパク質摂取量過剰	NC-3.3	過体重・肥満
NI-2.1	経口摂取量不足	NI-5.7.3	タンパク質やアミノ酸の不適切な摂取	NC-3.4	意図しない体重増加
NI-2.2	経口摂取量過剰	NI-5.8.1	炭水化物摂取量不足	NB-1.1	食物・栄養関連の知識不足
NI-2.3	経腸栄養投与量不足	NI-5.8.2	炭水化物摂取量過剰	NB-1.2	食物・栄養関連の話題に対する誤った信念（主義）や態度（使用上の注意）
NI-2.4	経腸栄養投与量過剰	NI-5.8.3	炭水化物の不適切な摂取	NB-1.3	食生活・ライフスタイル改善への心理的準備不足
NI-2.5	最適でない経腸栄養法	NI-5.8.4	不規則な炭水化物摂取	NB-1.4	セルフモニタリングの欠如
NI-2.6	静脈栄養量不足	NI-5.8.5	食物繊維摂取量不足	NB-1.5	不規則な食事パターン（摂食障害；過食・拒食）
NI-2.7	静脈栄養量過剰	NI-5.8.6	食物繊維摂取量過剰	NB-1.6	栄養関連の提言に対する遵守の限界
NI-2.8	最適でない静脈栄養	NI-5.9.1	ビタミン摂取量不足	NB-1.7	不適切な食物選択
NI-2.9	限られた食物摂取	NI-5.9.2	ビタミン摂取量過剰	NB-2.1	身体活動不足
NI-3.1	水分摂取量不足	NI-5.10.1	ミネラル摂取量不足	NB-2.2	身体活動過多
NI-3.2	水分摂取量過剰	NI-5.10.2	ミネラル摂取量過剰	NB-2.3	セルフケアの管理能力や熱意の不足
NI-4.1	生物活性物質摂取量不足	NI-5.11.1	最適量に満たない栄養素摂取量の予測	NB-2.4	食物や食事を準備する能力の障害
NI-4.2	生物活性物質摂取量過剰	NI-5.11.2	栄養素摂取量過剰の予測	NB-2.5	栄養不良における生活の質（QOL）
NI-4.3	アルコール摂取量過剰	NC-1.1	嚥下障害	NB-2.6	自発的摂食困難
NI-5.1	栄養素必要量の増大	NC-1.2	噛み砕き・咀嚼障害	NB-3.1	安全でない食物の摂取
NI-5.2	栄養失調	NC-1.3	授乳困難	NB-3.2	食物や水の供給の制約
NI-5.3	タンパク質・エネルギー摂取量不足	NC-1.4	消化機能異常	NB-3.3	栄養関連用品の入手困難
NI-5.4	栄養素必要量の減少	NC-2.1	栄養素代謝異常	NO-1.1	現時点では栄養問題なし
NI-5.5	栄養素摂取のインバランス	NC-2.2	栄養関連の検査値異常		

（症状/徴候：signs/symptoms）から成り立っている．具体的には，

　　「Sがみられることから，Eが原因である，Pと判断(診断)できる」

と記述する．対象者や対象集団のニーズや問題点なども栄養診断の参考にする．栄養診断により，取り組むべき課題を明確にし，栄養状態について必要性や優先性，栄養介入による改善の実現可能性などを検討する．

　栄養介入では，実施する場合の協力・支援体制や人的資源や費用なども含めて，栄養状態改善に向けての手段や方法など各項目について，できるだけ具体的に行う．

　栄養状態に複数の問題がある対象者に対して栄養診断をすると複数の診断名が該当する．このような場合，重要なものから優先して選択し，数個に絞り込むことが求められる．これらの栄養診断は最終的にPES報告書として簡潔な一文として記録することになる．

　栄養診断は4つの領域 (表4.10) で構成され，栄養診断コードとして国際標準化されている．栄養診断の4つの領域である摂取量(NI)，臨床栄養(NC)，行動と生活環境(NB)，その他の栄養(NO)では，それぞれ42, 12, 16, 1種類の診断名が用意されている．表4.11には，これら71の栄養診断コードと栄養診断名を示した．

4.4 ｜栄養介入

NI：nutrition intake
NC：nutrition clinical
NB：nutrition behavioral / environmental
NO：nutrition other

　栄養介入は，栄養処方 (栄養管理計画) と実施という2つの互いに関係する要素から成り立っている．個人あるいは集団に対する栄養評価により栄養状態に問題があると判定された場合，その問題を解決するために栄養介入の栄養処方を作成することになる．

　栄養処方では目標を明確にし，その方向性を確定することが重要である．つまり，栄養処方では，誰に対して，いつまでに，どのようなことを，どのように実施するのかを明確にする．このことにより，対象者自身あるいは対象者集団はもちろんのこと，支援者にとっても意欲をもって効率的に取り組むことができる．

A. 栄養処方

　栄養処方では，日本人の食事摂取基準 (2020年版) や各種診療ガイドラインなど現行の参照基準，対象者の健康状態，特定の栄養診断の結果に基づいて，エネルギー・栄養素の摂取量を設定する．エネルギーと栄養素の摂取については，表4.12の日本人の食事摂取基準 (2010年版) でも取り上げられているように優先順位を参考にする．

　一般的には，エネルギーと栄養素の摂取量に関しては健康な個人ならびに健康

表4.12 食事摂取基準を活用するエネルギーならびに栄養素の優先順位

日本食品標準成分表は，2015年版（七訂）が公表されている．また，日本人の食事摂取基準（2020年版）には本表の記載はない．
[日本人の食事摂取基準2010年版を改変]

エネルギー・栄養素群	栄養素（例）	注 釈
①エネルギー	－	アルコールも含む
②タンパク質	タンパク質	－
③脂質	脂質	単位は%エネルギー
④日本食品標準成分表2015年版（七訂）に収載されているその他の栄養素（推定平均必要量，推奨量，または目安量が策定されている栄養素）	ビタミンA ビタミンB$_1$ ビタミンB$_2$ ビタミンC カルシウム 鉄	（重篤な）欠乏症が知られており，その回避が重要であると考える栄養素．比較的短期間における摂取量に留意．
⑤日本食品標準成分表2015年版（七訂）に収載されているその他の栄養素（目標量が策定されている栄養素）	飽和脂肪酸 食物繊維 ナトリウム（食塩相当量） カリウム	生活習慣病の一次予防の観点から重要な栄養素．比較的長期間における摂取量を留意．
⑥日本食品標準成分表2015年版（七訂）に収載されていない栄養素	－	通常では優先度は低いもの．特殊な集団や特殊な食習慣をもつ場合などでは留意．

表4.13 疾患に関する各種学会ガイドライン

名 称	学 会
動脈硬化性疾患予防ガイドライン2017年版	日本動脈硬化学会
高血圧治療ガイドライン2019	日本高血圧学会
慢性腎臓病に対する食事療法基準2014年版/エビデンスに基づくCKD診療ガイド2018	日本腎臓学会
糖尿病診療ガイドライン2019	日本糖尿病学会
肥満症診療ガイドライン2016	日本肥満学会

なヒトを中心として構成されている集団，また高血圧，脂質異常，高血糖，腎機能低下に関するリスクを有していても自立した日常生活を営んでいる者は，日本人の食事摂取基準（2020年版）の対象者として考える．特定の疾患を有し，自立した日常生活を営めない者は，表4.13に示した疾患に関する各学会の提唱しているガイドラインなどを優先して栄養補給を考える．

B. 実施

　栄養介入の実施では4つの領域で構成されている方策を栄養状態の問題に適応させて選択する．4つの領域とは，①食物・栄養素の提供（ND），②栄養教育（E），③栄養カウンセリング（C），④栄養管理の調整（関連領域との調整）（RC）である（表4.14）．これらは対象者あるいは対象集団の栄養問題によって栄養介入の領域における重点が異なる．たとえば咀嚼・嚥下機能や消化・吸収機能に障害がある個人では「食物・栄養素の提供」に重点が置かれ，対象集団や対象者における生活習慣病の発症予防や健康の保持・増進などでは「栄養教育，栄養カウンセリング」に重点が置かれる．また，施設や在宅における介護ではさらに「栄養管理の調整」が

表 4.14　栄養介入のコード番号と項目

コード	領　域	コード番号	項　目
ND	食物・栄養素の提供	ND-1	食事・間食
		ND-2.1	経腸栄養
		ND-2.2	静脈栄養
		ND-3.1	医療用補助食品
		ND-3.2	ビタミン・ミネラル補助食品
		ND-3.3	生物活性物質
		ND-4	食事の摂食支援
		ND-5	食事摂食環境
		ND-6	栄養に関連した薬物療法管理
E	栄養教育	E-1	栄養教育-内容
		E-2	栄養教育-応用
C	栄養カウンセリング	C-1	理論的基礎・アプローチ
		C-2	栄養介入のための戦略
RC	栄養管理の調整	RC-1	栄養管理施行中の他のケアとの連携
		RC-2	退院あるいは新しい環境や支援機関への栄養管理の移行

必要になる.

a．食物・栄養素の提供（ND）

食物・栄養素の提供（ND）では，食事・間食，経腸・静脈栄養，補助食品などの提供や食事摂取支援，食事摂取環境の調整，栄養に関連した薬物療法管理なども含まれる.

ND：food and/or nutrition delivery

(1) 栄養補給法　栄養補給法には図4.4に示すような経口栄養法，経腸栄養法，静脈栄養法があり，摂取，消化，吸収，代謝，身体状況によりその適用が異なる.人間本来の栄養補給法は経口栄養法が最良であり，摂食機能や消化・吸収機能などに問題がなければこの方法による食事摂取が望ましい.しかし，歯の損失，加齢による咀嚼・嚥下機能の低下あるいは意識障害などで十分な栄養補給ができない場合は，第二の選択として経腸栄養法を選択することになる.さらに，消化管疾患などのように腸管での消化・吸収機能障害がある場合には静脈栄養法が選択される.機能回復があれば静脈栄養法から経腸栄養法へ，静脈栄養法から経口栄養法へ，あるいは，経腸栄養法から経口栄養法へと変更させる.

b．栄養教育（E）

栄養教育とは，栄養に関連した知識を習得する訓練や指導，また結果の解釈と技術の向上につながることを意図した指導と訓練をすることである.個人を対象にした場合には個々の問題に合わせて，集団を対象にした場合にはおもにヘルスプロモーションの一環として栄養教育を実施することになるが，栄養改善の必要性には変わりない.

E：nutrition education

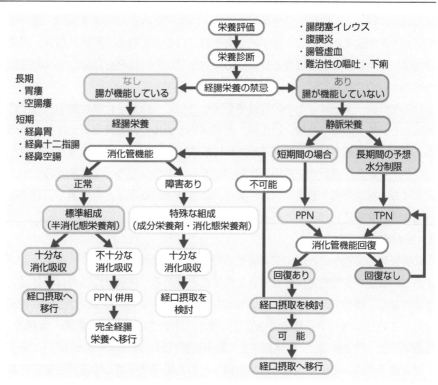

図 4.4　栄養補給法
TPN : total parenteral nutrition
peripheral parenteral nutrition
中心静脈栄養，PPN : 末梢静脈栄養
[Ukleja A. *et al*, *Nutr. Clin. Pract*., **25**, 403–414 (2010) より改変]

　個人の場合，栄養教育は栄養や食生活に関する知識だけでなく，調理方法や栄養補給法などの技術の習得も支援する．実施する際には個人と集団ではそれぞれの抱える問題を明確にし，具体的な教育目標を設定することが重要である．栄養教育は対象となる個人あるいは集団の年齢層，身体状況，知識レベル，調理技術，経済力などに合わせた教育媒体や教育方法が必要であり，栄養教育の効果は対象者あるいは対象集団の評価，実施者の評価，実施内容に対して適切な方法で評価し，記録することにより質の高い栄養管理プロセスを行うことができる．

　栄養教育では栄養や食物に関する知識や理解力の乏しいヒトへ効果的に情報を伝える手段として教育媒体が用いられる．教育媒体は対象者の年齢や性別，生活習慣，社会環境などを考慮して，選択することが必要である．教育媒体にはいろいろあるが，たとえば，感覚により分類すると，視覚を利用したスライド，パンフレット，映画，紙芝居，フードモデル(実物大の料理模型)，食品カード，パネル，人形劇，カメラ，テレビ，ビデオ，コンピューター，スマホアプリなど，触覚を利用した実物見本，人形，点字器など，聴覚を利用したラジオ，CDなどがある．情報技術 (IT) やロボット開発といった最新技術の発展により新しい有用な媒体の開発も期待される．

b.　栄養カウンセリング(C)

C : nutrition counseling

　栄養カウンセリング (C) とは，栄養問題の解決・改善のためにカウンセラーと

対象者が共同して，問題の優先順位を決め，行動変容などの目標を定め，個々の実施計画を作成するための心理学的な支援的プロセスである．実施計画は，現在の状態を見直し，健康を増進させるためにセルフケアの責務を認識し，次の段階へ進めるものである．

介入を計画・実施するための理論やモデルとして，認知・行動理論（CBT），健康信念モデル（HBM），社会学習理論，汎理論的モデル・行動変容モデルなどがある．また，具体的な目標を達成するために計画された行動の科学的根拠を基礎とした手法や計画を選択的に応用したものがある．カウンセラーは対象者のライフスタイル，言語障害，教育レベル，文化，社会経済的立場などを考慮して適切な方法を選択することが必要である．

CBT：cognitive behavioural therapy
HBM：health belief model

d. 栄養管理の調整（RC）

栄養管理の調整（RC）とは，栄養管理施行中の他の職種との連携や，退院あるいは新しい環境や支援機関に栄養管理を移すことである．栄養状態は身体的な面だけではなく，精神的あるいは社会環境的な面も加わり多方面の要因から影響を受ける．これらに対応するためには管理栄養士・栄養士は医師，看護師，薬剤師，言語聴覚士，理学療法士，作業療法士，臨床検査技師，医療ソーシャルワーカー，介護支援専門員・生活相談員，介護職員などの他の専門領域との連携が重要であり，共通した認識の基で栄養管理を実施することが必要になる．そのための問題志向型システム（POS）などの導入は非常に有効的な手段である．

RC：coordination of nutrition care

POS：problem oriented system

4.5 栄養モニタリングと評価（判定）

栄養管理プロセスが栄養処方（計画）に従って実施されているのか，あるいは実施中に問題が生じていないかなどの実施中の状況を常に把握し，評価することをモニタリングという．栄養モニタリングと評価の目的は栄養状態に関する問題解決に対してどこまで解決したのか，期待した結果が達成できたのかどうかを評価することである．モニタリングは実施中に問題が生じた場合にはその原因を把握し，早期に計画続行あるいは計画修正の選択判断をする根拠として，また目的達成を効率的に行うためにも重要なステップである．

対象者あるいは対象集団の抱える栄養問題を1回の栄養管理プロセスによって解決することはまれである．通常，栄養管理プロセスは何回かの計画修正によって目標達成が可能となる．できるだけ修正回数を減らして早く問題解決するためには，対象者および対象集団や支援者が実施中の栄養管理プロセスについて正しく認識し，問題点を明確に把握することが，目的達成への近道になる．

修正は実施中に行われる場合もあれば，最終評価によって新たに生まれた問題

に対して今までの経過をふまえて行われる場合もある．これらの根拠となるモニタリングには，栄養管理の結果としての変化を反映する指標を選択するとよい．その指標となるのが，栄養評価における個人履歴を除く，食物・栄養に関連した履歴（FH），身体計測（AD），生化学データ，臨床検査と手順（BD），栄養に焦点を当てた身体所見（PD）の項目である．食物・栄養の専門職は栄養診断，病因，徴候/症状，栄養介入，医療診断，健康ケアの結果・目標，栄養のための品質管理目標，実践環境，対象者の集団，病気の症状，重症度などの要因を熟考することが必要である．

A. 評価方法

　対象者や対象集団に実施された栄養管理プロセスはどのような効果をもたらしたのか，また最終目標に到達したのかなどの判定はいろいろな角度から評価することができる．評価は問題解決の把握のみならず，今後の栄養管理プロセス開発にとっても重要な要素である．

　栄養管理プロセスの評価（図4.5）には，栄養スクリーニング，栄養評価，栄養診断や栄養介入における短期，中期，長期目標などの目標設定，さらに計画立案に対する企画評価，実施に対する経過評価，実施後の影響評価・結果評価・経済評価，最終的に栄養管理を人的・物的・財的側面から総合的に判定する総合評価などがある．

a. 企画評価

　栄養スクリーニング，栄養評価，栄養診断，栄養介入案までの過程を評価するのが企画評価である．企画評価では，対象者および対象集団の抱える栄養問題を正しく評価して認識していたのか，問題が複数ある場合の優先順位が妥当であっ

図 4.5　栄養管理プロセスの評価方法

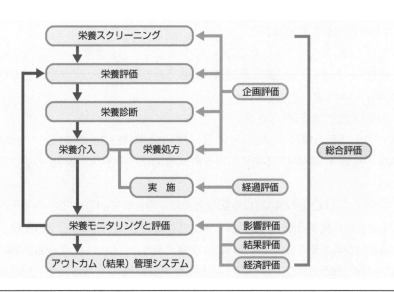

たのか，栄養処方が対象者および対象集団にとって無理のないものであったのか
などを判断する．

b. 経過評価

経過評価では，栄養管理が予定どおりの期間で行われているか，予定の栄養介
入が行われているか，対象者および対象集団が満足感を得ているかなどを判断す
る．

c. 影響評価

影響評価では，結果として対象者および対象集団が目標に対してどの程度変化
したのかなどを判断する．おもに短期目標に対する評価法である．

d. 結果評価

結果評価では，短期目標，中期目標および長期目標の達成度を判断する．

e. 経済評価

経済評価では，栄養管理の効果を経済的な側面から一定の効果，一定の便益，
一定の効用を得るためにどれだけの費用が必要であったかを算出して判断する．

f. 総合評価

総合評価では，栄養管理による対象者および対象集団に対する効果を企画評価，
経過評価，影響評価，結果評価，経済評価などを用いて総合的に判断する．

B. 記録方法

栄養管理におけるそれぞれのステップでは，その経過を担当者自身はもちろん
のこと，他の専門領域の関係者にもわかりやすい記録として保存することが求め
られる．このことは効率的な問題解決と同時に栄養管理の質の向上にもつながる．
記録の方法にはいろいろ形式が採用されているが，ここでは臨床でよく用いられ
るPOSの考え方に基づく記録方法を概説する．

a. 問題志向型システム（POS）

POSは1960年代にアメリカのローレンス・ウィードが考案し，患者を中心と
した医療チームとして組織的に問題解決しようとしたシステムであり，日本では
1970年代後半に導入された．

b. 問題志向型診療記録（POMR）

POSのシステムは図4.6に示すようにPOMR（問題志向型診療記録）の作成，
POMRの監査，問題点がある場合に行うPOMRの修正の3つの過程から成り立っ
ている．

その実践にはPOMRといわれる記録方法が採用されている．POSの導入され
る以前は記録に関する統一的な形式は確立されておらず，臨床などでは記載した
担当者だけが理解できるような不規則な記録であった．しかし，チーム医療のよ
うに他の専門職と連携して行う場合には共通の認識をもつ必要があり，記録方法

POMR：problem-
oriented medical
record

図 4.6 POS システム
［寺本房子，臨床栄養管理学総論（中坊幸弘ほか編），p. 94，講談社（2005）］

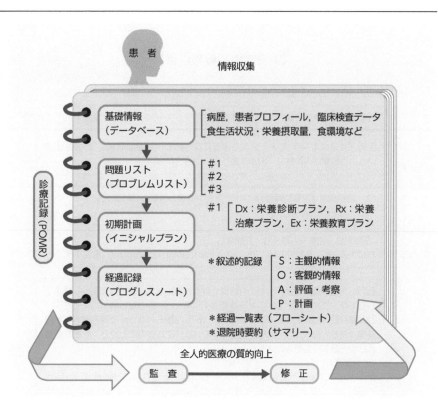

患者

情報収集

基礎情報（データベース）｜病歴，患者プロフィール，臨床検査データ 食生活状況・栄養摂取量，食環境など

問題リスト（プロブレムリスト）｛#1 #2 #3

#1 ｛Dx：栄養診断プラン，Rx：栄養治療プラン，Ex：栄養教育プラン

初期計画（イニシャルプラン）

経過記録（プログレスノート）

＊叙述的記録｛S：主観的情報 O：客観的情報 A：評価・考察 P：計画

＊経過一覧表（フローシート）
＊退院時要約（サマリー）

診療記録（POMR）

全人的医療の質的向上

監査 → 修正

表 4.15 SOAP

S (subjective)	主観的情報：患者の話から得られた情報
O (objective)	客観的情報：身体診察・検査から得られた情報
A (assessment)	評価・考察：診断，OとSから考えられること
P (plan)	計画：治療方針・内容，生活指導

の統一が必要になる．POMRは各職種ごとに内容は異なるが，様式が同じなために他の専門職にも容易に理解できるように記載されている．

POMRの記録様式はデータベース（data base），問題リスト（problem list），初期計画（initial plan），経過記録（progress note），退院時要約（summary）からなる．POMRの経過記録には叙述式記録であるSOAPといわれる主観的情報（S：subjective data），客観的情報（O：objective data），評価・考察（A：assessment），計画（P：plan）の4項目について記録した記載方法が使用されている（表4.15）．SOAPは問題リストに挙げられた1つあるいは複数の問題に対してそれぞれ実施した栄養療法や栄養教育などの内容を経時的に記載したものである．

栄養管理では臨床分野，公衆栄養分野，給食経営管理分野などそれぞれの分野ごとに記録方法も異なる．対象者および対象集団の抱える問題の早期解決と栄養管理の質の向上には栄養管理のすべての過程の記録と関係者への報告が重要である．

【栄養食事指導報告書】

（栄養診断）NI-1.5 エネルギー摂取過剰

S
食事は自分では作らない．外食かコンビニ弁当，スーパーでのお惣菜購入．缶ビール（350 mL）1 本/日程度．菓子や果物を頻繁摂取．服薬（セロクエル®）で人と会えるようになったが，体重は増加．「お腹いっぱいという感覚が沸かない．何かを食べて，やめられない．」

O
#1　精神疾患（双極性障害）＊クエチアピンフマル酸塩（セロクエル®）100 mg/日（就寝前）
#2　肥満症，#3　脂肪肝
43 歳男性，独身一人暮らし，自炊なし．
身長 165 cm，体重 90 kg（26 kg↑/ 3 年），BMI 33.1 kg/ m²，腹囲 110 cm

A
【食物/栄養関連の履歴】患者の食事聞き取り調査によると約 3,000 kcal/日摂取しており，これは推定エネルギー必要量 1,500 kcal/日の充足率 200% である．
【身体計測】体重 90 kg（BMI 33.1 kg/ m²），腹囲 110 cm で腹囲健常者診断基準（男性）85 cm より大きく上回っている．これらのことから，貯蔵脂肪量過剰の内臓脂肪型肥満の状態が考えられる．
〈栄養診断〉
摂取量がエネルギー消費量より多く体重増加がみられることから（S），向精神薬（セロクエル®）服用の満腹感消失による（E），エネルギー摂取過剰状態（P）と判断できる．

P
Mx）体重，摂取エネルギー
Rx）向精神薬（セロクエル®）の変更可能か主治医と相談．食事療法 1,500 kcal/日．
Ex）間食のとり方のルール作り

c. PES 報告書

　栄養診断は医学診断とは異なり，具体的な栄養問題を認識し，記録することを目的としている．その際，SOAP 記録形式の記録の中に PES 報告書として標準化した栄養診断を記述することになる．図 4.7 の A に栄養診断の根拠として示したように，PES は問題/診断名（P：problem），病因（E：etiology），症状/徴候（S：signs/symptoms）として，簡潔にわかりやすく記述する．

4.6　アウトカム（結果）管理システム

　栄養管理の実施状況を監査し，アウトカム（結果）評価，総合的に栄養管理の効果を評価するとともに，必要があれば対象者あるいは対象集団に対する栄養管理の内容を改善する．栄養介入終了後も引き続き監視し，その影響を検討すること

CQI：continuous quality improve-ment

は重要である．満足な結果が得られなかった場合はその原因を明らかにし，再度計画を立て直して改善させていかなければならない．そのためにも継続的質管理（CQI）システムとして，アウトカム（結果）管理システムの考え方を理解することが必要である．

1）栄養スクリーニングとは栄養学的リスク（低栄養，過栄養，代謝異常など）のある対象者を抽出することである．
2）栄養評価には静的栄養評価と動的栄養評価があり，栄養診断の根拠を引き出すものである．
3）栄養診断は医学診断とは異なり，対象者の栄養状態を診断するもので 71 の栄養診断名から判定する．
4）栄養診断は，SOAP 記録形式の記録の中に PES 報告書として示す．
5）PES 報告書は，「S がみられることから，E が原因である，P と判断（診断）できる」と記述する．
6）栄養介入は栄養管理計画（栄養処方）と実施という 2 つの互いに関係する要素から成り立っている．
7）栄養モニタリングと評価は実施中に問題が生じていないかなどを把握し評価することである．
8）アウトカム（結果）管理システムは栄養管理の実施状況を総合的に評価し，必要があれば栄養管理の内容を改善するシステムである．

5. 栄養素等必要量の科学的根拠

　日本人の食事摂取基準（2020年版）では，エネルギーはBMIの1種類，栄養素は推定平均必要量，推奨量，目安量，耐容上限量，目標量の5種類の指標が設定されている．エネルギーと栄養素をまとめて栄養素等と表現する．

　栄養素等必要量とは，一般に成長や生命の維持に必要な最低限の栄養素等の量である．したがって，個々人の必要量を栄養素ごとに算出しなければならない．しかし現状では，特定の年齢・性別集団の必要量を求め，その集団の50％が必要量を満たす1日摂取量を推定平均必要量としている．この推定平均必要量から，各年齢・性別集団の97 〜 98％の人が必要量を満たす量（平均必要量＋標準偏差の2倍（2SD））として推奨量が策定されている．なお，推定平均必要量算定のために十分な科学的根拠が得られない場合は，特定集団の栄養状態を一定に維持するのに十分な量を目安量として用いている．また，生活習慣病の予防（発症予防，重症化予防，フレイル予防）のために現在の日本人が当面の目標とすべき摂取量として目標量が用いられている．

SD：standard deviation

　栄養素等必要量の科学的根拠は，①出納法，②要因加算法，③欠乏実験と飽和量から求める方法，④その他の方法に分けて整理できる．成人の栄養素等必要量の科学的根拠を表5.1にまとめた．

5.1 　出納法

　体内に入ってくる物質の量と，体内から出ていく物質の量を調べることは，栄養学の基本である．たとえば，ある食生活の状態で，ヒトがタンパク質を蓄積するのか失うのかを知ることは，非常に価値のある情報となる．出納法は，摂取した栄養素量と尿，糞便および皮膚（汗など）から排泄される栄養素量にその他の経路による少量の損失を加えたものとの差を測定して体内栄養素を維持するために必要な摂取量を算出する手段である．大部分の出納実験では，食事，尿および糞

表 5.1　成人の栄養素等必要量の科学的根拠

PLP : pyridoxal phosphate（ピリドキサール 5′-リン酸）, GPx : glutathione peroxidase（グルタチオンペルオキシダーゼ）

栄養素等	出納法	要因加算法	欠乏実験と飽和量	その他
エネルギー				総死亡率に虚弱の予防および生活習慣病の予防を配慮して BMI の範囲を設定
タンパク質	○			
脂質				疫学研究を基に脂肪エネルギー比率として算出
飽和脂肪酸				
n-6 系脂肪酸				平成 28 年国民健康・栄養調査の中央値
n-3 系脂肪酸				〃
炭水化物				十分なタンパク質と適度な脂質の摂取条件下でのこれら由来のエネルギーと推定エネルギー必要量の差
食物繊維				アメリカ/カナダの食事摂取基準値と平成 28 年国民健康栄養調査の中央値との中間値を基に算出
ビタミン A				肝臓内の最小貯蔵量を維持するために必要な摂取量
ビタミン D				4 地域 4 季節 4 日間（16 日間）の半秤量式食事調査結果の中央値
ビタミン E				過酸化水素による溶血を引き起こす血中濃度を維持する量と平成 28 年国民健康・栄養調査の中央値
ビタミン K				血液凝固能維持に必要な量
ビタミン B_1			○	
ビタミン B_2			○	
ナイアシン			○	ペラグラ発症の指標となる N-メチルニコチンアミド尿中排泄量
ビタミン B_6				血漿 PLP 濃度維持に必要な量
ビタミン B_{12}				悪性貧血患者への筋肉内注射投与による治療に必要な量
葉酸				巨赤芽球性貧血を予防するのに必要な量
パントテン酸				平成 28 年国民健康・栄養調査の中央値
ビオチン				トータルダイエット法による調査
ビタミン C				未変化体の尿中排泄量と心血管系の疾病予防
ナトリウム				ナトリウム不可避損失量
カリウム				平成 28 年国民健康・栄養調査の中央値
カルシウム		○		
マグネシウム	○			
リン				平成 28 年国民健康・栄養調査の中央値
鉄		○		
亜鉛		○		
銅				生体（血漿, 尿中, 唾液）銅濃度に変化がみられない摂取量
マンガン				日本人の平均的マンガン摂取量
ヨウ素				甲状腺へのヨウ素蓄積量
セレン				血漿 GPx 活性値
クロム				日本食品標準成分表を用いた摂取量
モリブデン	○			

便の栄養素量のみが測定されてきた．したがって，これら以外の損失を考慮すると，全体として体内栄養素が維持されているなら，食事と排泄物についてのみ測定した栄養素の出納値は正でなければならない．出納法は，タンパク質の栄養価の判定や必要量の決定，ミネラル（無機質）必要量の決定などの有力な手段である．物質の出納ばかりでなく，エネルギーの摂取量と放出量の観点でも出納実験は有用である．

A. エネルギー必要量の基本的な考え方

　エネルギーの食事摂取基準は，他の栄養素に適用される食事摂取基準と異なり，食事摂取基準より少なくても多くてもエネルギー出納収支が適正である確率は低下する．つまり，エネルギー摂取量がエネルギー消費量よりも多い場合，体重は増加し，少ない場合には体重は減少する．

　エネルギーの摂取量および消費量のバランス（エネルギー収支バランス）の維持を示す指標として，BMIが採用された．目標とするBMIの範囲は，成人における観察疫学研究において報告された総死亡率が最も低かったBMIの範囲や日本人のBMIの実態などを総合的に検証して提示されている（表5.2）．目標とするBMIの範囲は，健康の保持・増進，生活習慣病の予防，さらには高齢による虚弱を回避するための要素の一つとして扱うことに留めるべきである．

　なお，エネルギー必要量については，無視できない個人間差が要因として多数存在するため，性・年齢階級・身体活動レベル別に単一の値として示すのは困難である．しかし，①エネルギー必要量の概念は重要であること，②目標とするBMIの提示が成人に限られていること，③エネルギー必要量に依存することが知られている栄養素の推定平均必要量の算出にあたってエネルギーの必要量の概数が必要となることなどから，参考資料としてエネルギー必要量の基本的事項や測定方法，推定方法を記述するとともに，あわせて推定エネルギー必要量が参考表として示されている(p. 256，付表3)．

a. 推定エネルギー必要量の算出方法の基本的な考え方

　原則として，推定エネルギー必要量は，次式で算定される．

　　推定エネルギー必要量(kcal/日)＝基礎代謝量(kcal/日)×身体活動レベル

　成長期には，エネルギー蓄積量を追加する．妊婦では，胎児と母体の組織変化

年齢（歳）	目標とする BMI（kg/m²）
18 ～ 49	18.5 ～ 24.9
50 ～ 64	20.0 ～ 24.9
65 ～ 74	21.5 ～ 24.9
75 以上	21.5 ～ 24.9

表 5.2　目標とするBMI の範囲（18 歳以上）

5.　栄養素等必要量の科学的根拠

に必要なエネルギーを，授乳婦では泌乳に必要なエネルギーを付加する．

PAL：physical activity level

Af：activity factor

MET：metabolic equivalent

座位安静時代謝量：安静時代謝量は仰臥位の基礎代謝量より約10%多く，また食事誘発性熱産生(DIT：diet-induced thermogenesis)による増加約10%が加わるので，

安静時代謝量＝基礎代謝量×1.2

となる．

DLW：doubly-labeled water

b. 基礎代謝量

基礎代謝量(kcal/日)は，早朝空腹時に快適な室内において安静仰臥位（ぎょうが）・覚醒（かくせい）状態で測定される．なお，体重1 kgあたりの基礎代謝量を基礎代謝基準値（kcal/kg体重/日）という．

基礎代謝量(kcal/日)＝基礎代謝基準値(kcal/kg体重/日)×参照体重(kg)

c. 身体活動レベル

身体活動レベル(PAL)とは，1日のエネルギー消費量を1日あたりの基礎代謝量で除した指数である．身体活動レベルを推定するための各身体活動強度を示す指標として，動作強度（Af：基礎代謝量の倍数）ではなく，メッツ値（METまたはMETs：座位安静時代謝量の倍数）を用いている．絶食時の座位安静時代謝量は仰臥位で測定する基礎代謝量より約10%大きいので，メッツ値×1.1≒Afとなる．

日常生活を自由に営んでいる状態の1日のエネルギー消費量は，二重標識水（DLW）法により測定できる．二重標識水法を用いて，日本人成人の1日のエネルギー消費量を測定した結果を解析し，身体活動レベル（レベルⅠ，Ⅱ，Ⅲ）として分類している(p. 256，付表3)．

B. タンパク質必要量の基本的な考え方

タンパク質の必要量を求めるために窒素出納法を用いる場合には，通常，食事タンパク質レベルを段階的に変化させる．窒素出納成績を成人ではゼロ出納値(窒素平衡)に，小児では十分な成長(正の出納)に対して必要量が算定される．

タンパク質代謝は高温あるいは低温環境などの環境因子，身体的・精神的ストレス，身体活動などにより変化する．また，食事により摂取するタンパク質の種類は多く，その質や消化率も異なる．さらに，エネルギー摂取量により摂取タンパク質の利用効率が変化する．したがって，タンパク質必要量はエネルギー平衡状態で測定する必要がある．

a. 成人のタンパク質維持必要量

良質タンパク質の維持必要量を検討した28研究の値を平均すると0.66 g/kg体重/日であった．しかし，窒素出納法の実験ではすべて良質のタンパク質を用いているため，この値をそのまま食事摂取基準の推定平均必要量にはできない．

表5.3 15歳以上のタンパク質維持必要量：メタ・アナリシスの結果

*15～59歳と60～84歳を分けて結果を報告した論文が2つあったため，研究数の合計は一致しない．

年齢区分	研究数	対象者数	タンパク質維持必要量(g/kg体重/日)	
			平均値	95%信頼区間
15～59歳	25	294	0.65	0.64～0.67
60～84歳	5	54	0.69	0.64～0.74
全　体	28*	348	0.66	0.64～0.68

そこで2020年版は，この値（0.66 g/kg体重/日）をタンパク質維持必要量としている（表5.3）．また，日常食混合タンパク質の消化・吸収率（90%）を考慮して，タンパク質の推定平均必要量は0.73 g/kg体重/日（0.66÷0.90＝0.73）とされた．

C. その他の栄養素

出納法を利用して成人の必要量を算出しているその他の栄養素は，マグネシウムおよびモリブデンである．

5.2 要因加算法

人体が正常な生理機能を営んでいるとき，組織の酸化活動の結果として必然的に組織構成栄養素損失が伴ってくる．組織構成栄養素の損失は，尿，糞便そして皮膚の3つのルートを介している．ある栄養素の損失を3つの要因として加算して，これからある栄養素の必要量を導こうという考えである．要因加算法を科学的根拠として成人の食事摂取基準を算出している栄養素は，カルシウム，鉄および亜鉛である．

A. 成人のカルシウム推定平均必要量

カルシウムの食事摂取基準では，乳児を除き要因加算法に基づいて推定平均必要量が設定されている．性および年齢階級別の参照体重を基にして，体内蓄積量，尿中排泄量，経皮的損失量を合計し，これを見かけの吸収率で除して，推定平均必要量としている．

(1) 体内蓄積量 二重エネルギーX線吸収法（DXA法）を用いて全身の骨塩量を測定した報告を基に，性および年齢階級別に平均骨塩量を算出し，年間増加骨塩量を求め，この値からカルシウム蓄積量を算出している．

(2) 尿中排泄量および経皮的損失量 カルシウム出納の平衡が維持されている場合には，1日の尿中カルシウム排泄量は体重（kg）$^{0.75}$×6 mg/日とし，参照体重から，1日あたりのカルシウム尿中排泄量を算出している．カルシウムの経皮的損失量は尿中排泄量の1/6としている．

(3) 吸収率 日本人を対象とした出納試験による見かけのカルシウム吸収率は，摂取量に反比例する．海外の研究で用いられた摂取量は日本人の平均的な摂取量よりも多いものが多いので，報告された見かけの吸収率をそのまま日本人に用いると過小に評価してしまうおそれがある．そこで，出納試験あるいはアイソトープを用いた試験報告を基に，日本人のカルシウム摂取量の現状をふまえて見かけの吸収率を推定している．

　算出方法の基本的な考え方は米国／カナダの食事摂取基準に従い，体位（体重）と月経血量については日本人の値を用い，推定平均必要量を算定している．

①成人男性・月経のない女性：推定平均必要量＝基本的鉄損失÷吸収率（0.15）

②月経のある女性：推定平均必要量＝（基本的鉄損失＋月経血鉄損失*）÷吸収率（0.15）
　　＊これらは過多月経でない者（月経出血量が 80 mL/回未満）を対象とした値である．

(1) 基本的鉄損失　　Green らが4集団41人（平均体重：68.6 kg）において報告した値（0.9 ～ 1.0 mg/日）を代表値（平均：0.96 mg/日）として採用し，体重比の0.75乗で外挿して，性・年齢階級別に基本的損失を推定している．

(2) 月経血鉄損失　　月経血への鉄損失については，20歳前後の日本人で月経出血量の幾何平均が37.0 mL/回（高校生では31.1 mL/回），月経周期の中央値が31日という値を18歳以上に適用した．そして，ヘモグロビン濃度（135 g/L），ヘモグロビン中の鉄濃度（3.39 mg/g）から，月経血による鉄損失を推定している．

(3) 吸収率　　諸外国の通常食における推定吸収率に加え，FAO/WHOが採用している吸収率（15%）を参考にして15%としている．

5.3 欠乏実験と飽和量から求める方法

　欠乏実験と飽和量は成人のビタミン必要量を求めるために利用されている．水溶性ビタミンの最小必要量と飽和量は，次のようにして求める．被験者に目的とするビタミンを欠乏させた食事を与え，これに一定量のビタミンを一定期間与えることにより，生化学的にも欠乏症状を認めない最小のビタミン量を最小必要量とする．この状態に，少量ずつビタミンを増加して投与すると，最初のうちは，投与されたビタミンは組織中に保留され，尿中への排泄量は増えないが，ある一定以上になると，急に尿中排泄量が投与量に比例して増加するようになる．この点を組織がそのビタミンで飽和された点とみなし，これを飽和量という（図5.1）．脂溶性ビタミンは尿中に排泄されないので，飽和量は求めることができない．

　欠乏実験の結果から成人の必要量を求めている栄養素は，水溶性ビタミンのナイアシンである．飽和量から成人の必要量を求めている栄養素は，水溶性ビタミンであるビタミンB_1とビタミンB_2である．

a. 成人のビタミンB_1推定平均必要量

　国内外で実施された欠乏実験や飽和量に関する報告から，チアミン塩酸塩として飽和量 0.45（チアミンとして0.35）mg/1,000 kcalを算出の参照値とし，性・年齢別の推定エネルギー必要量を乗じて成人のビタミンB_1推定平均必要量を算出

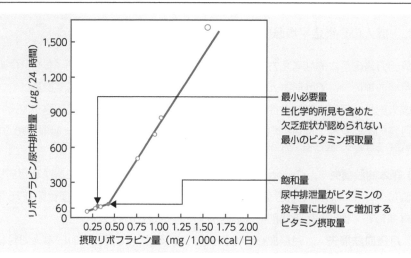

図 5.1　リボフラビン（ビタミン B₂）の摂取量とリボフラビン尿中排泄量との関係
平 均 2,300 kcal 摂取の場合

している.

b.　成人のビタミン B₂ 推定平均必要量

　国内外の欠乏実験，飽和量に関する研究成績から，0.50 mg / 1,000 kcalを算出の参照値とし，性・年齢別の推定エネルギー必要量を乗じて成人のビタミン B₂ 推定平均必要量を算出している.

c.　成人のナイアシン推定平均必要量

　ナイアシンの欠乏症として知られるペラグラ症状が現れない程度のナイアシン量，およびその代謝産物である N–メチルニコチンアミドの尿中排泄量が増加する摂取量から必要量を求めた米国の報告に基づき，ナイアシン当量（NE）として 4.8 mgNE / 1,000 kcalを算出の参照値とし，性・年齢別の推定エネルギー必要量を乗じて成人のナイアシン推定平均必要量を算出している.

　　NE ＝ニコチン酸(mg)＋ニコチンアミド(mg)＋ 1 / 60 ×トリプトファン(mg)

5.4 │ その他の方法

　栄養素必要量を求めるためのその他の科学的根拠として，①疫学的研究を基に算出する方法，②臓器中の貯蔵量から算出する方法，③血中濃度を基に算出する方法などが利用されている.

A.　疫学的研究を基に算出する方法

　疫学的研究を基に算出する方法には，①日本人の摂取量の中央値から目安量を算定したもの，②特定対象者で実施した食事調査の結果から目安量を算定したもの，③生活習慣病の発症予防の観点から目標量を算定したものがある.

a. 日本人の摂取量の中央値から目安量を算定したもの

(1) 成人のn−6系脂肪酸目安量　　平成28年国民健康・栄養調査の摂取量の中央値を1歳以上の目安量としている.

(2) 成人のn−3系脂肪酸目安量　　平成28年国民健康・栄養調査の摂取量の中央値を1歳以上の目安量としている.

(3) 成人のビタミンK目安量　　平成28年国民健康・栄養調査において，ビタミンK摂取量の少ない集団でも健康障害がみられないことから，この集団の値(154.1 μg/日)に基づいて日本人成人の目安量を150 μg/日としている.

(4) 成人のビオチン目安量　　トータルダイエット法調査による1日あたりのビオチン摂取量(45.1 μg)を採用して，成人の目安量を50 μg/日としている.

b. 特定対象者で実施した食事調査の結果から目安量を算定したもの

(1) 成人のビタミンD目安量　　米国／カナダの食事摂取基準では，成人(19歳以上)に対して推定平均必要量を10 μg/日，推奨量を15 μg/日(71歳以上では20 μg/日)と定めている．しかし，これらの値は日照による皮膚でのビタミンD産生を考慮しないものであるため，そのまま目安量とすることは困難である．日本において，顔面と両手背の面積に相当する600 cm^{2}が5.5 μgのビタミンD$_3$を産生するのに必要な日照曝露時間は，札幌の12月正午前後でも約80分必要である．生体のビタミンD産生量は，紫外線照射の季節・時間帯の影響が大きく，もう一方で，総摂取量の8割近くが1種類の食品群である魚介類に由来するという特殊な栄養素である．そのため，正確な摂取量を把握するのは難しい．

　そこで健康成人(男女各121名)を対象として，4季節4日間(計16日間)に実施した半秤量式食事記録調査で得られた摂取量の中央値を基に単純平均し(8.3 μg/日)，これを丸めて男女ともに8.5 μg/日が目安量とされた.

c. 生活習慣病の予防の観点から目標量を算定したもの

HDL : high density lipoprotein

(1) 成人のエネルギー産生栄養素バランス　　タンパク質は推奨量を満たし，かつ目標量(下限)を満たすことが前提となるため，米国人男女のコホート研究に基づいて1歳以上の目標量を13 ～ 20%エネルギー(中央値16.5%エネルギー)としている．脂質は，脂肪または炭水化物のエネルギー比率と血中HDL−コレステロール，総コレステロール/HDL−コレステロール，トリアシルグリセロール濃度との回帰分析から，これらの血中濃度を適正にするための1歳以上の目標下限値を20%エネルギー以上とし，また米国の介入研究のメタ・アナリシス報告に基づき，目標上限値を30%エネルギー未満(中央値25%エネルギー)としている．炭水化物は全体ではなく，食物繊維やグリセミック・インデックス，糖質の種類が生活習慣病発症に影響するとされるが，それらの結果は必ずしも一致しないので，前述のタンパク質および脂質の比率に基づき1歳以上の目標量を50 ～ 65%エネルギー(中央値57.5%エネルギー)としている.

(2) 成人の飽和脂肪酸目標量　　日本人を対象としたメタ・アナリシスでは，飽和脂肪酸摂取量が少ないと脳出血死亡あるいは罹患が増加すること，逆に多いとこれら疾患が減少すること，さらに平成28年国民健康・栄養調査の結果に基づき，18歳以上の飽和脂肪酸の目標量を7%エネルギー以下としている．

(3) 成人の食物繊維目標量　　アメリカ／カナダの食事摂取基準（24 g/日以上）と平成28年国民健康・栄養調査に基づく食物繊維摂取量の中央値（14.6 g/日）の中間値（19.3 g/日）を参照値として，成人（18歳以上）の参照体重の平均値（58.3 kg）や性別および年齢階級ごとの参照体重などに基づき18〜64歳の目標量を男性21 g/日以上，女性18 g/日以上としている．

B.　臓器中の貯蔵量から算出する方法

(1) 成人のビタミンA推定平均必要量　　成人が4か月にわたってビタミンAの摂取低下があった場合でもビタミンA欠乏症状に陥ることのない最低量の肝臓内ビタミンA蓄積量は20 μg/gとされている．このビタミンA蓄積量を維持するために必要なビタミンA摂取量は，ビタミンA体外排泄処理率2%/日，体重あたりの肝臓重量21 g/kg体重，ビタミンA蓄積量の体全体と肝臓の比（10:9）より，20 μg/g×21 g/kg×10/9×2/100＝9.3 μg RAE/kg体重/日と算定された．推定平均必要量9.3 μg RAE/kg体重/日に参照体重をかけて男性600〜650 μgRAE/日，女性450〜500 μg RAE/日を推定平均必要量としている．

C.　血中濃度を基に算出する方法

(1) 成人のビタミンE目安量　　日本人を対象とした研究では，ビタミンEの平均摂取量が5.6〜11.1 mg/日で，血中α-トコフェロール濃度の平均値が22 μmol/L以上に維持されていたこと，この値が平成28年国民健康・栄養調査の摂取量中央値と近いことから，この中央値を基に目安量を設定している．

(2) 成人のビタミンB_6推定平均必要量　　神経障害が発症しない血漿PLP濃度（30 nmol/L）を維持できるビタミンB_6摂取量（ピリドキシン摂取量として0.014 mg/gタンパク質）に生体利用率（73%）を加味した0.019 mg/gタンパク質を参照値とし，タンパク質推奨量を乗じて推定平均必要量としている．

(3) 成人の葉酸推定平均必要量　　体内の葉酸栄養状態を表す生体指標として，短期的な指標である血清中葉酸濃度ではなく，中・長期的な指標である赤血球中の葉酸濃度を305 nmol/L以上に維持できる最小摂取量が200 μg/日程度とする研究に基づき，200 μg/日を推定平均必要量としている．

(4) 成人のカリウム目安量　　カリウムの体内貯蔵量を正常に保ち，血漿および組織間液の濃度を基準範囲に維持するには1,600 mg/日を摂取するのが望ましい．平成28年国民健康・栄養調査における日本人成人の摂取量の中央値（男性1,893

～ 2,505 mg/日，女性 1,685 ～ 2,294 mg/日），および 75 歳以上の男性の摂取量の中央値 2,500 mg/日と性別のエネルギー摂取量の違いを考慮して，男性 2,500 mg/日，女性 2,000 mg/日を目安量としている．

WHO : World Health Organization

(5) 成人のセレン推定平均必要量 WHO（世界保健機関）は，セレン欠乏症が出現しないことから，血漿グルタチオンペルオキシダーゼ活性値が最大となるときのセレン摂取量の 2/3 を必要量とすべきとしている．この考えに従い，セレン投与 8 か月後の血漿グルタチオンペルオキシダーゼ活性値に基づいて，回帰直線式（$Y = 2.19X + 13.8$，$r = 0.97$）を作成し，Y の血漿グルタチオンペルオキシダーゼ活性値が最大値の 66.7%（$Y = 2/3$）となるときのセレン摂取量（X）は 24.2 μg/日〔＝（66.7 － 13.8）/2.19〕とされた．さらにこの値から，性・年齢階級別参照体重に基づいて，体重比の 0.75 乗を用いて推定平均必要量としている．

---

1) 食事摂取基準として，エネルギーについては 1 種類，栄養素については 5 種類の指標が設定されている．

2) エネルギーについては，エネルギー収支バランスの維持を示す指標として，BMI が採用されている．

3) 健康の維持・増進と欠乏症予防のために，「推定平均必要量」と「推奨量」が設定されている．

4)「推定平均必要量」と「推奨量」を設定できない栄養素については，「目安量」が設定されている．

5) 生活習慣病の発症予防を主目的として「目標量」が設定されている．

6) 生活習慣病の重症化予防およびフレイル予防を目的として「目標量」を設定した栄養素については，食事摂取基準の各表の脚注に示されている．

7) 食事摂取基準の科学的根拠には，出納法，要因加算法，欠乏実験と飽和量，疫学的研究，臓器中の貯蔵量，血中濃度などが採用されている．

6. 食事摂取基準の基礎的理解

　日本人の食事摂取基準は，「健康増進法」第16条の2に基づき，国民の健康の保持・増進，生活習慣病の予防のために参照するエネルギーおよび栄養素の摂取量の基準を厚生労働大臣が定めるものとされ，5年ごとに改定されている．日本人の食事摂取基準（2020年版）は，2005年版で用いられた食事摂取基準の考え方を踏襲し，栄養に関連した身体・代謝機能低下の回避の観点から，健康の保持・増進，生活習慣病の発症予防および重症化予防に加え，高齢者の低栄養予防やフレイル予防も視野に入れて策定されている．利用者は，算定された数値にこだわらず，食事摂取基準の考え方を十分に理解し，正しく用いることが望まれる．

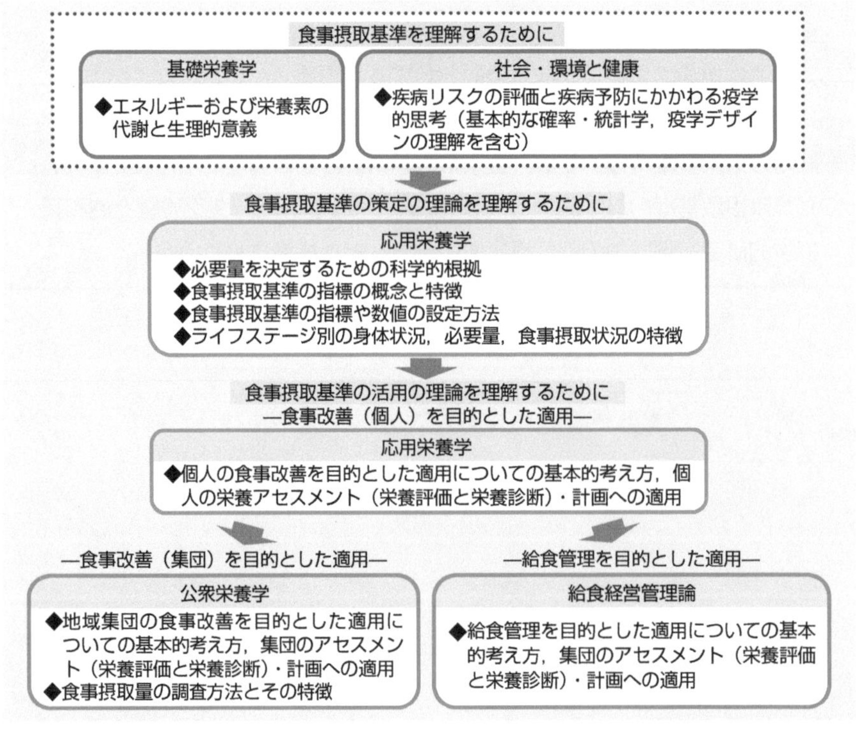

図 6.1　管理栄養士養成施設での「食事摂取基準」の教育体系（例）

```
┌─────────────────────────────────────────────────┐
│              食事摂取基準を理解するために              │
│  ┌──────────────┐  ┌───────────────────────────┐  │
│  │   基礎栄養学   │  │       社会・環境と健康        │  │
│  │◆エネルギーおよび│  │◆疾病リスクの評価と疾病予防にかかわる疫学│
│  │ 栄養素の代謝と │  │ 的思考（基本的な確率・統計学，疫学デザ│
│  │ 生理的意義     │  │ インの理解を含む）            │  │
│  └──────────────┘  └───────────────────────────┘  │
└─────────────────────────────────────────────────┘
                        ↓
            食事摂取基準の策定の理論を理解するために
  ┌───────────────────────────────────────────┐
  │                  応用栄養学                  │
  │◆必要量を決定するための科学的根拠               │
  │◆食事摂取基準の指標の概念と特徴                 │
  │◆食事摂取基準の指標や数値の設定方法             │
  │◆ライフステージ別の身体状況，必要量，食事摂取状況の特徴│
  └───────────────────────────────────────────┘
                        ↓
            食事摂取基準の活用の理論を理解するために
            ―食事改善（個人）を目的とした適用―
  ┌───────────────────────────────────────────┐
  │                  応用栄養学                  │
  │◆個人の食事改善を目的とした適用についての基本的考え方，個│
  │ 人の栄養アセスメント（栄養評価と栄養診断）・計画への適用│
  └───────────────────────────────────────────┘
        ↓                              ↓
―食事改善（集団）を目的とした適用―   ―給食管理を目的とした適用―
┌────────────────────────┐  ┌────────────────────────┐
│        公衆栄養学        │  │       給食経営管理論       │
│◆地域集団の食事改善を目的とした適用に│  │◆給食管理を目的とした適用についての基本│
│ ついての基本的考え方，集団のアセスメン│  │ 的考え方，集団のアセスメント（栄養評価│
│ ト（栄養評価と栄養診断）・計画への適用│  │ と栄養診断）・計画への適用        │
│◆食事摂取量の調査方法とその特徴    │  │                        │
└────────────────────────┘  └────────────────────────┘
```

体系的に日本人の食事摂取基準（2020年版）の理解を深めるためには，各専門分野の教育担当者が連携し，栄養学の基礎から応用・実践までを統合した教育体系を構築することが必要である．管理栄養士養成施設での食事摂取基準の教育体系の例を図6.1に示した．

6.1 食事摂取基準の意義

　食事摂取基準の対象は，健康な個人ならびに健康な人を中心として構成されている集団であり，高血圧，脂質異常，高血糖，腎機能低下に関するリスクを有していても，自立した日常生活を営んでいる者を含んでいる．

　日本人の食事摂取基準（2020年版）は，健康な個人または集団だけでなく特定保健指導対象者までを対象として，健康の維持・増進，生活習慣病の発症予防および重症化予防に加え，高齢者の低栄養予防やフレイル予防を目的とし，エネルギーおよび各栄養素の摂取量の基準を示したものである．つまり，人々がよりよい栄養状態を維持するために必要なエネルギーおよび各栄養素の摂取量の基準を示したものである．エネルギーについて1種類，栄養素について5種類の指標を提示し，これらの総称として，「食事摂取基準」（DRIs）という名称を用いている．

DRIs : dietary re-
ference intakes

　食事摂取基準は単に事実の記述を目的とするものではなく，各種の栄養関連業務に活用することを念頭に置いている．2020年版では，総論の部分で「策定方針」，「策定の基本的事項」，「策定の留意事項」，「活用に関する基本的事項」，「今後の課題」に分けて記述されている．各論では，「エネルギーおよび栄養素」に加えて，「対象特性（乳児・小児，妊婦・授乳婦，高齢者）」と「生活習慣病（高血圧，脂質異常症，糖尿病，慢性腎臓病（CKD）とエネルギー・栄養素との関連」が各論の一部として本文に入った．

CKD : chronic
kidney disease

6.2 食事摂取基準策定の基礎理論

　個人または集団に対する栄養アセスメント（栄養評価と栄養診断）では，エネルギー，栄養素などについて，摂取量が適切であるか，不足しているか，過剰であるか，バランスが悪いかを判定する．これらの判定を目的としたエネルギーおよび栄養素摂取量の基準が必要である．

A. 策定方法

　日本人の食事摂取基準（2020年版）の策定にあたっては，日本人の食事摂取基準

（2015年版）で用いられた方針を踏襲しながら，可能な限り，科学的根拠に基づいた策定を行うことを基本とし，国内外の学術論文ならびに入手可能な学術資料を最大限に活用している.

　食事摂取基準は，3つの基本的な考え方に基づいて策定されている.

①エネルギーならびに栄養素摂取量の多少に起因する健康障害は，欠乏症または摂取不足だけでなく，過剰によるものも存在するとともに，栄養素摂取量の多少が生活習慣病の予防に関与する場合がある. したがって，これら3種類の健康障害からの回避を図ることを目的としたエネルギーならびに栄養素摂取量の基準が必要である.

②エネルギーおよび栄養素の「真の」望ましい摂取量は個人によって異なり，また，個人内においても変動する. そのため，「真の」望ましい摂取量は測定することも算定することもできず，その算定においても，その活用においても，確率論的な考え方が必要となる.

③事実の記述を目的とするものではなく，各種の栄養関連業務に活用することを念頭に置いている. そこで総論では，「策定方針」，「策定の基本的事項」，「策定の留意事項」，「活用に関する基本的事項」，「今後の課題」に分けて記述されている.

B.　食事摂取基準を適用する対象

　食事摂取基準を適用する対象は，健康な個人または健康な人を中心として構成されている集団である. 具体的には，歩行や家事などの身体活動を行っている者であり，体格（BMI）が標準より著しく外れていない者である. なお，疾患を有していたり，疾患に関する高いリスクを有していたりする個人ならびに集団に対して，治療を目的とする場合は，食事摂取基準におけるエネルギーおよび栄養素の摂取に関する基本的な考え方を理解したうえで，その疾患に関連する治療ガイドラインなどの栄養管理指針を優先して用い，食事摂取基準は，補助的な資料として参照することが勧められる.

C.　策定の対象とした栄養素

　食事は，健康を維持・増進し，疾病の発症予防と重症化予防ならびに高齢者の低栄養予防とフレイル予防を実践するための基本である. 人は，食べ物を摂取し，消化・吸収によって体内に取り込んだ栄養素を代謝し，発育・発達し，健全な身体活動を営んでいる. このような営みを栄養という. 栄養状態は，食材・食品，それを加工・調理した食事の内容や食事のとり方やタイミングによって異なる.

　健康を維持・増進するために必要な栄養素の摂取量が定量的に明らかになっており，それが科学的に十分に信頼できるものとして世界的な合意が得られていると判断された栄養素を策定の対象としている. また，日本人でその予防対策が重

表 6.1 策定の対象とした栄養素
[日本人の食事摂取基準（2020年版）]

設定項目		2020 年版
タンパク質		タンパク質
脂質		脂質 飽和脂肪酸，n−6 系脂肪酸，n−3 系脂肪酸，コレステロール
炭水化物		炭水化物，食物繊維，糖類
エネルギー産生栄養素バランス		タンパク質エネルギー比率，脂質エネルギー比率，炭水化物エネルギー比率
ビタミン	脂溶性ビタミン	ビタミン A，ビタミン D，ビタミン E，ビタミン K
	水溶性ビタミン	ビタミン B_1，ビタミン B_2，ナイアシン，ビタミン B_6，ビタミン B_{12}，葉酸，パントテン酸，ビオチン，ビタミン C
ミネラル	多量ミネラル	ナトリウム，カリウム，カルシウム，マグネシウム，リン
	微量ミネラル	鉄，亜鉛，銅，マンガン，ヨウ素，セレン，クロム，モリブデン

要である生活習慣病に深くかかわっていることが科学的に明らかにされている栄養素も策定の対象としている．その結果，2020年版では36種類の栄養素およびエネルギー産生栄養素バランスが策定の対象とされた（表6.1）．また，生存に不可欠なものとして，エネルギーも策定の対象としている．

D. 食事摂取基準の指標に関する基本的事項

エネルギーについては1種類，栄養素については5種類の指標が設定されている．

a. エネルギー

エネルギーについては，エネルギーの摂取量および消費量のバランス（エネルギー収支バランス）の維持を示す指標として，「体格（body mass index : BMI）」が採用された．このため，成人における観察疫学研究において報告された総死亡率が最も低かったBMIの範囲，日本人のBMIの実態などを総合的に検証し，目標とするBMIの範囲が提示された．なお，BMIは，健康の保持・増進，生活習慣病の予防，さらには高齢による虚弱を回避するための要素の一つとして扱うことに留めるべきである．

なお，エネルギー必要量については，無視できない個人間差が要因として多数存在するため，性・年齢階級・身体活動レベル別に単一の値として示すのは困難であるが，エネルギー必要量の概念は重要であること，目標とするBMIの提示が成人に限られていること，エネルギー必要量に依存することが知られている栄養素の推定平均必要量の算出にあたってエネルギーの必要量の概数が必要となることなどから，参考資料としてエネルギー必要量の基本的事項や測定方法，推定方法の記述と，併せて推定エネルギー必要量が参考表として示されている．

（1）エネルギーの指標 エネルギーの指標を適用するねらいは，エネルギー摂取の過不足を防ぐためである．エネルギーの指標は，エネルギーの摂取量および消費量のバランス（エネルギー収支バランス）の維持を示す指標として，体格（BMI）が

採用された．成人の場合，体重を維持するために，ある一定量のエネルギー摂取が必要であり，それを下回ると，体重の減少，やせ，タンパク質・エネルギー栄養失調症をもたらし，上回ると，体重の増加，肥満を招く．健康の保持・増進，生活習慣病の発症予防と重症化予防，フレイル予防の観点からは，エネルギー摂取量とエネルギー消費量が釣り合っており，体重に変化のない状態が最も望ましいエネルギー摂取状態と考えることができる．

　観察疫学研究の結果から得られた総死亡率，疾患別の発症率とBMIとの関連，死因とBMIとの関連，さらに，日本人のBMIの実態に配慮し，総合的に判断した結果，当面目標とするBMIの範囲が示された（p. 255，付表1）．特に65歳以上では，総死亡率が最も低かったBMIと実態との乖離がみられるため，虚弱の予防および生活習慣病の予防の両者に配慮する必要があることもふまえ，当面目標とするBMIの範囲が21.5～24.9 kg/m^{2}とされた．

(2)推定エネルギー必要量　　推定エネルギー必要量(EER)は，真のエネルギー必要量を測定できない場合，真のエネルギー必要量の代わりに用いる参考値である．推定エネルギー必要量は，エネルギー出納がゼロ (0) となる確率が最も高くなると推定される習慣的な1日あたりのエネルギー摂取量である（図6.2）．日常生活を自由に営んでいる健康な人のエネルギー消費量を測定する標準法は，二重標識水(DLW)法である．

EER : estimated energy requirement

b.　栄養素：「推定平均必要量」「推奨量」「目安量」「耐容上限量」「目標量」

　栄養素の指標を適用するねらいは，①摂取不足を防ぐため，②過剰による健康障害を防ぐため，③生活習慣病の発症予防に資するための3つである（図6.3）．また，生活習慣病の重症化予防およびフレイル予防を目的とした量を設定できる場合は，発症予防を目的とした量(目標量)とは区別して各表の脚注に示されている．

(1) 摂取不足を防ぐための指標　　摂取不足の有無や程度を判断するための指標

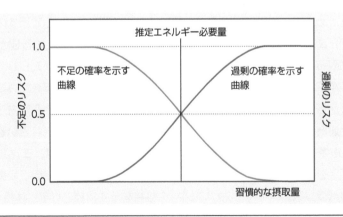

図6.2　推定エネルギー必要量を理解するための概念図
エネルギー出納がゼロ (0) となる確率が最も高くなると推定される習慣的な1日あたりのエネルギー摂取量を推定平均エネルギー量という．縦軸は，個人の場合は不足または過剰が生じる確率を，集団の場合は不足または過剰の者の割合を示す．[日本人の食事摂取基準(2010年版)]

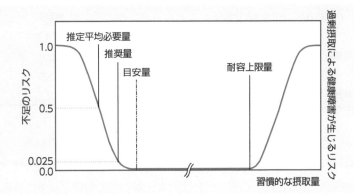

図6.3　食事摂取基準の各指標（推定平均必要量，推奨量，目安量，耐容上限量）を理解するための概念図

目標量は，他の概念と方法によって決められるため，ここには図示できない．

[日本人の食事摂取基準（2020年版）]

表6.2　推定平均必要量から推奨量を推定するために用いられた変動係数と推奨量算定係数の一覧

[日本人の食事摂取基準（2020年版）]

変動係数	推奨量算定係数	栄養素
10%	1.2	ビタミン B₁，ビタミン B₂，ナイアシン，ビタミン B₆，ビタミン B₁₂，葉酸，ビタミン C，カルシウム，マグネシウム，鉄（6歳以上），亜鉛，銅，セレン
12.5%	1.25	タンパク質
15%	1.3	モリブデン
20%	1.4	ビタミン A，鉄（6か月～5歳），ヨウ素

EAR : estimated average requirement

RDA : recommended dietary allowance

AI : adequate intake

UL : tolerable upper intake level

DG : tentative dietary goal for preventing life-style related diseases

が推定平均必要量（EAR）である．ある母集団における平均必要量の推定値であり，ある母集団に属する50%の人が必要量を満たすと推定される1日の摂取量である．食事改善や給食管理において栄養素の摂取不足の評価に用いる．推定平均必要量を補助するために推奨量（RDA）が設定されている．ある母集団のほとんど（97～98%）の人において1日の必要量を充足していると推定される1日の摂取量である．理論的には「推定平均必要量＋標準偏差の2倍（2SD）」として算出される．推奨量算定係数を表6.2に示した．また，これら2つの指標が設定できない場合に，目安量（AI）が設定されている．目安量は，特定の集団の人々がある一定の栄養状態を維持するのに十分な量である．

(2) 過剰による健康障害を防ぐための指標　摂取過剰による健康障害を防ぐための指標が耐容上限量（UL）である．ある母集団に属するほとんどすべての人々が，健康障害をもたらす危険がないとみなされる習慣的な摂取量の上限を与える量である．習慣的な摂取量が耐容上限量を超えると，健康障害のリスクが高くなる．栄養素の過剰摂取の評価に用いる．通常の食品を摂取している限り，耐容上限量を超えることはほとんどなく，サプリメントなどを常用している人において注意する必要がある．

(3) 生活習慣病の予防に資するための指標　生活習慣病の予防を目的として設定された指標が目標量（DG）である．習慣的な摂取量が目標量に達している人の生活習慣病のリスクは低いと推定できるが，生活習慣病を発症しないということ

内容からみた目標量の種類	栄養素
摂取量を目標量に近づけるために設定した栄養素	（摂取量の増加をめざすもの） 食物繊維，カリウム （摂取量の減少をめざすもの） ナトリウム，飽和脂肪酸
目標量が範囲として与えられ，その範囲内に入るようにすることをめざすために設定した栄養素	タンパク質，脂質，炭水化物

表 6.3　内容からみた目標量の種類と栄養素の関係

ではない．生活習慣病の要因は多数あり，食事はそれらの一部である．したがって，生活習慣病の予防には，他の要因も含め総合的に判断して用いる必要がある．生活習慣病の予防を目的として，現在の日本人が当面の目標とすべき摂取量である（表6.3）．

(4) 生活習慣病の発症予防に資するための指標　生活習慣病の重症化予防を目的とした量を設定できる場合は，生活習慣病の発症予防を目的とした量（目標量）とは区別して各表の脚注に示されている．

(5) フレイル予防に資するための指標　フレイル予防を目的とした量を設定できる場合は，生活習慣病の発症予防を目的とした量（目標量）とは区別して各表の脚注に示されている．

E.　設定指標の概念と特徴

エネルギーと栄養素では指標の概念が異なる．

a.　エネルギー

健康な個人と集団においては，エネルギー摂取量とエネルギー消費量が等しい

身体活動レベル*1	低い（Ⅰ） 1.50（1.40～1.60）	ふつう（Ⅱ） 1.75（1.60～1.90）	高い（Ⅲ） 2.00（1.90～2.20）
日常生活の内容*2	生活の大部分が座位で，静的な活動が中心の場合	座位中心の仕事だが，職場内での移動や立位での作業・接客など，あるいは通勤・買い物・家事，軽いスポーツなどのいずれかを含む場合	移動や立位の多い仕事への従事者，あるいは，スポーツなど余暇における活発な運動習慣を持っている場合
中程度の強度（3.0～5.9メッツ）の身体活動の1日あたりの合計時間（時間日）*3	1.65	2.06	2.53
仕事での1日あたりの合計歩行時間（時間/日）*3	0.25	0.54	1.00

表 6.4　身体活動レベル別にみた活動内容と活動時間の代表例
［日本人の食事摂取基準（2020 年版）］

＊1　代表値．（　）内はおよその範囲．
＊2　Black A.E. *et al.*, *Eur. J. Clin. Nutr.*, **50**, 72–92（1996），Ishikawa-Takata K. *et al.*, *Eur. J. Clin. Nutr.*, **62**, 885–891（2008）を参考に，身体活動レベル（PAL）に及ぼす職業の影響が大きいことを考慮して作成．
＊3　Ishikawa-Takata K. *et al.*, *J. Epidemiol.*, **21**, 114–121（2011）による．

とき，体重の変化はなく，体格（BMI）が保たれる．エネルギー摂取量がエネルギー消費量を上回ると体重は増加し，肥満につながる．エネルギー消費量がエネルギー摂取量を上回ると体重は減少し，やせにつながる．推定エネルギー必要量は，性および身体活動レベル（PAL）によって異なるため，これらで分類した推定エネルギー必要量が示されている（表6.4，p.256，付表3を参照）．

　推定エネルギー必要量は，身体活動レベルによって異なるので，身体活動レベルを3種類に分類し，各身体活動レベルについて性・年齢階級別に推定エネルギー必要量を算出している．推定エネルギー必要量程度のエネルギーを摂取していれば，現在の体重を維持できる確率が最も高く，この値よりも多くなるほど過剰摂取となる確率が増し，この値よりも少なくなるほど摂取不足となる確率が増すと考えられる．

b. 栄養素

　栄養素の指標の概念と特徴のまとめを表6.5に示した．食事摂取基準の指標の算定根拠となるおもな研究方法は，実験研究，疫学研究，症例研究とさまざまであり，これらの研究をもとに求められた数値の信頼度も異なってくる．推定平均必要量は，実験研究により設定されており，かなり正確であると考えられるが，研究の質によって結果の信頼度が異なり，栄養素によって信頼度が少しずつ異

表6.5　栄養素の指標の概念と特徴のまとめ

目的	摂取不足からの回避	過剰摂取による健康障害からの回避	生活習慣病の予防
指標	推定平均必要量（EAR） 推奨量（RDA） 目安量（AI）	耐容上限量（UL）	目標量（DG）
値の算定根拠となるおもな研究方法	実験研究，疫学研究 （介入研究を含む）	症例報告	疫学研究 （介入研究を含む）
対象とする健康障害における特定の栄養素の重要度	重要	重要	ほかに関連する環境要因がたくさんあるため一定ではない
健康障害が生じるまでの典型的な摂取期間	数か月間	数か月間	数年～数十年間
対象とする健康障害に関する今までの報告数	極めて少ない～多い	極めて少ない～少ない	多い
通常の食品を摂取している場合に対象とする健康障害が生じる可能性	ある	ほとんどない	ある
サプリメントなど，通常以外の食品を摂取している場合に対象とする健康障害が生じる可能性	ある （サプリメントなどには特定の栄養素しか含まれないため）	ある （厳しく注意が必要）	ある （サプリメントなどには特定の栄養素しか含まれないため）
算定された値を考慮する必要性	可能な限り考慮する（回避したい程度によって異なる）	必ず考慮する	関連するさまざまな要因を検討して考慮する
算定された値を考慮した場合に対象とする健康障害が生じる可能性	推奨量付近，目安量付近であれば，可能性は低い	耐容上限量未満であれば，可能性はほとんどないが，完全には否定できない	ある （ほかの関連要因によっても生じるため）

なっている．耐容上限量は，数例から数十例の症例報告を根拠に設定されている．

　また，健康障害が発現するまでの典型的な摂取期間は，摂取不足や過剰では数か月間であり，生活習慣病では数年から数十年間である．したがって，摂取不足を防ぐための指標（推定平均必要量，推奨量，目安量）や過剰による健康障害を防ぐための指標（耐容上限量）では，数か月間の摂取量を見据えた栄養管理が必要であり，生活習慣病の予防に資するための指標（目標量）では，数年から数十年間の摂取量としてとらえなければならない．

6.3 ｜食事摂取基準活用の基礎理論

　食事摂取基準はさまざまな目的に用いられる．おもなものとして，「食事改善」と「給食管理」の2つがある．

　食事改善は，食事摂取状態の評価，それに基づく食事改善計画の立案，そして食事改善の実施から構成される．さらに，対象者を個人として扱う場合と集団として扱う場合で，その活用上の理論が異なるため，両者は分けて取り扱う必要がある．なお，目の前に複数の人がいても，食事摂取状態の評価や食事指導などを個別に行う場合は「個人」として扱うので，注意を要する．

　給食管理とは，ここでは，特定の集団に対する栄養計画とそれに基づく適切な品質管理による継続的な食事の提供および摂取状況などの評価を意味する．なお，いずれの目的においても，食事摂取基準に示された数値は，「めざすもの」であり，必ずしもすぐに実現しなければならないものでないことに留意する．このほか，食習慣や栄養摂取に関連するガイドラインなどを作成するための基礎資料として用いる場合などがある．

A. 栄養・食事調査などによる栄養評価の留意点

　エネルギーならびに各栄養素の摂取状態の評価は，栄養・食事調査によって得られる摂取量と食事摂取基準の各指標で示されている値を比較することによって行うことができる．しかしながら，後述する種々の問題，特に栄養・食事調査の測定誤差のために，この方法を利用して食事摂取基準を活用するためにはさまざまな問題が存在し，十分に留意する必要がある．このため，栄養・食事調査を実施する場合は，より高い調査精度を確保するため，調査方法の標準化や精度管理に十分配慮することが必要である．

　したがって，栄養・食事調査の測定誤差の種類とその特徴，程度を知ることは，食事摂取基準を活用するために重要である．栄養・食事調査の測定誤差で特に留意を要するのは，過小申告・過大申告と日間変動の2つである．

a. 過小申告と過大申告

栄養・食事調査法には複数種類が知られているが，その多くが対象者による自己申告に基づいて情報を収集するものである．その場合，申告誤差は避けられない．最も重要な申告誤差として，過小申告・過大申告が知られている．このうち，出現頻度が高いのは過小申告であり，その中でも特に留意を要するものはエネルギー摂取量の過小申告である．

調査法や対象者によってその程度は異なるものの，エネルギー摂取量については，日本人でも集団平均値として男性11％程度，女性15％程度の過小申告が存在することが報告されている．結果の解釈には注意を要するが，若年成人男女と中年女性，ならびに肥満傾向の中年男性で過小申告の傾向が認められている．活用の観点からみると，こうした過小申告が栄養・食事調査の結果の解釈に無視できない影響を与えることがあるため，留意を要する．

さらに，過小申告・過大申告の程度は肥満度の影響を強く受けることが知られている．たとえば，24時間尿中排泄量から推定した窒素（タンパク質摂取量の生体指標），カリウム，ナトリウムの摂取量を比較基準として申告された摂取量との関係を肥満度（この研究ではBMI）別に検討した報告が日本人で存在し，3種類すべての栄養素においてBMIが低い群で過大申告の傾向，BMIが高い群で過小申告の傾向であった（表6.6）．

b. 日間変動

エネルギーならびに栄養素摂取量に日間変動が存在することは広く知られている．一方，食事摂取基準が対象とする摂取期間は習慣的であるため，日間変動を考慮し，その影響を除去した摂取量の情報が必要となる．

集団を対象として摂取状態の評価を行うときには，集団における摂取量の分布のばらつきが結果に無視できない影響を与える．日間変動の存在のために，調査日数が短いほど，習慣的な摂取量の分布曲線に比べて，調査から得られる分布曲線は幅が広くなる．そのために，食事摂取基準で示された数値を用いて，摂取不足や過剰摂取を示す者の割合を算出すると，その割合は，短い日数の調査から得られた分布を用いる場合と習慣的な摂取量の分布を用いる場合では異なる．たと

表6.6 24時間尿中排泄量から推定した窒素（タンパク質摂取量の生体指標），カリウム，ナトリウムの摂取量を比較基準として申告された摂取量との関係をBMI別に検討した例
（日本人女子大学生 353人，年齢18～22歳）
[日本人の食事摂取基準（2020年版），p. 27]

	BMI (kg/m²)，中央値（範囲）					傾向性の p 値
	18.4 (14.8～19.2)	19.9 (19.3～20.4)	21.1 (20.4～21.6)	22.2 (21.6～23.1)	24.7 (23.1～34.2)	
窒 素	1.11	0.98	1.00	0.93	0.85	<0.0001
カリウム	1.15	1.10	1.06	0.96	0.89	<0.0001
ナトリウム	1.34	1.21	1.09	1.14	0.94	0.0002

数値は推定摂取量（g/日）[申告摂取量（g/日）／排泄量（g/日）]の中央値，食事調査は自記式食事歴法質問票による．

栄養素	男性（208 人）				女性（251 人）			
	判別に用いた閾値	調査日数			リスク判別に用いた閾値	調査日数		
		1	3*2	12		1	3*2	12
タンパク質（g/日）	< 50	3.9	1.0	0.0	< 40	2.4	0.0	0.0
脂質（g/日）	25 ≦	27.9	22.1	24.9	25 ≦	39.8	37.8	43.0
食塩（g/日）	10 ≦	74.0	86.5	90.9	8 ≦	82.5	88.4	96.0
葉酸（μg/日）	< 200	5.8	2.9	0.5	< 200	6.4	3.2	1.2
ビタミン C（mg/日）	< 85	27.9	21.6	19.7	< 85	25.1	17.1	15.1
カルシウム（mg/日）	< 600	48.6	47.1	46.2	< 600	48.2	48.6	45.0
鉄（mg/日）	< 6	7.2	3.4	1.0	< 5.5	6.0	3.2	2.0

*1　摂取量分布が正規分布に近くなるように関数変換を行ったうえで栄養素摂取量が不足または過剰している可能性のある者の割合を計算した.
*2　秋に実施した 3 日間調査による.

えば，50 ～ 69 歳の男女を対象に 12 日間にわたって秤量記録法を用いて行われた調査では表 6.7 のような結果が報告されている.

B.　活用における基本的留意点

　栄養・食事調査から得られる摂取量の取り扱いには十分な留意が必要である一方，体重変動が小さく，事実上，無視できると考えられる場合には，肥満傾向（具体的には BMI が 25 kg/m² 以上）であれば過剰摂取，やせ傾向（具体的には BMI が 18.5 kg/m² 未満）であれば摂取不足，そうでなければほぼ必要なエネルギー量を摂取していると考えられる. そして，体格指数（成人であれば通常 BMI を用いる）の測定誤差は栄養・食事調査から得られるエネルギー摂取量のそれよりもはるかに小さい. そのため，エネルギー摂取量の過不足の判定には，体格指数を優先して用いるとともに，栄養・食事調査から得られるエネルギー摂取量についても，調査方法の妥当性，標準化や精度管理が十分に担保されていることを前提として解釈することが望ましいと考えられる.

a.　身体状況調査

　身体状況の中でも体重ならびに体格指数（BMI）はエネルギー管理の観点から最も重要な指標であり，積極的に用いることが勧められる.

　食事改善を計画し実施した結果を評価する場合には，BMI の変化よりも体重の変化のほうが数値の変化が大きいため鋭敏な指標である. 体重の減少または増加をめざす場合は，おおむね 4 週間ごとに体重を継続的に計測記録し，16 週間以上のフォローを行うことが勧められる.

　体格の指標としては，このほかに腹囲や体脂肪率などがある. 必要に応じて利用することが望ましい.

b. 臨床症状・臨床検査の利用

栄養素摂取量の過不足の指標として，臨床症状および臨床検査が利用できる場合がある．

たとえば，鉄欠乏性貧血における血中ヘモグロビン濃度などの血液指標や月経のある女性における経血量，血清LDL-コレステロールやアルブミンなども利用可能である．しかし，臨床症状や臨床検査値は対象とする栄養素の摂取状況以外の影響も受けた結果であるため，慎重な解釈と利用が望まれる．

c. 日本食品標準成分表の利用

栄養・食事調査からエネルギーおよび栄養素の摂取量を推定したり，献立からエネルギーおよび栄養素の給与量を推定したりする際には，日本食品標準成分表（以下食品成分表）を用いて栄養価計算を行う．

食品成分表の栄養素量と，実際にその摂取量や給与量を推定しようとする食品の中に含まれる栄養素量は必ずしも同じではない．しかし，この誤差の方向やその程度を定量化して示すことは困難である．そのため，食品成分表を利用する際には，この誤差の存在を十分に理解したうえで柔軟な対応が望まれる．

ところで，食事摂取基準で示されている数値は摂取時を想定したものである．そのため，調理中に生じる栄養素量の変化を考慮して栄養価計算を行わなければならない．栄養素の中には調理によって変化するものが知られており，水溶性ビタミンや一部のミネラルなど，無視できない変化率を示す場合もある．しかしながら，調理中に生じる栄養素量の変化を考慮して栄養価計算を行うことは現時点では必ずしも容易ではない．そのため，栄養素の摂取量や給与量を計算して食事摂取基準との比較を行う場合には，この点に留意し，慎重に対応することが望ましい．

C. 個人の食事改善を目的とした評価・計画と実施

個人を対象とした食事改善を目的として食事摂取基準を用いる場合の基本的な考え方を表6.8に示す．まず，食事摂取状況の評価を行い，個人の摂取量から摂取不足や過剰摂取の可能性などを栄養診断する．次に，その結果に基づいて，食事摂取基準を活用し，摂取不足や過剰摂取を防ぎ，生活習慣病の発症予防のための適切なエネルギーや栄養素の摂取量について目標とする値を提案し，食事改善の計画，実施につなげる．また，目標とするBMIや栄養素摂取量に近づけるためには，料理・食物の量やバランス，身体活動量の増加に関する具体的な情報の提供，効果的なツールの開発など，個人の食事改善を実現するための栄養教育の企画や実施，検証もあわせて行う．

目的	用いる指標	食事摂取状況の評価と栄養診断	食事改善の計画と実施
エネルギー摂取の過不足の評価	体重変化量 BMI	・体重変化量を測定 ・測定されたBMIが，目標とするBMIの範囲を下回っていれば「不足」，上回っていれば「過剰」の恐れがないか，他の要因も含め，総合的に判断	・BMIが目標とする範囲内に留まること，またはその方向に体重が改善することを目的として立案 （留意点）おおむね4週間ごとに体重を計測記録し，16週間以上フォローを行う
栄養素の摂取不足の評価	推定平均必要量 推奨量 目安量	・測定された摂取量と推定平均必要量ならびに推奨量から不足の可能性とその確率を推定 ・目安量を用いる場合は測定された摂取量と目安量を比較し，不足していないことを確認	・推奨量よりも摂取量が少ない場合は，推奨量をめざす計画を立案 ・摂取量が目安量付近か，それ以上であれば，その量を維持する計画を立案 （留意点）測定された摂取量が目安量を下回っている場合は，不足の有無やその程度を判断できない
栄養素の過剰摂取の評価	耐容上限量	・測定された摂取量と耐容上限量から過剰摂取の可能性の有無を推定	・耐容上限量を超えて摂取している場合は耐容上限量未満になるための計画を立案 （留意点）耐容上限量を超えた摂取は避けるべきであり，それを超えて摂取していることが明らかになった場合は，問題を解決するために速やかに計画を修正，実施
生活習慣病の発症予防を目的とした評価	目標量	・測定された摂取量と目標量を比較．ただし，発症予防を目的としている生活習慣病が関連する他の栄養関連因子ならびに非栄養性の関連因子の存在とその程度も測定し，これらを総合的に考慮したうえで評価	・摂取量が目標量の範囲内に入ることを目的とした計画を立案 （留意点）発症予防を目的としている生活習慣病が関連する他の栄養関連因子ならびに非栄養性の関連因子の存在と程度を明らかにし，これらを総合的に考慮したうえで，対象とする栄養素の摂取量の改善の程度を判断．また，生活習慣病の特徴から考えて，長い年月にわたって実施可能な改善計画の立案と実施が望ましい

表6.8 個人の食事改善を目的として食事摂取基準を用いる場合の基本的な考え方
［日本人の食事摂取基準（2020年版），p. 40］

D. 集団の食事改善を目的とした評価・計画と実施

　集団を対象とした食事改善を目的として食事摂取基準を用いる場合の基本的な考え方を表6.9に示す．まず，食事摂取状況の評価を行い，集団の摂取量の分布から，摂取不足や過剰摂取の可能性がある人の割合などを栄養診断する．次に，その結果に基づいて，食事摂取基準を適用し，摂取不足や過剰摂取を防ぎ，生活習慣病の発症予防のための適切なエネルギーや栄養素の摂取量について目標とする値を提案し，食事改善の計画，実施につなげる．また，目標とするBMIや栄養素摂取量に近づけるためには，そのための食行動・食生活や身体活動に関する改善目標の設定やそのモニタリング，改善のための効果的な各種事業の企画・実施など，公衆栄養計画の企画や実施，検証もあわせて行う．

E. 給食管理を目的とした評価と計画の決定

　給食管理とは，ここでは，特定の集団に対する食事計画とそれに基づく適切な品質管理による継続的な食事の提供および摂取状況などの評価を意味する．給食管理の主たる目的の一つに，健康の保持・増進（小児の場合は健全な成長を含む）と生活習慣病の発症予防がある．したがって，食事摂取基準を参考にしてその献立を

目的	用いる指標	食事摂取状況の評価と栄養診断	食事改善の計画と実施
エネルギー摂取の過不足の評価	体重変化量 BMI	・体重変化量を測定 ・測定された BMI の分布から，BMI が目標とする BMI の範囲を下回っている，あるいは上回っている者の割合を算出	・BMI が目標とする範囲内に留まっている者の割合を増やすことを目的として計画を立案 （留意点）一定期間をおいて 2 回以上の評価を行い，その結果に基づいて計画を変更し，実施
栄養素の摂取不足の評価	推定平均必要量 目安量	・測定された摂取量の分布と推定平均必要量から，推定平均必要量を下回る者の割合を算出 ・目安量を用いる場合は，摂取量の中央値と目安量を比較し，不足していないことを確認	・推定平均必要量では，推定平均必要量を下回って摂取している者の集団内における割合をできるだけ少なくするための計画を立案 ・目安量では，摂取量の中央値が目安量付近かそれ以上であれば，その量を維持するための計画を立案 （留意点）摂取量の中央値が目安量を下回っている場合，不足状態にあるかどうかは判断できない
栄養素の過剰摂取の評価	耐容上限量	・測定された摂取量の分布と耐容上限量から，過剰摂取の可能性を有する者の割合を算出	・集団全員の摂取量が耐容上限量未満になるための計画を立案 （留意点）耐容上限量を超えた摂取は避けるべきであり，超えて摂取している者がいることが明らかになった場合は，問題を解決するために速やかに計画を修正，実施
生活習慣病の発症予防を目的とした評価	目標量	・測定された摂取量の分布と目標量から，目標量の範囲を逸脱する者の割合を算出する．ただし，発症予防を目的としている生活習慣病が関連する他の栄養関連因子ならびに非栄養性の関連因子の存在と程度も測定し，これらを総合的に考慮したうえで評価	・摂取量が目標量の範囲内に入る者または近づく者の割合を増やすことを目的とした計画を立案 （留意点）発症予防を目的としている生活習慣病が関連する他の栄養関連因子ならびに非栄養性の関連因子の存在とその程度を明らかにし，これらを総合的に考慮したうえで，対象とする栄養素の摂取量の改善の程度を判断．また，生活習慣病の特徴から考え，長い年月にわたって実施可能な改善計画の立案と実施が望ましい

表 6.9 集団の食事改善を目的として食事摂取基準を用いる場合の基本的な考え方
[日本人の食事摂取基準（2020 年版），p. 45]

作成し，管理することが必要である．

給食管理を目的として食事摂取基準を用いる場合の概念について，その作業手順に沿って表6.10にまとめた．大切な点は，集団特性を正しく把握し，それに

表 6.10 給食管理を目的として食事摂取基準を用いる場合の作業手順の基本的な考え方
[日本人の食事摂取基準（2010 年版）]

基本事項	作業手順の基本的な考え方
①食事を提供する対象集団の決定と特性の把握	・食事を提供する対象集団を決定．次に対象の性・年齢階級・身体特性（主として身長と体重），身体活動レベルの分布を把握または推定
②食事摂取量の評価と栄養診断	・食事摂取量を評価．給食に由来するもののみならず，すべての食事が対象．その中での給食からの寄与についての情報も得ることが望ましい ・情報を得ることが難しい場合は，一部の食事だけ（たとえば給食だけ）について評価を行ったり，当該集団の中の一部の集団について評価を実施 ・さらに，対象集団については評価を行わず，他の類似集団で得られた情報をもって代用
③食事計画の決定	・①と②で得られた情報に基づき，食事摂取基準を用いて，食事計画（提供する食種の数や給与栄養素量）を決定 ・対象集団が摂取するすべての食事を提供するのか，一部を提供するのかについても考慮して作成
④予定献立の作成	・③に基づいて，具体的な予定献立を作成
⑤品質管理・食事の提供	・④に従って，適切な品質管理のもとで調製された食事を提供
⑥食事摂取量の把握	・対象者（対象集団）が摂取した食事量を把握
⑦食事計画の見直し	・一定期間ごとに⑥の結果と①の見直しにより，③の確認，見直し

表 6.11　給食管理を目的として食事摂取基準を用いる場合の概念：エネルギー・栄養素別ならびに栄養評価・栄養診断と食事計画の別に見た考え方

目的	評価（表 6.10 の①と②に相当）		食事計画の決定（表 6.10 の③に相当）	
	用いる指標	基本的概念	用いる指標	基本的概念
エネルギー摂取の過不足からの回避	BMI 体重変化量 身体活動レベル	・性・年齢階級・身長・体重・身体活動レベルの分布を把握 ・BMI の分布から，BMI が 18.5 kg / m² 未満ならびに 25.0 kg / m² 以上の者の割合を算出 ・変化を観察したい場合は体重変化量を測定	推定エネルギー必要量	・性・年齢階級・身体活動レベル別の分布から推定エネルギー必要量を算出，BMI や体重変化量などを考慮してエネルギー給与量を決定
栄養素摂取不足からの回避	推定平均必要量 目安量	・測定された摂取量の分布と推定平均必要量から，推定平均必要量を下回る者の割合を算出 ・目安量を用いる場合は，目安量を下回る者の割合を算出	推定平均必要量 推奨量 目安量	・評価結果を参考にして，推定平均必要量を下回る者がほとんどいなくなるように，また，目安量を下回る者ができるだけ少なくなるように，給与栄養量を計画．具体的には，推奨量または目安量に近い摂取量になるような献立作成 ・これらよりも摂取量が少なくなる場合は，推奨量または目安量をめざした献立を計画．推奨量付近またはそれ以上か，目安量付近またはそれ以上の摂取が可能な場合はその計画を実施．推奨量を満たすことが困難な場合でも，推定平均必要量は下回らないように留意． （留意点）対象者全員が推奨量や目安量を満たす必要はない．そのようにすると過剰摂取の者が出現する割合が大きくなることもあるため留意．「集団へのアプローチ*」だけでなく，「高危険度群へのアプローチ*」もあわせて用いることが望ましい
栄養素過剰摂取からの回避	耐容上限量	・測定された摂取量の分布と耐容上限量から，過剰摂取の可能性を有する者の割合を算出	耐容上限量	・耐容上限量を超える者がでないような献立を立案
生活習慣病の一次予防	目標量	・測定された摂取量の分布と目標量から，目標量の範囲を逸脱する者の割合を算出．また，予防目的としている生活習慣病が関連する他の栄養関連因子ならびに非栄養性の関連因子の存在と程度に関する情報も入手	目標量	・評価結果を参考にして，目標量を逸脱した摂取量の者をできるだけ少なくできるような献立を立案．具体的には，摂取量が目標量の範囲に入るような献立を計画 （留意点）予防を目的としている生活習慣病が関連する他の栄養関連因子ならびに非栄養性の関連因子の存在とその程度を考慮して総合的に対応することが望ましい．また，生活習慣病の特徴から考えて，長い年月にわたって摂取可能な献立の立案

*　公衆衛生学で用いられる概念で，集団全体を対象として教育や介入を行う場合を「集団へのアプローチ」，ある特定のリスクをもっている小集団を集団から抽出して，集団全体ではなく，その小集団を対象として教育や介入を行う場合を「高危険度群へのアプローチ」という．
［日本人の食事摂取基準（2010 年版）］

見合った食事計画を決定したうえで，予定献立を作成し，品質管理を行った食事を提供し，一定期間ごとに，摂取量調査や対象者特性の再調査を行い，それらによって得られた情報，その他の情報を活かして，食事計画を見直すとともに，献立作成など一連の業務内容の改善に努めることである．
　続いて，給食管理を目的として食事摂取基準を用いる場合の概念について，エネルギーおよび栄養素の別ならびに評価と食事計画の別に表6.11に示す．

6.　食事摂取基準の基礎的理解

食事摂取基準における健康の保持・増進（小児の場合は健全な成長を含む）と生活習慣病の発症予防の目的から考えて，1か月間程度の給与栄養量の平均値が食事摂取基準に応じたものになるのが望ましいと考えられる．

ただし，ここに記した内容に関しては十分に信頼できる研究報告を見いだすことが現時点では困難であるため，この分野における研究レベルの向上と質の高い研究数の増加が急務であると考えられる．

1) 日本人の食事摂取基準（2020年版）は，健康な個人または集団を対象として，健康の維持・増進，生活習慣病の発症予防と重症化予防に加え，高齢者の低栄養予防やフレイル予防も視野に入れて策定されている．

2) エネルギーの指標は BMI であり，そのねらいは，エネルギー摂取の過不足を防ぐことである．

3) 栄養素の指標のねらいは，摂取不足を防ぐため，過剰による健康障害を防ぐため，生活習慣病の発症予防と重症化予防に加え，高齢者の低栄養予防やフレイル予防に資することである．

4) 集団の栄養素の摂取不足の有無や程度を判断するための指標は，推定平均必要量（EAR）である．

5) 摂取過剰による健康障害を防ぐための指標は，耐容上限量（UL）である．

6) 生活習慣病の発症予防を目的とした指標は，目標量（DG）である．

7) 生活習慣病の重症化予防および高齢者のフレイル予防を目的とした指標は，目標量（DG）であるが，各表の脚注に示されている．

第2編
ライフステージ栄養学

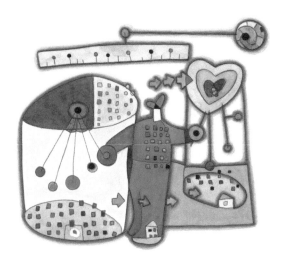

7. 発育・発達と加齢

　妊娠期，授乳期，乳児期，幼児期，学童期，思春期，成人期，更年期，高齢期などの各ライフステージにおいて，ヒトは加齢に伴い，成長（発育，発達），成熟，老化とさまざまな変化が生じる（図7.1）．ライフステージ栄養学を学ぶうえで各ステージにおける，身体的，精神的変化と栄養との関係を理解することは非常に重要である．

7.1 受精から死まで

　ヒトの一生は精子と卵子の受精から始まる．排卵された卵子が卵管内を移動中に精子と出会い，精子が卵子内へ進入して受精が起こる．受精した卵子は受精卵となり，分裂を繰り返しながら子宮内へ移動し，約1週間で子宮内膜に着床する．その後8週までを胎芽期といい，臓器などの発生過程が進む．着床後9週から出産までの期間を胎児期という．胎児期にはさまざまな臓器の機能が備わってきて体も大きく成長していき，分娩によって新生児として誕生する．

　生後約1か月間を新生児期といい，子宮内から子宮外への非常に大きな環境の変化に対して，呼吸器や循環器，消化器機能などが胎外の環境に適応していく時期である．その後，各ライフステージにおいて発育，発達を続け，加齢に伴い老化が始まり高齢期を経て死に至り，生涯を終える．

7.2 発育・発達

A. 発育・発達の概念

　受精卵から発生した個体は発育，発達，成長，成熟とさまざまな変化を生じる．

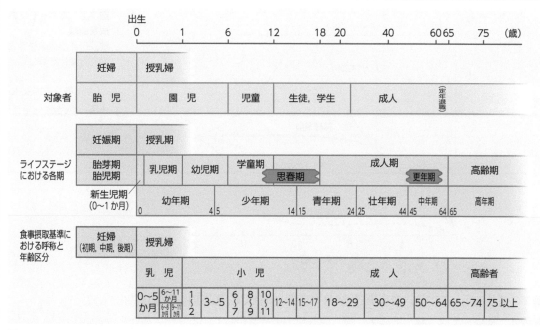

図7.1　ライフステージと食事摂取基準の年齢区分

発育とは，細胞数の増加や細胞サイズの増大などによって生じる量的変化をいう．身長や体重の増加など計測値によって確認できる．発達とは，未熟な状態や機能が向上し，質的・機能的に高度な状態に変化していく現象をいう．組織や運動機能の発達，精神的な発達などがみられる．また，質的・機能的に充分に発育，発達した様を成熟という．骨成熟や性成熟などの用語としても用いられ，組織や機能によって成熟に至る速度は異なる．

　成長や発育の定義は分野により異なり，同じような意味として用いられることも多い．本書では，発育と発達を統合して成長という用語を用いる．

B.　発育・発達による変化と栄養

　一般に新生児期，乳児期，幼児期，学童期，思春期を成長期という．成長期は身体的・精神的変化が進行する時期であり，栄養学的にみても各時期における需要は変化する．

a.　成長による組織や器官の変化

　身体の成長（発育・発達）は，組織や器官によっても異なる．スキャモンは，組織や器官の重量変化を，一般型，神経系型，生殖器系型，リンパ系型の4つに分類した（図7.2）．スキャモンの成長曲線は生後成長のさまざまな性質を表し，身体の各部位によって成長の速度が異なることを示している．20歳時の臓器重量を100%として各年齢における百分率で表している．一般型は，身長，体重，筋肉，骨格（頭蓋と顔面のある部分をのぞく），呼吸器，消化器，心臓血管，泌尿器系の

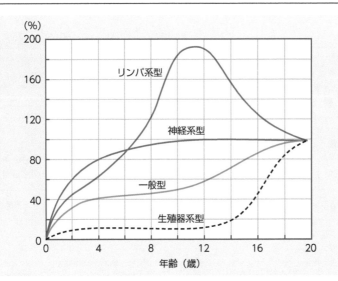

図 7.2 スキャモンの成長曲線
成長に伴う組織や器官の重量変化を表している.
[スキャモン, 1930 による]

身体の成長を示している. 成長形式はS字状で乳児期および思春期に急激な変化を示す. 神経系型は, 脳・神経系, 眼, 頭蓋部の成長を示している. 出生後から急激に成長し, 7歳ごろまでに成人の95%程度になる. 生殖器系型は, 卵巣や子宮, 乳房, 精巣, 陰茎, 陰毛, 腋毛, ひげなどを表しており, 第一次性徴および第二次性徴の成長を特徴づけている. 思春期以前は停滞しているが, 思春期以降に急速に成長し成熟する. リンパ系型は, リンパ節, 胸腺, 扁桃, 虫垂などの成長を示す. これらの組織は出生後急速に成長し, 感染症に抵抗するはたらきを担っている. 乳児期から急速に成長し, 12歳ごろには成人と比べ2倍近くまで上昇するが, その後低下する.

b. 成長期の特徴と栄養

各成長期において, その発育や発達の度合いは一様ではなく, それぞれに特徴があり, それらの変化は次のライフステージとつながっている. 各ライフステージの身体的・精神的変化は栄養状態と相互に関連しあっている.

(1) 乳児期 乳児期は, 生涯のなかで最も成長がさかんな時期であり, 体重1kgあたりの栄養素必要量は成人よりも多い. 特に, 消化管からの栄養素摂取開始に伴い消化器機能が発達する. 乳汁による栄養摂取と5〜6か月ごろからの離乳食による栄養素摂取が行われる時期でもあり, 食事形態も変化する.

(2) 幼児期 幼児期は, 運動機能や学習能, 精神面における発達が目覚ましく, 手指で物を掴む, 箸を使うなどの微細運動が発達して自分で食事ができるようになる時期である. 生涯に渡る食生活の基礎を形成する時期でもあり, 幼児の発達に応じた食物, 調理方法, 食環境に配慮する必要がある.

(3) 学童期 学童期は, 乳児期に比べると成長は緩やかになるが, 学童期後半は成長の急進期となり身長, 体重などの発育が目立つ. 家族と学童との間に生活

リズムの乱れが起こると食生活を含む生活習慣に影響が出る．なかでも，朝食の欠食，同じ食卓に集まっていても，家族がそれぞれ別々のものを食べる個食，一人で食事をする孤食，不適切な間食や夜食などが問題となっている．そのため，家庭での生活リズムの乱れが起らないようにすることが心身の正常な成長を促すうえで重要である．学校給食は栄養面に優れているだけでなく，食に関する正しい知識や行動を養う栄養教育のツールとしても活用できる．

　思春期は，第二次性徴が始まり性成熟を迎える時期である．身長や体重の増加も著しく第二発育急進期ともいわれる．二次性徴の発現は個人差が大きく思春期の開始と終了を正確に見極めることは難しい．そのため，各段階での変化を注意深く観察することが重要である．この時期にはカルシウムの蓄積量が最大となるためカルシウムの摂取が重要となるほか，女子では月経による出血にともない鉄の需要も高まる．また，急激な心身の変化，学校や家庭におけるストレスなどにより精神的に不安定になりやすい．思春期の女子に多くみられる神経性やせ症などの摂食障害が問題となっている．精神的変化と栄養状態が密接に関連しているため注意が必要である．

7.3 加齢に伴う身体的・精神的変化と栄養

A. 加齢と老化

　ヒトが生まれ，月日とともに歳を重ねる過程を加齢という．一方，成人期以降，加齢に伴い身体的・生理的機能が低下する過程を老化という．

　老化の過程は生理的老化と病的老化の2つに分けることができる．生理的老化は加齢に伴う全身機能の低下を示し，すべてのヒトに生じる．一方，生理的老化の過程が生活習慣の乱れや動脈硬化症，糖尿病，骨粗鬆症，悪性腫瘍などの疾患によって加速する場合を病的老化という．

B. 分子レベルの老化

　老化の機序についてはさまざまな学説が提唱されている．おもなものとして，遺伝子レベルで制御されているとするプログラム説と，細胞内で生じるさまざまな障害により細胞の機能が低下すると考えるエラー蓄積説の2つがある．

a. プログラム説

　プログラム説は，動物の寿命は遺伝情報にあらかじめプログラムされているという考えに基づいている．それぞれの動物に固有の最大寿命が存在するとされており，また，試験管内で培養された細胞においても分裂回数に限界が観察されて

いることから培養細胞にも寿命が存在すると考えられている。染色体の末端にはテロメアといわれる繰り返し構造があることが知られている。テロメアは染色体の末端を保護する機能を有しており，ゲノムの安定化に関与している。しかし，細胞分裂に伴いその構造が短縮していくことから細胞の寿命を制御しているものと考えられている。生殖細胞や悪性腫瘍細胞には，テロメアを伸展する酵素であるテロメラーゼが存在しており分裂寿命がなく老化しない細胞も存在する。

　また，ウェルナー症候群やハッチンソン・ギルフォード・プロジェリア症候群などの老化の進行速度が速い遺伝性疾患が存在する。一方，実験動物レベルではエネルギー制限により活性化される長寿命遺伝子が存在すると考えられている。現在，これら寿命に関連する遺伝子の研究がさかんに行われている。

b. エラー蓄積説

　エラー蓄積説では，活性酸素種などによる細胞への傷害が蓄積し，老化が進行すると考えられている。活性酸素種は細胞内で酸素を消費しエネルギーを生産する過程で発生する反応性の極めて高い酸素種である。通常はスーパーオキシドジスムターゼ（SOD）やカタラーゼなどの防御酵素によって分解されているが，これら酵素の処理能力を超えて産生されると細胞膜や核内DNA，タンパク質が活性酸素種により傷害を受け，異常タンパク質などの増加をもたらす。これら活性酸素種による傷害が細胞に備わった修復機能の限界を超えたとき修復しきれなかった障害がエラーとして蓄積し細胞の機能および臓器の機能低下の原因となり，老化が進行する。

SOD : superoxide dismutase

C. 高齢者の栄養状態

　高齢者では，加齢に伴う咀嚼・嚥下能力の低下，消化・吸収能力の低下，活動量の低下による栄養素摂取量の減少などが存在する。特に，これらは個人差が大きいことが特徴である。そのため，高齢者の栄養管理では，年齢だけでなく個人の特徴に十分に注意を払うことが必要である。

a. 生活活動と食事

　高齢者では，筋力の低下や身体機能の低下により生活活動が制限される場合がある。高齢者のうち，家庭や社会での活動に活発に取り組んでいる人たちの栄養状態は比較的良好である。一方，低栄養が存在するとフレイルやサルコペニアにつながり，筋力低下，身体機能低下を誘導し，生活活動は制限され，エネルギー消費量の低下，食欲低下を引き起こし，さらに低栄養状態を促進させるというフレイル（虚弱）サイクルが形成される場合がある。

b. タンパク質栄養状態

　高齢者では，摂取したタンパク質の消化・吸収率は成人と大きな差はない。しかし，食後に誘導されるタンパク質合成は成人と比較し低下している。高齢者に

おける加齢に伴う血清アルブミン濃度の低下は死亡のリスクを高めると報告されている.

c. 薬剤の影響

　高齢者は複数の疾患を抱えている場合が多く，治療のための薬剤を複数服用している．薬剤の中には，食欲の低下や味覚に影響を与えるものや，食事からの栄養素の吸収や利用を阻害する作用をもつものなどがあり，注意が必要である.

D. 高齢者の疾患の特異性

　高齢者の疾患の特徴は成人と異なる点が多い．加齢に伴い，種々の臓器・組織の生理機能は低下するが，機能低下の程度は個人差が非常に大きい．高齢者の疾患の特徴は以下のようにまとめることができる.

(1) 多臓器にわたり複数の疾患をかかえている　　高齢になるほど複数の疾患を抱えるようになり，また，慢性化しやすく障害が残ることもある.

(2) 個人差が大きい　　高齢者では，生理的・身体的機能の個人差が大きく，検査値や症状の現れ方，治療の効果などは個人によって大きく異なる.

(3) 非定型的な症状を示す　　症状が教科書どおり現れないことも多く，診断の基準となる症状や徴候がはっきりしないことが多い.

(4) 病気にかかりやすく，治癒しくい　　予備能力が低下しており病気にかかりやすく，また，病気が治癒しにくく慢性化しやすい.

(5) 家族や地域のかかわりが重要である　　高齢者の予後は，家庭や地域社会などの社会的環境に大きく影響を受ける．そのため，高齢者を介護・看病する家族などのサポート体制を整えることも重要である.

E. 留意すべき高齢者の疾患

　特に留意すべき高齢者の疾患を以下に示した.

a. 精神・神経症状

　精神・神経症状では高齢期の認知症が特徴的である．認知症は，神経細胞にβアミロイド沈着が起こるアルツハイマー型認知症と，脳梗塞や脳出血などが原因の脳血管性認知症などに分けられる.

　アルツハイマー型は，認知症の中でもっとも多く，脳の萎縮がおもな病変として現れる．近年では，認知症の進行を遅らせる効果が期待できる抗認知症薬が開発された．しかし，根本的な治療薬は開発されていない.

　脳血管性認知症では，脳血管障害が発症し認知機能に影響を及ぼすが，基礎疾患として高血圧や糖尿病に罹患していることが多く，これらの治療が必要とされる.

表7.1　サルコペニア
とフレイルの定義
[左：Chen L.K. *et al.*, *J.
Am. Med. Dir. Assoc.*, **21**,
300–307 (2020)，右
Fried L.P *et al.*, *J. Ger-
ontology*, **56**, M146–
M156 (2001)]

サルコペニアの定義	フレイルの定義
1.　筋力低下（握力など）	1.　体重減少（1年で4〜5kg）
2.　身体機能の低下（歩行速度など）	2.　筋力（握力）の低下
3.　骨格筋量減少	3.　疲労感を感じやすくなった（自己評価）
	4.　歩行速度の低下
	5.　身体活動量の減少
上記の項目1と3，あるいは項目2がある場合にサルコペニア項目1〜3をすべてあわせもつ場合に重症サルコペニアと判断される	上記5項目のうち3項目以上あてはまればフレイルと診断される

b.　骨および関節疾患

　高齢者では加齢により骨密度が低下し，骨の脆弱性は亢進する．高齢者では骨粗鬆症状態にある人の割合は多く，骨折などのリスクが高まっている．女性では，エストロゲンの分泌が減少する閉経期以降に骨密度の低下が著しい．また，変形性関節症や関節リウマチなどの関節疾患により関節の可動域は減少し，ふらつき，つまずきなど不安定状態となり転倒のリスクが増大する．転倒による大腿骨頸部骨折は高齢者の寝たきり，要介護の原因となる．転倒・骨折予防は要介護状態を防ぐため非常に重要である．

c.　筋力低下，虚弱

　加齢による老化に伴い心身が衰えることを老衰という．老衰は，生物学的・医学的には老化に伴って個体を形成する細胞や組織の機能低下，恒常性維持が困難になることが原因とされる．特に，加齢に伴う筋力の低下，または老化に伴う筋量の減少をサルコペニアという（表7.1）．加齢における低栄養，ベッドレストや座位中心の生活，慢性疾患など，複数の因子によって惹起され，移動機能障害，転倒リスクの増大，日常生活活動（ADL）低下，要介護や死亡リスクの増加などが指摘されている．また高齢者では，フレイル（虚弱）が問題となっている．フレイルとは，加齢に伴う種々の機能低下（予備能力の低下）を基盤とし，さまざまな健康障害に対する脆弱性が増加している状態，すなわち健康障害に陥りやすい状態をさす（表7.1）．この病態は単一の疾患や単一臓器の機能低下によるものよりも，準臨床的な多臓器の機能低下が主要因となるものが多い．サルコペニアとフレイルは密接な関係にあり，転倒・介護予防の観点からも重要である．

ADL : activities of daily living

d.　呼吸器疾患

　呼吸器疾患のうち，肺炎による死亡率が高齢者では高くなっている．食物の誤嚥や不顕性誤嚥に伴う肺炎が存在し，特に，高齢者では繰り返す不顕性誤嚥による肺炎が問題となっている．寝たきり状態では仰臥位にあるため不顕性誤嚥を起こしやすく，経管栄養チューブなどの存在も誤嚥を生じやすくする．食事中，食後の体位や誤嚥しにくい食物などを考慮する必要がある．歯磨きやうがいなどの口腔ケアは肺炎発症のリスクを低減させる．

e. 褥瘡(じょくそう)

　皮膚に外からの圧迫が加わると，骨と皮膚表面の間の軟組織の血流が低下する．この圧迫が長時間持続すると局所的な組織の壊死が生じ，褥瘡となる．特に寝たきり状態にある高齢者では，ベッドと骨突起部(仙骨部, 大転子部, 肩甲骨, 踵部)との間に褥瘡が形成されやすい．さらに，失禁により皮膚が排泄物で汚染されると細菌感染を起こすことも多く，褥瘡は起こりやすく，治癒しにくくなる．褥瘡の予防には2時間ごとに体位変換をし，血流の低下を防ぎ，皮膚を清潔に保つことが重要である．低栄養は褥瘡のリスクファクターであり，治癒を遅らせる原因ともなる．したがって褥瘡の治療では，栄養状態のモニタリングを行い，病態を理解し，適切な栄養管理を行うことが必要である．

---

1) ヒトの一生は卵子と精子の受精に始まり，成長（発育・発達），成熟，加齢，老化という過程を経て死に至る．
2) 器官の成長状況は，一般型，神経系型，生殖器系型，リンパ系型の4つに分類できる．
3) 高齢者の健康障害の背景に筋力低下，虚弱が問題となっている．

8. 妊娠期・授乳期の栄養

　妊娠期・授乳期の女性は，子を産み育てる母としての身体的，精神的変化を伴う．この期の女性としてもっとも特徴的なことは，排卵，受精，着床を経て妊娠を維持し，さらに分娩，産褥，授乳へと続く過程を有することである．この時期に良好な栄養状態を確保し，維持することは，健康な子を育てるうえで重要である．そのため，母体にみられるいろいろな生理的現象の特徴を理解しておく必要がある．

8.1 妊娠期の身体状況の変化

A. 成人女性の体と生理

a. 内性器の構造とはたらき

(1) 卵巣　重さ4〜8gの臓器で左右一対ある．周期的に卵子を放出するとともに，性ホルモンを分泌する（図8.1）．

(2) 卵管　三層（漿膜，筋層，粘膜）構造の管で，卵子を受け取る卵管采，受精が起こる卵管膨大部，受精卵を運ぶ卵管狭部および卵管間質部で構成される10〜12cmの臓器で左右一対ある．

(3) 子宮　鶏卵大のやや扁平な筋性臓器で，子宮体（上方2/3）と子宮頸（下方1/3）で構成される．子宮は，出産までの期間，受精卵着床後の胎芽・胎児の成長と保護の役割を担っている．

(4) 膣　内性器と外性器を結ぶ長さ約7cm，横径2〜3cmの扁平な管状器官であり，月経血や粘液の排泄，出産時の産道の役割をもつ．

b. 性周期（月経周期）

　成熟期の健康な女性には，平均28日ごとに繰り返される性周期（月経周期）がみられ，これは性腺刺激ホルモンと卵巣ホルモンの量的・時間的な分泌協調により

図 8.1　女性生殖器断面

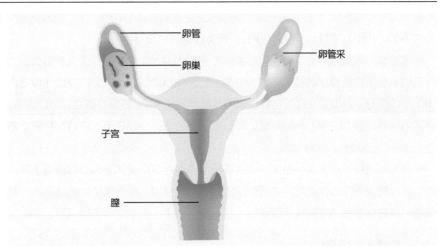

図 8.2　月経，卵巣周期，ホルモンの関係
[小松啓子，応用栄養学　第 3 版（中坊幸弘ほか編），p. 53，講談社（2012）]

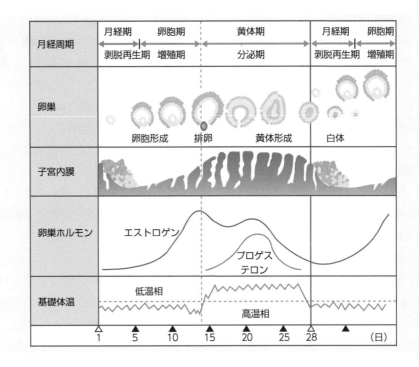

FSH：follicle-stimulating hormone
LH：luteinizing hormone

維持されている（図 8.2）.

　月経終了後，脳下垂体前葉から分泌される性腺刺激ホルモン（ゴナドトロピン）の卵胞刺激ホルモン（FSH）が卵胞の発育を刺激し，さらに黄体形成ホルモン（LH）が作用して卵胞が成熟する（卵胞期）. 成熟卵胞は，このころから卵胞ホルモン（エストロゲン）分泌を始め，排卵前に一過性の増加が起こる. この増加が視床下部を刺激してLH分泌の急増が起こり，この状態が16 ～ 36時間持続（LHサージ）して卵胞から卵子が放出される（排卵期）. 卵子放出後の卵胞は成熟黄体となり，黄体ホ

ルモン（プロゲステロン）とエストロゲンの分泌が増加する（黄体期）が，この状態が視床下部に作用してLH分泌が減少し，黄体は急速に白体となる．

　子宮では，卵巣ホルモンの作用によって子宮内膜が変化する．エストロゲンの作用により子宮内膜が増殖・肥厚（増殖期）し，さらにプロゲステロンの作用で内膜上皮の膜分泌（分泌期）が起こり，着床の準備が完了する．妊娠が成立しない場合，子宮内膜機能層（緻密層と海綿層）は剥離して子宮の出血が起こる．これが月経であり，3〜7日継続する（月経期）．

　性周期の過程で，エストロゲンの体温低下作用とプロゲステロンの体温上昇作用により視床下部の体温調節中枢が反応して，月経期・卵胞期には低体温相，黄体期には高体温相の二相性を示す．

B.　妊娠と妊娠母体の変化

a.　妊娠の成立

　成熟卵胞から卵子が放出され，卵管采から卵管内に取り込まれる．この卵子が卵管線毛上皮細胞の運動により子宮へと運ばれる．卵子が卵管内を移動中に，膣—子宮頸管—卵管と移動した精子と会合して受精が起こる．さらにこの受精卵が分割を繰り返して胞胚（胚盤胞）となり，約1週間で子宮内膜に到達する．

　この胞胚の外層である栄養胚葉（栄養膜）からタンパク質分解酵素のトリプシンが分泌され，子宮内膜を溶解して実質細胞内に沈着して着床することにより妊娠が成立する．

　なお，妊娠期間は，最終月経初日（第0週0日）から分娩までの280日（40週）としている．また，37週未満の分娩を早産，37週以降42週未満を正期産，それ以降を過期産と定義している．

b.　母体の変化

(1) 子宮の変化　　子宮は，非妊娠時には長さ約7 cm，厚さ約2.5 cm，重さ約50 gであるが，受精卵着床後に子宮内膜は肥厚する．妊娠の進行に伴って筋線維や結合組織・血管などの肥大・増殖，さらに胎児やその付属物によって伸展し，妊娠後期には長さ約30 cm，重さ約1,000 gと大きくなる（容積は初期の約500倍）．

(2) 乳房の変化　　乳房は大胸筋（第1〜第6肋骨の部分）にあり，放射状に配列する15〜24本の乳腺葉と脂肪組織で構成される（図8.3）．1つの乳腺葉は多数の腺房で形成された乳腺小葉により構成されており，各腺房から伸びる乳管が集まる乳管洞を経て乳頭に開口している（乳口）．妊娠すると卵巣，さらに胎盤からのエストロゲンやプロゲステロン，プロラクチン，成長ホルモンなどの分泌量が増加し，乳房の成長が促進される．特にエストロゲンは腺房の成長を促し，妊娠後期には乳腺実質の重量は2〜3倍になる．乳房の成長に伴い，乳頭・乳輪部に色素沈着が起こって暗褐色になる．なお，妊娠中に多量に分泌されるエストロゲンの作用に

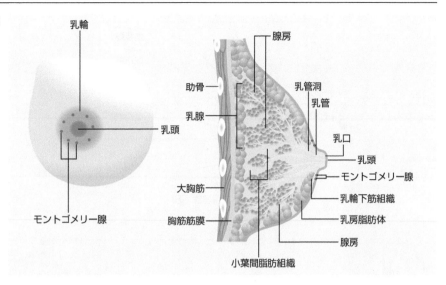

図8.3 乳房の外観と断面

乳輪
腺房
助骨
乳管洞
乳腺
乳管
乳頭
乳口
乳頭
モントゴメリー腺
大胸筋
モントゴメリー腺
乳輪下筋組織
胸筋筋膜
乳房脂肪体
腺房
小葉間脂肪組織

より乳腺のプロラクチンレセプターが減少するため，プロラクチン分泌が増加するにもかかわらず，乳汁分泌は抑制される．

(3) 全身の変化

皮膚：妊娠初期から乳頭・乳輪部，腹壁正中線，外陰部，会陰部などで一段と色素沈着が強くなる．妊娠後期には前額，目や口の周囲にも色素沈着が起こる．妊娠後期には，子宮の増大や脂肪沈着により腹部の急速な進展により乳房，大腿部，殿部などに赤色の妊娠線が生じる．

消化器：妊娠初期には，つわりなどにより便秘，食欲不振，悪心，嘔吐などが起こる．妊娠中・後期では，増大する子宮が胃を押し上げ，逆に腸管を圧迫するため，胃もたれや便秘が多くなる．

呼吸器：妊娠5か月ころから子宮増大により横隔膜が持ち上げられ，胸郭下部の呼吸運動は抑制されるが，胸郭上部の運動が高まり胸式呼吸となる．呼吸は浅いが呼吸数が増加するので換気量は変わらない．

循環器系：心臓では，循環血液量の増加や末梢血管抵抗の増大のために肥大などがみられる．また，妊娠中期には拡張期血圧が低下する．循環血液量は，妊娠8週以降になると急速に増加し，28 ～ 36週の期間に最大2,000 mL（非妊娠時の35～50%）増加する（図8.4）．赤血球は，妊娠初期に減少するが，その後徐々に増加して36週ころに最大20 ～ 30%増加するが，見かけ上は血液が希釈されて赤血球数，ヘモグロビン濃度，ヘマトクリット値は低下し（生理的水血症），妊娠貧血となりやすい．しかし，ヘモグロビン濃度とヘマトクリット値は，分娩までにほぼ回復する．

泌尿器系：増大する子宮の圧迫が膀胱に加わり頻尿，尿失禁などが起こりやすくなる．また，腎臓はやや大きくなる．

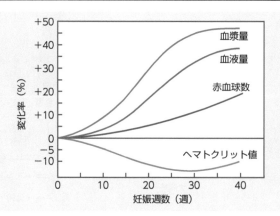

図 8.4 妊娠中の母体血漿量，血液量，赤血球量，ヘマトクリット値の相対的な変化
［東條仁美，応用栄養学 第 3 版（中坊幸弘ほか編），p.58，講談社（2012）］

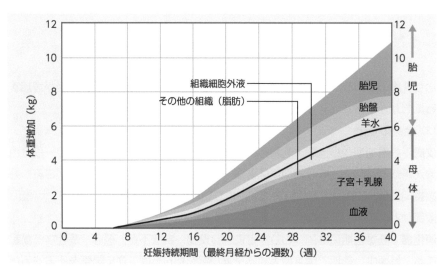

図 8.5 妊娠中の母体，胎児関連組織の成長
［小松啓子，応用栄養学 第 3 版（中坊幸弘ほか編），p.55，講談社（2012）］

体重：正常正期産児（2,500 ～ 4,000 g）の妊娠では，平均的体重増加量は約 11 kg である（図8.5）．このうち，胎児，胎盤，羊水，子宮，乳腺の増大分が約6.5 kg，残りは母体の脂肪蓄積，循環血液量増加分である．

c. 胎児の成長とその付属物の変化

(1) 胎児の成長　　受精卵が子宮内膜に着床して卵割が進むと，①消化器系や甲状腺・胸腺などを形成する内胚葉，②骨格・筋系，心血管系，生殖器系などを形成する中胚葉，③神経系，感覚器系などを形成する外胚葉，そして④これらを包み込み絨毛細胞として栄養を供給する栄養胚葉に分化が起こり胎芽となる．着床から満8週までを胎芽期，妊娠9週目以降出生までを胎児期という．胎児は，栄養胚葉から発生した胎盤，卵膜，臍帯，羊水（大部分は母体血由来）（図8.6）に囲まれて，9週目から20週目にかけて急速に成長する．なお，36週目以降には体重増加が著しい．

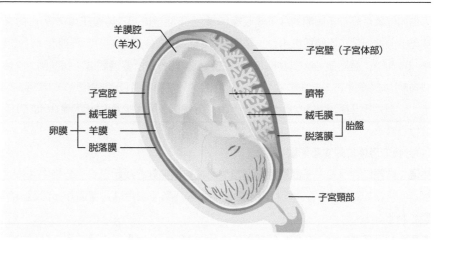

図 8.6　妊娠後期の胎児とその付属物

羊膜腔（羊水）

子宮壁（子宮体部）

子宮腔

臍帯

絨毛膜

絨毛膜

卵膜　　羊膜

脱落膜　　胎盤

脱落膜

子宮頸部

(2) 胎児付属物

胎盤：胚葉由来の絨毛膜と子宮内膜由来の脱落膜が合体して15週目ころに完成する．その後も36週目前後まで増大し，最終的には直径20 cm前後，厚さ2～3 cm，重さ500 g程度になる．胎盤絨毛膜内には母体側血管と胎児側血管（臍帯動静脈）が混在するが，母体と胎児の血液が混合することはない．絨毛表面では，母体血から糖質やアミノ酸などの栄養素，酸素などが胎児血に移行し，逆に胎児血から二酸化炭素や代謝産物が母体血に移行する．さらに，内分泌機能も活発となり，ヒト絨毛性性腺刺激ホルモン(hCG)，ヒト胎盤性ラクトゲン(hPL)，プロゲステロン，エストロゲン，アンドロゲンなどが分泌され，各栄養素を含めた物質代謝に作用する．

卵膜：胎児由来の羊膜（内層）と絨毛膜（中層），子宮内膜由来の脱落膜（外層）の3層で構成されるが，固有の血管や神経，リンパ管などはない．卵膜は，羊水とともに胎児を包み，外部からの物理的・化学的影響や細菌感染を防いでいる．

臍帯：胎児の臍部と胎盤をつなぐ索状組織で，羊膜に覆われている．内部に臍帯動脈2本と臍帯静脈1本があり，臍帯より長いために蛇行やよじれがある．臍帯動脈は，胎児から胎盤へ二酸化炭素や代謝産物を輸送する静脈血が流れている．一方，臍帯静脈は，胎盤から胎児に栄養素や酸素を輸送する動脈血が流れている．

羊水：羊膜腔を満たす羊水は，羊膜から分泌される無色透明な液体である．妊娠33週目ころに約700 mLと最大となり，以後減少して分娩時には300～500 mLとなる．羊水は先天的な異常や胎児成熟度の判定に用いられる．なお，羊水が異常に多い場合には先天性異常が疑われる．

d. 分娩

　受精により生じた胎児およびその付属物がともに母体外に排出される現象である．分娩に必要な娩出力は，下垂体後葉から分泌されるオキシトシン（射乳ホルモン）

hCG : human chorionic gonadotropin

hPL : human placental lactogen

8.1　妊娠期の身体状況の変化　　　　　　　　　　　87

の作用により起こる周期的な子宮収縮(陣痛)と不随意に起こる腹圧(いきみ)に由来する. 分娩が起こる時期により, 早期産 (妊娠22週以降37週未満), 正期産 (37週以降42週未満), 過期産 (42週以降) に分類される. 総分娩所要時間は, 初産婦 (12〜15時間)は経産婦(5〜7時間)より長い. 通常, 分娩第1期(分娩開始から子宮口全開大まで), 分娩第2期(全開大から胎児娩出まで), 分娩第3期(胎児娩出から胎盤娩出まで)に分けられる.

(1)分娩の母体に対する影響

体温:陣痛に伴って, 子宮筋活動増加や心拍数増加などが起こり, 分娩中は体温が0.1〜0.2℃上昇する. これ以上の体温上昇がある場合は, 産道からの感染が疑われる.

血圧:分娩の進行とともに, 陣痛時に血圧が10 mmHg程度上昇する. 分娩後は低下するが, 産褥数日間は平時血圧よりやや高くなる.

血液:分娩時, 赤血球数は約10%増加し, 白血球数も15,000個/μL程度となり, 産褥1週間で元に戻る. また, 血液凝固能は, 妊娠後期から分娩時にかけてフィブリノーゲンを含む血液凝固因子が増加することにより高まり, 特に分娩時にピークとなる.

代謝:分娩に伴い筋活動が活発となるため, アシドーシスになりやすい.

8.2 妊娠期の食事摂取基準

妊娠中に適切な栄養状態を維持して正常な分娩をするために, 妊婦の体蓄積量と胎児の発育に伴う蓄積量を考慮して妊婦の付加量を設定している. なお, 妊娠の各期間を考慮する場合は, 初期(〜14週未満), 中期(14週〜28週未満), 後期(28週〜)の3期に区分している(p. 258, 付表7参照).

A. エネルギー

妊婦の推定エネルギー必要量は, 妊娠前の推定エネルギー必要量と妊婦のエネルギー付加量の和として, また, 妊婦のエネルギー付加量は, 妊娠による総エネルギー消費量の変化量とエネルギー蓄積量の和として求められる. 各妊娠期の総エネルギー消費量の変化量を妊婦の最終体重増加量 (11 kg) に対応させて補正すると, 付加量は初期＋19 kcal/日, 中期＋77 kcal/日, 後期＋285 kcal/日となる. また, 妊娠期別のタンパク質と脂肪の蓄積量から, 最終体重増加量に対応するタンパク質および脂肪としてのエネルギー蓄積量を推定して求め, 各妊娠期のエネルギー蓄積量を初期44 kcal/日, 中期167 kcal/日, 後期170 kcal/日としている. これら総エネルギー消費量の変化量とエネルギー蓄積量の和を求め,

50 kcal単位で丸め処理して，初期＋50 kcal/日，中期＋250 kcal/日，後期＋450 kcal/日を各期の付加量としている．

B.　タンパク質

妊娠期の体タンパク質蓄積量は，体カリウム蓄積量を用いて間接的に算定できる．妊娠後期の平均体カリウム増加量（2.08 mmol/日）をカリウム・窒素比（2.15 mmolカリウム/g窒素）で除し，さらにタンパク質換算係数（6.25）を乗じて求めている．各妊娠期のタンパク質蓄積量比は，初期：中期：後期＝0：1：3.9であり，これらに基づいて算出された値は，0 g/日（初期），1.94 g/日（中期），8.16 g/日（後期）である．さらにタンパク質蓄積効率43%で除し，数値を丸めて，付加量（推定平均必要量）を0 g/日（初期），5 g/日（中期），20 g/日（後期）としている．さらに，これら数値に推奨量算定係数1.25を乗じた後に丸め処理して，付加量（推奨量）を0 g/日（初期），5 g/日（中期），25 g/日（後期）としている．また，食事摂取基準（2020年版）では，妊娠初期・中期のタンパク質の目標量は，13 ～ 20%エネルギー，後期は15 ～ 20%エネルギーとしている．

C.　脂質（脂肪）

妊婦のn－6系脂肪酸の目安量は9 g/日，n－3系脂肪酸の目安量は1.6 g/日としている．なお，脂質（%エネルギー）と飽和脂肪酸（%エネルギー）の目標量については，非妊娠時の値と同じである．

D.　ビタミン

妊婦に対する各ビタミンの付加量と目安量をp. 258，付表7に示している．

a.　ビタミンA

ビタミンAは胎児の成長に必須であり，母体から胎児に供給しなければならないため，妊婦のビタミンA必要量には胎児への移行蓄積量を付加する必要がある．後期末（37 ～ 40週）の胎児の肝臓では，ビタミンA蓄積量が1,800 μg程度あり，同時期の体内貯蔵量をその2倍とすれば，妊娠期間中の胎児への蓄積量は3,600 μgとなる．妊娠母体のビタミンA吸収率を70%と仮定した場合，妊娠の最終3か月でそのほとんどが蓄積されるので，妊娠初期・中期の付加量を＋0とし，後期の付加量（推定平均必要量）を55.1 μgRAE/日（丸め処理して60 μgRAE/日）とし，これに推奨量算定係数1.4を乗じて付加量（推奨量）は77.1 μgRAE/日となるため丸め処理して80 μgRAE/日としている．

b.　ビタミンD

妊娠によりカルシウム要求が高まり，その進行に伴って1 α,25-ジヒドロキシビタミンD産生能が高まるが，分娩後には低下する．日照機会が少ない妊婦では，

RAE：retinol acctivity equivalents

ビタミンD摂取量が0.75〜5.3 μg/日でも血中1 α,25-ジヒドロキシビタミンD濃度の低下がみられる。一方，7.0 μg/日以上を摂取する妊婦ではビタミンD不足はみられない。しかし，具体的数値を策定するだけのデータがないことから，適当量の日照を受けることを推奨し，非妊娠時と同じ8.5 μg/日を妊娠期の目安量としている。

c.　ビタミンB$_{12}$

　胎児の肝臓中のビタミンB$_{12}$量から，胎児のビタミンB$_{12}$蓄積量は0.1〜0.2 μg/日と推定される。この量の中間値0.15 μg/日と吸収率（50%）を考慮して付加量（推定平均必要量）を0.3 μg/日とし，推奨量算定係数1.2を乗じ，丸め処理して付加量（推奨量）を0.4 μg/日としている。

E.　ミネラル（無機質）

a.　カルシウム

　妊娠期には，活性型ビタミンDやエストロゲン増加の影響により妊娠母体の代謝動態は変動し，腸管のカルシウム吸収率は非妊娠時の約23%から約42%に著しく上昇する。また，新生児の体内には妊娠後期に母体から供給量が増加して28〜30 gの蓄積が起こる。このことから，妊婦に対する付加量は必要がないとされている。なお，妊娠高血圧症候群などによって胎盤機能の低下が起こって吸収率上昇がない場合には，その量に見合う摂取量の増加が必要である。

b.　鉄

　妊娠中に必要な鉄は，基本的鉄損失に加えて，①胎児の成長に伴う鉄貯蔵，②臍帯・胎盤への鉄貯蔵，③循環血液量増加に伴う赤血球増加による鉄需要の増加があり，これらは妊娠の初期，中期，後期で異なる。これらの状況をふまえて，付加量（推定平均必要量）を初期2.0 mg/日，中期・後期8.0 mg/日とし，さらに推奨量算定係数1.2を乗じ，丸め処理して，付加量（推奨量）を初期2.5 mg/日，中期・後期9.5 mg/日としている。

c.　その他のミネラル

　上記以外に，マグネシウム，亜鉛，銅，ヨウ素，セレンについても付加量（推定平均必要量および推奨量）が策定されている。

8.3 ｜ 妊娠期の健康障害

A.　つわりと悪阻

　つわりは，妊娠初期の5〜6週目ころに悪心，嘔吐，食欲不振などの症状が起

こるが，症状は軽く，栄養障害を起こさない程度で，16週目前後に自然に改善する生理的なもので，妊婦の50〜80%で起こる．このつわりが重篤化し，嘔吐が頻繁に起こって食事摂取が困難になり栄養障害が全身に現れた場合を妊娠悪阻といい，妊婦の0.1〜1%にみられる．症状が進むと，食事摂取困難に伴い脱水，飢餓を原因とする全身症状が現れ，さらに腎・肝臓障害に伴う代謝障害による尿中タンパク質増加，血清タンパク質低下，ケトン尿がみられるようになる．重篤化すると，脳・神経症状を起こして昏睡に陥り，死に至る場合がある．

B. 妊娠高血圧症候群（HDP）

HDP：hypertensive disorders of pregnancy

日本妊娠高血圧学会では，諸外国の病型分類に合わせて，高血圧発症時期が妊娠前か，妊娠中かにかかわらず，「妊娠時に高血圧がみられた場合，妊娠高血圧症候群とする」（2018年12月）と定義し，以下の4病型に分類している*．

＊　従来，4病型の1つとして分類されていた子癇は，中枢神経障害，肺水腫，周産期心筋症と同様に，妊娠高血圧症候群の関連疾患として扱われている．

a. 妊娠高血圧腎症(preeclampsia：PE)

①妊娠20週以降に初めて高血圧（血圧＞140/90 mmHg）を発症し，かつ，タンパク尿（＞300 mg/日）を伴うもので，分娩12週までに正常に復するもの．

②妊娠20週以降に初めて発症した高血圧に，タンパク尿がみられなくても以下のいずれかがみられる場合で，分娩12週までに正常に復するもの．

　・基礎疾患のない肝機能障害（肝酵素上昇【ALTもしくはAST＞40 IU/L】，治療に反応せず他の診断がつかない重度の持続する右季肋部もしくは心窩部痛）

　・進行性の腎障害（Cr＞1.0 mg/dL，他の腎疾患は否定）

　・脳卒中，神経障害（間代性痙攣・子癇・視野障害・一次性頭痛を除く頭痛など）

　・血液凝固障害（HDPに伴う血小板減少【＜15万/μL】・DIC・溶血）

③妊娠20週以降に初めて発症した高血圧に，タンパク尿がみられなくても子宮胎盤機能不全（胎児発育不全，臍帯動脈血流波形異常，死産）を伴うもの

b. 妊娠高血圧(gestational hypertension：GH)

妊娠20週以降に初めて高血圧を発症し，分娩後12週までに正常に回復する場合で，かつ妊娠高血圧腎症の定義に当てはまらないもの．

DIC：disseminated intravascular coagulation．播種性血管内凝固症候群．通常では血液の凝固反応は出血部位のみで起こるが，この反応が全身の随所で起こる症状である．汎発性血管内凝固症候群ともいわれる．

c. 加重型妊娠高血圧腎症(superimposed hypertension：SPE)

①高血圧が妊娠前または妊娠20週までに存在し，妊娠20週以降にタンパク尿，もしくは基礎疾患のない肝腎機能障害，脳卒中，神経障害，血液凝固障害のいずれかを伴うもの．

②高血圧とタンパク尿が妊娠前あるいは妊娠20週までに存在し，妊娠20週以降に，いずれかまたは両症状が増悪するもの．

③タンパク尿のみを呈する腎疾患が妊娠前あるいは妊娠20週までに存在し，妊娠20週以降に高血圧が発症するもの．

④高血圧が妊娠前あるいは妊娠20週までに存在し，妊娠20週以降に子宮胎盤機

能不全を伴うもの.

d. 高血圧合併妊娠（chronic hypertension：CH）

高血圧が妊娠前あるいは妊娠20週までに存在し，加重型妊娠高血圧腎症を発症していないもの.

C. 妊娠糖尿病

妊娠糖尿病は，妊娠中に初めて診断された糖代謝異常であり，糖尿病の診断基準を満たさないものをいう．肥満，家族の糖尿病歴，高年齢妊娠（35歳以上の初産），4,000 g以上児の出産などで発症の可能性が高い．また，胎児の過剰発育（巨大児），妊娠高血圧症候群，帝王切開，新生児の低血糖や黄疸などの発症リスクが高くなる.

8.4 妊娠期の栄養素補給

妊娠後期に，身体活動レベルは低下するが，基礎代謝量は体重増加に伴って増加する．その結果，妊娠中の総エネルギー消費量の増加率は妊婦の体重増加率とほぼ一致する．各栄養素の摂取量は体重の変化に準じて対応する.

A. 正常妊娠時

a. 妊娠初期

胎児の神経管閉鎖障害の発症リスクを軽減するために，妊娠前から妊娠3か月（8～12週）頃までは葉酸を十分量摂取することが望ましい．また，つわり期には，悪心，嘔吐，食欲不振，さらに味覚の変化が起こり，食事摂取量が減るため，食べられるものを食べられるときに摂取することを優先する.

b. 妊娠中期

妊娠16週目頃を過ぎると，つわりは自然に消失して徐々に食欲が回復する．この時期では非妊娠時より少し食事量を増やす程度でよいが，妊娠の進行に伴う食欲の回復と体重増加に合わせて段階的に増やす.

c. 妊娠後期

胎児が著しく成長し，母体も循環血液量や体タンパク質，脂肪も増加する．加えて分娩・産褥期の母体体力維持のためにも栄養素等の十分な摂取が必要である．この時期は，子宮容量の増大が著しく，胃部を上方に圧迫することで1回食事摂取量が減るので，栄養素摂取量の確保のために随時補食を考慮する.

B. 異常がある場合

エネルギー[*1]	妊娠中の体重増加の目安[*2]		
	妊娠前体格[*3]	BMI kg/m^2	体重増加量の目安
	低体重	< 18.5	12 ~ 15 kg
	普通体重	18.5 ≦ ~ < 25	10 ~ 13 kg
	肥満（1 度）	25 ≦ ~ < 30	7 ~ 10 kg
	肥満（2 度以上）	30 ≦	個別対応（上限 5 kg までが目安）
	この体重増加を維持するエネルギー摂取とする		
食塩	・7 ~ 8 g/日程度とする（極端な塩分制限は勧められない） （予防には 10 g/日以下が勧められる）		
水分	・1 日尿量 500 mL 以下や肺水腫では前日尿量に 500 mL を加える程度にするが，それ以外は制限しない ・口渇を感じない程度の摂取が望ましい		
タンパク質	・理想体重×1.0 g/日（予防には理想体重×1.2 ~ 1.4 g/日が望ましい）		
その他	・動物性脂肪と糖質は制限し，高ビタミン食とすることが望ましい （予防には食物摂取カルシウム 900 mg/日に加え，1 ~ 2 g/日のカルシウム摂取が有効との報告がある．また海藻中のカリウムや魚油，肝油（不飽和脂肪酸），マグネシウムを多く含む食品に高血圧予防効果があるとの報告もある）		

表 8.1 妊娠高血圧症候群の栄養管理（食事指導）

＊1 「妊娠中の体重増加指導の目安について」日本産科婦人科学会策定（2021年3月）の内容に変更して記載．

＊2 「増加量を厳格に指導する根拠は必ずしも十分ではないと認識し，個人差を考慮したゆるやかな指導を心がける」産婦人科診療ガイドライン産科編 2020 CQ010 より．

＊3 体格分類は日本肥満学会の肥満度分類に準じた．

［資料：日本産科婦人科学会周産期委員会，妊娠中毒症の生活指導および栄養管理（1997）一部改変］

a. 妊娠悪阻（お そ）

強い嘔吐による栄養素摂取不能が原因の飢餓状態と，胃液や胆汁の喪失による脱水などに対処する．可能な限り安静とし，脱水改善を第一として電解質と水分の補給を行う．症状が改善されれば，徐々に摂取可能なものから少量ずつ数回に分けて摂取する．

b. 妊娠高血圧症候群（HDP）

予防・改善のための食事管理の基本は，①エネルギー，②食塩，③水分，④タンパク質，の適正摂取である（表8.1）.

c. 妊娠糖尿病

妊娠糖尿病のエネルギー摂取量は，基本的には糖尿病の食事療法の方針に準ずる．適正エネルギーの範囲で，栄養素のバランスを整える．エネルギー産生栄養素のエネルギー比率は，タンパク質15 ~ 20％ E，脂質25 ~ 30％ E，炭水化物50 ~ 60％ Eとする．血糖値の日内変動を少なくするために，間食を含めて5 ~ 6回の分割食にする．

d. 貧血

食事の欠食・偏食，鉄の摂取量不足などで，発症リスクが高くなる．ヘム鉄が多い動物性食品と，タンパク質，ビタミンCが多い食品の摂取を心掛ける．

8.5 妊娠期の栄養管理

妊娠期では，母体の栄養状態・健康状態が胎児の成長のみならず，出生以後の児の成長に影響するため，母体の栄養管理を適切に行うことは重要であり，基本的には以下の手順により行う．

A. 栄養評価

栄養評価を適切に行うには，以下のような対象者にかかわるいろいろな情報を入手し，これらを有効かつ適正に用いて栄養状態を把握することが重要である．

a. 食物・栄養に関連した履歴（FH）

食事摂取量は母子の健康状態に重要な要素である．特に食事により摂取する栄養素量は，胎児の成長に大きく影響する．妊娠初期には，味覚変化，悪心・嘔吐，食欲不振などが原因となり食事摂取量の減少が起こる．また妊娠中期では食欲は回復するが，摂取栄養素に過不足が起こりやすい．さらに妊娠後期は胎児の成長が大きくなる時期であり，これらそれぞれの時期ごとにタンパク質（動物性タンパク質），ビタミン（A，D，葉酸など），ミネラル（カルシウム，鉄など）の摂取状況を評価する．

b. 身体計測（AD）

妊娠の進行に伴う身体状況の変化が，適正な推移を経ているかを評価するための指標として，身長，体重，体格指数（BMI），体重増加量（率），さらに胎児の発育状況を把握する腹囲などを計測する．

c. 生化学データ，臨床検査と手順（BD）

血液・尿などから得られる生化学データは，客観的で鋭敏な評価項目として用いられている．妊娠期では，①電解質・酸塩基平衡の指標として，血清（血漿）カリウムやクロール濃度，②糖代謝の指標として，血中・尿中ケトン体濃度，③妊娠高血圧症候群，妊娠糖尿病の指標として，血圧や尿中タンパク質・糖を用いる．これらに加えて，④妊娠貧血の指標として，赤血球数，ヘモグロビン濃度，ヘマトクリット値，血清トランスフェリン濃度，さらに⑤妊娠後期には，脂質代謝の指標として，総コレステロール，HDL-コレステロール，トリアシルグリセロール濃度などが用いられている（p.31，表4.7参照）．

d. 栄養に焦点を当てた身体所見（PD）

妊娠期では，対象となる妊婦の年齢，酒・喫煙歴，服投薬歴，さらに就労環境などが重要な影響因子となるので，十分に聞き取ることが重要である．妊娠年齢は，子宮内胎児発育遅延（intrauterine growth retardation：IUGR），流・早・死産の発生，頻度，フェニルケトン尿症をはじめとした先天性代謝異常症，さらに35歳以上の妊娠における妊娠高血圧症候群や妊娠変化に伴う貧血・糖尿病などの有無に関する要因となるために重要である．

e. 個人履歴（CH）

妊娠期の栄養管理を行ううえで，妊娠に至るまでの既往歴（疾病状況）の有無が重要な要因となる．そのため，妊娠前の心・腎・呼吸器・循環器疾患の有無，初・経産の区別が評価に影響を与える．

B. 栄養診断

　栄養診断では，妊娠期の栄養状態を具体的に判定（診断）する．その際，重要なことは栄養診断の根拠を示すとともに，その原因についても明示する．つまり栄養介入の計画と実施の目標の根拠となるとともに，モニタリングと評価（判定）の指標を示すものである．

　栄養診断の結果は，PESとして記録する．妊娠の各段階でエネルギーおよび各栄養素の摂取状況が適切か否かを共通の表現で示すことで栄養管理を行う担当者が共通理解するための基準である（栄養管理プロセス参照）．

C. 栄養介入

　栄養介入は，栄養評価で得た情報に基づく栄養診断により栄養状態に問題があると判断された場合，対象者の栄養改善のために具体的方法を計画・実践する過程であり，妊娠期においても以下のように行われる．

a. 栄養介入計画

　対象となる妊婦の妊娠週齢ごとの身体状況（体重およびその増加率，BMI）および胎児の発育状況に応じたエネルギーおよび各栄養素の摂取量を設定する．このとき，身体活動レベルごとの食事摂取基準（2020年版）（p. 258，付表7），胎児発育曲線や各種疾患のために策定されている診療ガイドライン（p. 37，表4.13）などの基準を参照する．なお，疾患がない場合に優先すべきことは，日本人の食事摂取基準（2020年版）で示されている基準（p. 37，表4.12）である．

　日常的なエネルギー摂取量は，非妊娠時の体重や各妊娠期の体重変化（p. 86，図8.5）に大きく影響する．これらエネルギーならびに各栄養素の過不足を早期に改善補正することを目標に，母体および胎児の栄養状態をより適正に維持するため，各妊婦の食生活環境を考慮して栄養改善計画を立案する．

b. 実施

　妊婦の栄養状態を改善するため，栄養診断に基づき立案された栄養介入計画（栄養補給，栄養教育，関連領域との調整）の具体的内容を速やかに行う．

D. 栄養モニタリングと評価（判定）

　栄養モニタリングは，栄養管理計画の実施過程を随時把握することにより栄養管理が問題なく進められているかを観察するものである．

a. 経過モニタリング

　経過モニタリングでは，各妊婦に対する実施プログラムの周知度，参加度，進行度，満足度，さらに企画内容の活用度，経費などを随時調査確認する．具体的には，各妊婦に対して提示した栄養素摂食量（残食を含む），摂取に伴う満足度，

調理に伴う経費や作業性などをみる過程である.

b. 影響モニタリング

　影響モニタリングでは，栄養改善計画の対象者である妊婦を対象にしたアンケート調査法，自由面接法，観察法などにより，対象者の意識，態度，関心および意欲，理解，知識・技術の充実，行動などの変化に加えて，家族の反応・支援・理解の変化や生活環境の変化が改善されているかを調査し評価する過程である.

c. 評価（判定）

(1) 企画評価　　妊婦とその家族をはじめとした周囲の人々への栄養介入計画に対する緊急性・重要性・理解度・実施度などを評価する.

(2) 経過評価　　妊婦に対する栄養介入計画が予定どおりに行われ，かつ効果的に行われているか，母体・胎児への変化が実感されて満足感が生じているか，などを評価する.

(3) 影響評価　　栄養介入計画実施に伴い，妊婦の知識，信念，行動，技術などを評価する.

(4) 結果評価　　実施した栄養介入計画に母体体重や胎児の発育，妊娠高血圧症候群，妊娠糖尿病などの症状改善がみられたかを評価する.

(5) 経済評価　　栄養介入の結果を経済面から評価する.

(6) 総合評価　　企画評価・経過評価・影響評価・結果評価・経済評価などを用いて総合的に評価する.

E.　アウトカム（結果）管理システム

　各評価過程で得られた栄養管理の結果を，POMR，SOAP，PESなどを用いて簡潔に記録・報告する.

8.6 授乳期の身体状況の変化

A.　産褥期の母体の変化

　妊娠，分娩によって生じた母体の生殖器や全身の解剖学的・機能的変化が非妊娠時の状態に回復する状況を復古現象といい，この復古に必要な期間を産褥期という．その期間は6～8週間である．分娩後，卵膜や胎盤の脱落膜が剥離して出血が起こるが，子宮収縮などで止血が進む．2～3日以内に子宮内に残った脱落膜の一部が壊死し，悪露（おろ）の一部となって排出される．数日は血性（赤色），10日を過ぎると白血球を含んで黄白色～白色になり，次第に減少して5週間前後でなくなる．なお，産褥期間中は無月経の場合が多く，授乳婦では月経再開が遅れるこ

とが多い．一方，授乳しない場合，産後4週程度で次の排卵が起こることもある．

a. 復古現象

(1) 子宮の変化　　分娩直後には約1,000 gある子宮重量が1週間後には500 g，産褥期終了頃には約50 g程度に縮小する(復古)．子宮筋の筋細胞は縮小はするが，細胞数は大きく変動せず，また血管壁が肥厚・狭窄するために血流量が著しく減少する．

子宮内膜：胎盤付着部以外の部分では速やかに内膜の再生が起こり，約3週間で全内腔は回復するが，胎盤付着部では回復までに7週間前後かかる．

内分泌：胎盤娩出後にはいろいろなホルモンの変動が起こる．血中のヒト絨毛性性腺刺激ホルモン（hCG）は1日以内に著しく減少し，7〜10日で消失する．ヒト胎盤性ラクトゲン(hPL)の半減期は15分と非常に短いために分娩後数時間で消失する．また，エストロゲンやプロゲステロン分泌も7〜10日程度で非妊娠時の状態に戻る．

(2) 乳房の変化　　分娩終了と同時に，血中のエストロゲンやプロゲステロン濃度が急速に低下することでプロラクチンレセプターが増加して，プロラクチン作用が増大して乳汁産生が開始される(初乳, p.120参照)．また，オキシトシンの作用も増大して乳汁分泌を促進する．ただし分娩後数日は血中にエストロゲンおよびプロゲステロンが残留している影響で乳汁分泌量は少ない．初期の分泌量は少ないが，新生児が持続的に乳頭を吸うことで吸啜刺激が加わると，この刺激が視床下部を経て下垂体前葉と後葉に作用してプロラクチンとオキシトシン分泌を促し，十分な乳汁分泌量を確保する．

(3)全身の変化

体重：分娩後には，胎児（約3 kg），胎盤および付属物（約1 kg），母体の出血や排尿などにより5〜6 kg程度の体重減少が起こる．その後も子宮の復古や授乳に伴うエネルギー消費量の増加などによってさらに4 kg程度減少する．ただし，母乳育児でない場合は，授乳のための付加量を除かないと体重が増加するので注意が必要である．

尿：正常な妊娠では，細胞外液が2〜3 L増加しているが，産褥2〜5日に非妊娠時の状態への回復過程として利尿が亢進する．

血液：分娩時の出血と子宮復古に伴う血液需要の減少により全血液量は減少し，1週間程度で非妊娠時の状態に近くなる．妊娠中上昇したフィブリノーゲン濃度は，1週間程度持続したあと非妊娠時の状態となる．

B.　授乳・離乳の支援ガイド

　授乳・離乳への支援が，①母子の健康維持と健やかな親子関係の形成，②乳汁・離乳食という「もの」のみでなく，一人ひとりの子の発育・発達支援，③保健医

療従事者による望ましい支援に関する基本的事項の共有化，そして④これらがより多くの場で展開されることをねらいとして保健医療従事者向けに作成されたものである．

a. 授乳の支援

授乳支援は乳汁の種類にかかわらず，授乳を通じて，健やかな子どもを育てる「育児」支援がねらいである．そこで，「授乳・離乳の支援ガイド（2019年改定版）」（厚

表 8.2 授乳の支援のポイント
混合栄養の場合は母乳の場合と育児用ミルクの場合の両方を参考にする．
［授乳・離乳の支援ガイド（2019 年版），p. 21］

	母乳の場合	育児用ミルクを用いる場合
妊娠期	・母子にとって母乳は基本であり，母乳で育てたいと思っている人が無理せず自然に実現できるよう，妊娠中から支援を行う ・妊婦やその家族に対して，具体的な授乳方法や母乳（育児）の利点などについて，両親学級や妊婦健康診査などの機会を通じて情報提供を行う ・母親の疾患や感染症，薬の使用，子どもの状態，母親の分泌状況などのさまざまな理由から育児用ミルクを選択する母親に対しては，十分な情報提供のうえ，その決定を尊重するとともに，母親の心の状態に十分に配慮した支援を行う ・妊婦および授乳中の母親の食生活は，母子の健康状態や乳汁分泌に関連があるため，食事のバランスや禁煙などの生活全般に関する配慮事項を示した「妊産婦のための食生活指針」を踏まえた支援を行う	
授乳の開始から授乳のリズムの確立まで	・特に出産後から退院までの間は母親と子どもが終日，一緒にいられるように支援する ・子どもが欲しがるとき，母親が飲ませたいときには，いつでも授乳できるように支援する ・母親と子どもの状態を把握するとともに，母親の気持ちや感情を受けとめ，あせらず授乳のリズムを確立できるよう支援する ・子どもの発育は出生体重や出生週数，栄養方法，子どもの状態によって変わってくるため，乳幼児身体発育曲線を用い，これまでの発育経過を踏まえるとともに，授乳回数や授乳量，排尿排便の回数や機嫌などの子どもの状態に応じた支援を行う ・できるだけ静かな環境で，適切な子どもの抱き方で，目と目を合わせて，優しく声をかえるなど授乳時の関わりについて支援を行う ・父親や家族などによる授乳への支援が，母親に過度の負担を与えることのないよう，父親や家族などへの情報提供を行う ・体重増加不良などへの専門的支援，子育て世代包括支援センターなどをはじめとする困った時に相談できる場所の紹介や仲間づくり，産後ケア事業などの母子保健事業などを活用し，きめ細かな支援を行うことも考えられる	
	・出産後はできるだけ早く，母子がふれあって母乳を飲めるように支援する ・子どもが欲しがるサインや，授乳時の抱き方，乳房の含ませ方などについて伝え，適切に授乳できるよう支援する ・母乳が足りているかなどの不安がある場合は，子どもの体重や授乳状況などを把握するとともに，母親の不安を受け止めながら，自信をもって母乳を与えることができるよう支援する	・授乳を通して，母子・親子のスキンシップが図られるよう，しっかり抱いて，優しく声かけを行うなど暖かいふれあいを重視した支援を行う ・子どもの欲しがるサインや，授乳時の抱き方，哺乳瓶の乳首の含ませ方などについて伝え，適切に授乳できるよう支援する ・育児用ミルクの使用方法や飲み残しの取扱いなどについて，安全に使用できるよう支援する
授乳の進行	・母親などと子どもの状態を把握しながらあせらず授乳のリズムを確立できるよう支援する ・授乳のリズムの確立以降も，母親などがこれまで実践してきた授乳・育児が継続できるように支援する	
	・母乳育児を継続するために，母乳不足感や体重増加不良などへの専門的支援，困った時に相談できる母子保健事業の紹介や仲間づくりなど，社会全体で支援できるようにする	・授乳量は，子どもによって授乳量は異なるので，回数よりも1日に飲む量を中心に考えるようにする．そのため，育児用ミルクの授乳では，1日の目安量に達しなくても子どもが元気で，体重が増えているならば心配はない ・授乳量や体重増加不良などへの専門的支援，困った時に相談できる母子保健事業の紹介や仲間づくりなど，社会全体で支援できるようにする
離乳への移行	・いつまで乳汁を継続することが適切かに関しては，母親などの考えを尊重して支援を進める ・母親などが子どもの状態や自らの状態から，授乳を継続するのか，終了するのかを判断できるように情報提供を心がける	

生労働省）では，産科施設，小児科施設，市町村保健センターなどの保健医療従事者が共有すべき基本事項を，授乳の支援を進めるポイントとしてまとめている（表8.2）．

b. 離乳の支援

　離乳とは，母乳または育児用ミルクなどの乳汁栄養から幼児食に移行する過程をいう．この間に乳児の摂食機能は，乳汁を吸うことから，食物をかみつぶして飲み込むことへと発達し，摂取する食品は量や種類が多くなり，献立や調理の形態も変化する．また摂食行動も自立に向かう．したがって，離乳の支援にあたっては，子どもの健康を維持し，発育・発達を促すよう支援するとともに，健やかな母子・親子関係の形成を促し，育児に自信をもたせることを基本とする．特に，子どもの発育や発達状況，日々の様子をみながら進め，強制しないことに配慮する．また，生活リズムを身につけ，食べる楽しさを体験していくことができるよう，一人ひとりの子どもの「食べる力」を育むための支援をねらいとしている．

(1) 離乳の支援のポイント　　離乳の支援のポイントとして，①離乳の開始，②離乳の進行，③離乳の完了として離乳の進め方の目安が示されている（詳細はp. 122参照）．

8.7 ｜ 授乳期の食事摂取基準

　授乳期には，母体体重が徐々に減少するとともに，母乳産生に伴い栄養素必要量が増えるため，これらについて付加量を考慮する必要がある（p. 258，付表7）．

A. エネルギー

　授乳婦の推定エネルギー必要量は，妊娠前の推定エネルギー必要量と授乳婦のエネルギー付加量（＝母乳のエネルギー量－体重減少分のエネルギー量）として求められる．泌乳量と哺乳量（0.78 L／日）が同じとし，母乳エネルギー含有量（663 kcal／L）を乗じると，母乳のエネルギー量は517 kcal／日となる．一方，産褥期の体重減少分のエネルギー量は，体重あたりのエネルギー（6,500 kcal／kg体重）と体重減少量（0.8 kg／月）を乗じると173 kcal／日となる．これらの差は344 kcal／日となり，丸め処理して，授乳婦の付加量を350 kcal／日としている．

B. タンパク質

　妊娠時に蓄積したタンパク質の大部分が分娩に伴い失われるが，一部は母体内に残る．このタンパク質蓄積残と体重増加残は産褥期に失われ，非妊娠時の状態に戻る．したがって，産褥期のこれら減少に対する付加は必要がないため，泌乳

に対する付加量のみとなる．離乳期までの期間（6か月）を母乳のみで授乳すると，平均泌乳量（0.78 L/日），タンパク質平均濃度（12.6 g/L），食事性タンパク質の母乳タンパク質変換効率（70%）に基づき算定すると，授乳婦の付加量（推定平均必要量）は14.04 g/日（12.6 g/L×0.78 L/日÷0.70，丸めて15 g/日）で，さらに個人間変動係数（12.5%）を基に推奨量算定係数（1.25）を乗じて，付加量（推奨）を17.6 g/日を求め，丸め処理して20 g/日としている．

C. 脂質（脂肪）

授乳婦では，n−6系脂肪酸の目安量を10 g/日，n−3系脂肪酸の目安量を1.8 g/日としている．また，脂質と飽和脂肪酸の目標量も非妊娠時と同様に扱っている．

D. ビタミン

授乳婦の各ビタミン付加量と目安量を付表7に示している．

a. ビタミンA

授乳婦の場合，母乳に分泌される量（320 μgRAE/日）を付加することとし，丸め処理して付加量（推定平均必要量）を300 μgRAE/日としている．さらに付加量（推奨量）は，この値に推奨量算定係数1.4を乗じ，丸め処理して450 μgRAE/日としている．

b. ビタミンD

母乳中ビタミンD濃度は測定法により値が大きく異なるので，母乳への分泌量に基づいて目安量を策定するのは困難である．そのため，妊娠期と同様に，授乳期の目安量を非妊娠時の目安量と同じ8.5 μg/日としている．

E. ミネラル（無機質）

ミネラル（無機質）の分類は妊娠期と同様である．この中で付加量が策定されているのは，鉄，亜鉛，銅，ヨウ素，セレン，モリブデンである（付表7）．

a. カルシウム

授乳婦では，非妊娠時に比べて腸管カルシウム吸収率が軽度に上昇する一方で，尿中カルシウム排泄量は減少することにより，通常より母体に多く取り込まれたカルシウムが母乳に供給される．このため，付加量は策定されていない．

b. 鉄

母乳中鉄濃度（0.35 mg/L），基準哺乳量（0.78 L/日），吸収率（15%）を用いて付加量（推定平均必要量）を求め，さらに推奨量算定係数1.2を乗じて得た値2.4 mg/日を丸め処理して付加量（推奨量）を2.5 mg/日としている．

8.8 授乳期の健康障害

　授乳期は，乳汁を産生し，子どもを育む時期であり，また妊娠によって変化した母体が非妊娠時の状態まで復帰する時期でもあるため，授乳期女性の健康障害には注意が必要である．

a. 低体重

　通常，体重は分娩後6か月ほどで非妊娠時の状態に戻る．しかし，妊娠中に低体重となった場合や，妊娠高血圧症候群の発症などで摂取エネルギーの制限があった場合には体重減少があり，乳汁産生不足や母体回復の遅延の原因となる．

b. 過体重

　授乳期の過体重は，妊娠中の摂取エネルギー過剰の影響が大きく，排卵再開の遅延，生活習慣病発症の原因となる．

c. うっ滞性乳腺炎

　うっ滞性乳腺炎は，乳汁が十分分泌されずに乳管内にうっ滞するために起こる．さらに，ブドウ球菌の感染により急性化膿性乳腺炎を起こすこともある．

8.9 授乳期の栄養素補給

　陣痛開始から分娩終了までに経産婦で5～7時間，初産婦では12～15時間かかるとされる．分娩時には筋肉運動が多くなるためにアシドーシスになりやすいので，分娩中はアシドーシス，低血糖を防ぐために糖と水分を十分に補給する．

　産褥初期（分娩後1～2日）は疲労も大きいので，消化器に過重な負担をかけない配慮が必要であるが，以後食欲が回復すれば，母体の回復と母乳分泌の確立のためにも良質のタンパク質や鉄，さらに他のミネラル・ビタミン類も十分摂取することが望ましい．

8.10 授乳期の栄養管理

　授乳期では，母体の回復と母乳分泌量の確保のために，適正な栄養素摂取を維持することが必要である．

A. 栄養評価

　授乳期の母親は，育児不安，夫婦生活，対人関係，経済的負担などの心理的・社会的ストレスが多く，うつ状態になりやすく（マタニティ・ブルー），栄養管理に問題が起こりやすい．栄養状態評価の指標を得るには，食物・栄養に関連した履歴（FH），身体計測（AD），生化学データ，臨床検査と手順（BD），栄養に焦点を当てた身体所見（PD），個人履歴（CH）の聞き取りを実施する．なお，妊娠中に妊娠貧血や妊娠高血圧症候群などの症状があった場合には，必要な臨床検査などを実施して評価指標を得る必要がある．

a. 食物・栄養に関連した履歴（FH）

　授乳期では，心理的・社会的ストレスによる食事摂取量の減少がみられる．したがって，日常の食生活状況を聞き取り，それぞれの時期ごとにエネルギー，タンパク質（動物性タンパク質），ビタミン（A，D，葉酸など），ミネラル（カルシウム，鉄など）の摂取状況を評価する．その情報をもとにエネルギーおよび栄養素の摂取状況を把握し，過不足の有無を明らかにする．

b. 身体計測（AD）

(1) 体重　　分娩後は，胎児（約3kg），胎盤および付属物（約1kg），母体の出血や排尿などにより5〜6kg程度の体重減少が起こる．その後も子宮の復古や授乳に伴うエネルギー消費量の増加によってさらに4kg程度減少する．この過程では，1〜2回/月で体重の計測を実施する．なお，母乳育児でない場合は，授乳のための付加量を除かないと体重が増加するので注意が必要である．

c. 生化学データ，臨床検査と手順（BD）

(1) 血液検査　　授乳初期には分娩に伴う出血に加え，子宮・膣から悪露の排出による鉄損失があるので，赤血球数，ヘモグロビン濃度，ヘマトクリット値などを確認する．これら数値が低い場合は，鉄欠乏性貧血の可能性がある．

d. 栄養に焦点を当てた身体所見（PD）

　授乳間隔，授乳時間，乳房の張り，さらに乳児の体重増加量などを診査し，授乳の間隔や時間が短く，乳児の体重増加が少ない場合は母乳分泌不足の可能性がある．また，乳房の張りが強く，痛みや発熱を伴う場合は，うっ滞性乳腺炎の可能性がある．

e. 個人履歴（CH）

　授乳期の栄養管理を行ううえで，妊娠前の既往歴（疾病状況）の有無が重要な要因となる．そのため，妊娠前の心・腎・呼吸器・循環器疾患の有無，初・経産の確認，さらに家族歴や妊娠中の貧血，糖尿病，妊娠高血圧症候群発症の有無も評価の指標となる．

B. 栄養診断

栄養診断では，授乳期の栄養状態を具体的に判定（診断）する（妊娠期参照，p.95）.

C. 栄養介入

栄養介入は，栄養評価で得た情報に基づく栄養診断により栄養状態に問題があると判断された場合，対象者の栄養改善のために具体的方法を計画・実践する過程であり，授乳期においても以下の過程に従い行われる.

a. 栄養介入計画

対象となる授乳婦の身体状況（体重，BMI）に応じたエネルギーおよび各栄養素の摂取量を設定する. このとき，身体活動レベルごとの食事摂取基準（2020年版）（p.37，表4.12；p.258，付表7）を基準とするが，疾患を有する場合は，各種疾患のために策定されている診療ガイドライン（p.37，表4.13）などの基準を優先する.

日常的なエネルギー摂取量は，産褥期以降の体重変化に大きく影響する. そのため，エネルギーならびに各栄養素の過不足を早期に改善補正することを目標に，各授乳婦の食生活環境を考慮して，栄養状態をより適正に維持するための栄養改善計画を立案する.

b. 実施

栄養診断に基づいて立案された栄養介入計画（栄養補給，栄養教育，関連領域との調整）の具体的内容を速やかに行う.

D. 栄養モニタリングと評価（判定）

栄養モニタリングは，栄養管理計画の実施過程を随時把握することにより栄養管理が問題なく進められているかを観察するものである.

a. 経過モニタリング

経過モニタリングでは，各授乳婦に対する実施プログラムの周知度，参加度，進行度，満足度，さらに企画内容の活用度，経費などを随時調査確認する. 具体的には，各授乳婦に対して提示した栄養素摂食量（残食を含む），摂取に伴う満足度，調理に伴う経費や作業性などをみる過程である.

b. 影響モニタリング

影響モニタリングでは，栄養改善計画の対象者である授乳婦を対象にしたアンケート調査法，自由面接法，観察法などにより，対象者の意識，態度，関心および意欲，理解，知識・技術の充実，行動などの変化に加えて，家族の反応・支援・理解の変化や生活環境の変化が改善されているかを調査し評価する過程である.

c. 評価（判定）

(1) 企画評価　授乳婦とその家族をはじめとした周囲の人々への栄養介入計画

に対する緊急性・重要性・理解度・実施度などを評価する.

(2) 経過評価　授乳婦に対する栄養介入計画が計画時の予定どおりに行われ，かつ効果的に行われているか，また変化が実感されて満足感が生じているか，などを評価する.

(3) 影響評価　栄養介入計画実施に伴い，授乳婦の知識，信念，行動，技術などを評価する.

(4) 結果評価　実施した栄養介入計画により栄養状態を含む身体状況の改善がみられたかを評価する.

(5) 経済評価　栄養介入の結果を経済面から評価する.

(6) 総合評価　企画評価・経過評価・影響評価・結果評価・経済評価などを用いて総合的に評価する.

E.　アウトカム（結果）管理システム

各評価過程で得られた栄養管理の結果を，POMR，SOAP，PESなどを用いて簡潔に記録・報告する.

8.11 妊娠期・授乳期の栄養管理・事例研究

具体的な妊娠期・授乳期における栄養管理の事例として，妊娠後期34週目の妊婦について具体的に検討する.

事例

28歳，女性，会社員．身長：158 cm，体重：58.5 kg（妊娠前49.0 kg，3週間前57.6 kg），現在，妊娠34週目．既往歴：貧血症．腹囲：90 cm（妊娠前68 cm）．血圧：126 mmHg / 59 mmHg．血清鉄：38 μg / dL，ヘモグロビン：10.8 g / dL，MCV（平均赤血球容積）：80 fL，MCH（平均赤血球ヘモグロビン量）：28.4 pg，MCHC（平均赤血球ヘモグロビン濃度）：32.1%，TIBC（総鉄結合能）：518 μg / dL，UIBC（不飽和鉄結合能）：480 μg / dL．尿タンパク(−)，尿糖(−)．浮腫(+)．喫煙習慣なし．飲酒習慣なし．

妊娠は初めて．妊娠6週〜12週くらいまでに軽いつわりがあった．通勤は自転車（片道15分）であったが，妊娠中期よりバスに変更．仕事はデスクワークが中心である．勤務時間は9時30分〜20時ころ．妊娠中期後半より肩こり，腰痛があるので，帰宅後に調理はあまりしていない．運動習慣については，妊娠前は週末に夫婦でゴルフをしていたが，妊娠がわかってから特別なことは行っていない．妊娠中期より，たまにめまいや立ちくらみがある．現在，下腹部，乳房の増大，立ちくらみが出現，疲れやすい．

妊娠前から食生活にあまり興味がない．おしゃれなレストランやカフェに行くのは好きだが，食べる内容は気にしない．朝食は欠食，昼食は会社近くのカフェの定食かコンビニでお弁当を買ってきて食べていた．夕食は帰宅が21時頃になるので，22時過ぎに簡単なものを作って夫婦で食べていた．

妊娠を機に嗜好が変化した．ごはんは食べられるが，パンやお菓子のほうが食べやすい．妊娠中期から空腹になると気分が悪くなるので，空腹を感じないように間食（クッキーやフィナンシェなど）を食べて

いる. 妊娠後期で下腹部が大きくなり, 1回の食事量が減ったが頻度は増えた. 朝食は野菜ジュース (フルーツが混じっているジュース) 1杯, 昼食は会社近くのカフェの定食かコンビニのお弁当. 18時ころに会社でクリームパンなどの菓子パンを食べる. 夕食は21 〜 22時ころで, 帰宅後は疲労感がひどく, スーパーやコンビニで買った惣菜を中心に食べるか外食をしている.

食事調査の結果を基に計算した推定摂取量は, エネルギー 2,300 kcal, タンパク質74 g, 脂質86 g, 食塩10 g, 鉄9 mg, カルシウム433 mg, 食物繊維14 g. 服薬やサプリメント摂取はない.

A. 栄養評価

栄養評価を, 食物・栄養に関連した履歴 (FH), 身体計測 (AD), 生化学データ, 臨床検査と手順 (BD), 栄養に焦点を当てた身体所見 (PD), 個人履歴 (CH) に従って整理すると表8.3となる.

B. 栄養診断

栄養評価各項目に基づいて栄養診断を行うと,

#1 NB-1.3 食事内容に興味を持っていないことから (S), 情報を学んだり, 活用したりすることへの無関心や抵抗感が原因である (E), 食事・ライフスタイル改善への心理的準備不足 (P) と判断 (診断) できる.

#2 NI-5.10.1 妊娠後期の鉄推奨量16 mg/日 (月経なし6.5 mg, 付加量9.5 mg) に対して推定摂取量が9 mg程度であることから (S), 鉄の摂取量不足が原因である (E), ミネラル摂取量不足 (P) と判断 (診断) できる.

#3 NI-5.10.2 食塩の目標量6.5 g未満に対して摂取量が10 gまたはそれ以上であることから (S), 食塩の摂取量過剰が原因である (E), ミネラル摂取量過剰 (P) と判断 (診断) できる.

C. 栄養介入

栄養診断に基づく栄養介入計画は, 以下のようになる.

#1 ①食事と健康の関係を理解し (出産後も授乳や離乳食など, 母子ともに食事が重要), 食生活に興味を持ってもらう.
②朝食を欠食せず, 食事内容を豊かにしていく.
③間食の知識を深めていく.

#2 貧血状態を改善できるように, 食品や調理について理解を深める.

#3 食塩の過剰摂取を抑えるために, 食品や調理について理解を深める.

D. 栄養モニタリングと評価 (判定)

#1 FH-4.2 栄養に関連した行動変容の段階をモニタリングする.

#2 FH-1.6.2 鉄欠乏性貧血に関連する生化学的指標をモニタリングする.

氏名		M. K.	生年月日	19＊＊年6月21日（28歳）	性別	女性	家族構成と家族歴
職業		会社員					

AD	身体計測	身長　158 cm
		体重　58.5 kg（妊娠前 49.0 kg）（3週間前 57.6 kg）
		BMI　23.4 kg/m²（妊娠前 19.6）
		腹囲　90 cm（妊娠前 68 cm）
		血圧　126/59 mmHg
PD	身体所見	児心音良好
		妊娠34週目．下腹部，乳房の増大．立ちくらみが出現，疲れやすい
	現在までの生活活動状況	妊娠は初めて．妊娠6週〜12週くらいまでに軽いつわりがあった．通勤は自転車（片道15分）であったが，妊娠中期よりバスに変更．仕事はデスクワークが中心である．勤務時間は9時30分〜20時ころ．妊娠中期後半より肩こり，腰痛があるので，帰宅後に調理はあまりしていない．運動習慣については，妊娠前は週末に夫婦でゴルフをしていたが，妊娠がわかってから特別なことは行っていない．妊娠中期より，たまにめまいや立ちくらみがある．喫煙習慣なし．飲酒習慣なし．
BD	生化学検査	臨床検査値　浮腫（＋）　尿タンパク（−）　尿糖（−） 　　　　　　血清鉄 38 μg/dL，ヘモグロビン 10.8 g/dL，TIBC 518 μg/dL， 　　　　　　UIBC 480 μg/dL，MCV 80 fL，MCH 28.4 pg，MCHC 32.1%
FH	食生活状況	妊娠前から食生活にあまり興味がない．おしゃれなレストランやカフェに行くのは好きだが，食べる内容は気にしない．朝食は欠食，昼食は会社近くのカフェの定食かコンビニでお弁当を買ってきて食べていた．夕食は帰宅が21時ころになるので，22時過ぎに簡単なものを作って夫婦で食べていた． 妊娠を機に嗜好が変化した．ごはんは食べられるが，パンやお菓子のほうが食べやすい．妊娠中期から空腹になると気分が悪くなるので，空腹を感じないように間食（クッキーやフィナンシェなど）を食べている．妊娠後期で下腹部が大きくなり，1回の食事量が減ったが頻度は増えた．朝食は野菜ジュース（フルーツが混じっているジュース）1杯，昼食は会社近くのカフェの定食かコンビニのお弁当．18時ころに会社でクリームパンなどの菓子パンを食べる．夕食は21〜22時ころで，帰宅後は疲労感がひどく，スーパーやコンビニで買った惣菜を中心に食べるか，外食をする．
	食事調査結果	食事調査の結果を基に，栄養計算ソフトを用いてエネルギーおよび栄養素の推定摂取量を算出． エネルギー：2,300 kcal，タンパク質：74 g，脂質：86 g，食塩：10 g，その他：鉄9 mg，カルシウム433 mg，食物繊維14 g
CH	個人履歴	貧血症　　　　　　　　　　市販薬，サプリメントなど摂取　　なし

#3　FH-1.6.2　食塩の摂取量および浮腫の状況をモニタリングする．

表8.3　妊娠期の栄養管理の事例
［片井加奈子，NEXT応用栄養学実習（木戸康博ほか編），p. 75，講談社（2013）より改変］

1) 性周期は，卵巣のエストロゲンとプロゲステロン作用によって形成される．
2) 妊娠中の母体体重の増加は，受胎物（子宮，胎児，胎盤，羊水），母体の細胞外液量の増加，乳房肥大，体脂肪量増加の和である．
3) 高血圧発症時期が妊娠前か，妊娠中かにかかわらず，妊娠時に高血圧がみられた場合，妊娠高血圧症候群（HDP）という．
4) 妊娠期，授乳期の食事摂取基準では，母体と胎児・乳児の需要に応じた付加量が策定されている．
5) 妊娠期，授乳期では，規則正しい生活と偏りのないバランスがとれた食事の摂取が大切である．

9. 乳児期の栄養

9.1 乳児期の身体状況の変化

通常，生まれた直後の新生児から満1年までを乳児期という．乳児期は，人の一生のうちで最も成長の著しい時期であり，満1歳には，体重，身長，頭囲，脳容積は出生時に比べて著しく大きくなる．身体の大きさばかりでなく心身の機能の成熟も著しく，発育と発達を総合して"成長"という（図9.1）．

乳児期の発育は遺伝と環境の相互作用によるが，特に栄養の影響を強く受ける．乳児期に栄養不良があればその後の発育は阻害されるし，極端な栄養不良は脳細胞の増加を不良にし，知能の発達に悪影響を及ぼす．したがって，乳児期の成長を正しく測定し，評価することは，適切な栄養を考えるうえで重要である．乳児

図9.1 発育に伴う身体の割合の変化
[Stratz C.H.（1904）]

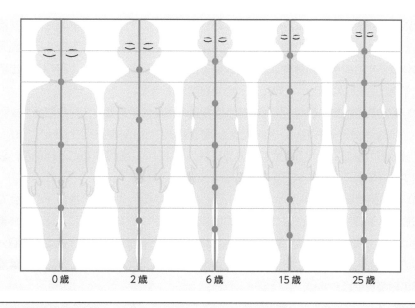

0歳　2歳　6歳　15歳　25歳

期の成長には個人差がたいへん大きいことも理解しておかなければならない.

　食事摂取基準に合致する乳児はむしろまれであり，栄養要求量の許容の幅もかなり広いので，乳児一人ひとりの要求を配慮した栄養管理を行うことが大切である．さらに，乳児期の栄養は保育行為として母子交渉の糸口（社会性）となることも忘れてはならない．乳児の出生後の最初の行動は哺乳であり，それから得られる満足感を通して母子関係や情緒が形成されていく．乳児期の不適切な栄養は情緒的なゆがみに発展しやすい．愛情が伴わなければ適切な栄養とはいえない．

A.　乳児の発育と発達

a.　乳児の生理的特徴

　新生児は，出生と同時に自力で酸素と栄養素を体内に取り込まなければならない．出生後7日未満を早期新生児，28日未満を新生児，1年未満を乳児，それ以降小学校入学までを幼児という．出生時の身長は約50 cm，体重は約3,000 gである．生後3〜4日間に一時的に体重が150 g〜300 g減少する．これを，生理的体重減少という．これは，皮膚および肺からの水分損失に加えて，胎便，尿の排泄があり，これらを補うための水分摂取量が十分でないことによる．出生直後に排出される胎便は，暗緑褐色の粘稠な便で，ほとんど無臭である．胎便は胎生期に飲み込んだ羊水や剥脱した腸管の上皮，腸管の分泌物などの消化産物からなり，色は胆汁色素による．生後授乳が始まると，3日くらいのうちに排泄され，移行便を経て乳児固有の便がみられるようになる．

(1) 呼吸器系・循環器系の適応　　出生後すぐに，胎児循環から胎外循環（肺呼吸）に切り替わり卵円孔が閉鎖する．新生児の呼吸回数は40〜60回/分，乳児は，30〜40回/分と成人に比べ速い．これは，肺の容積が小さく1回換気量が少ないため，呼吸回数で補うためである．新生児・乳児の呼吸は，横隔膜に依存する腹式呼吸であり，胸筋の発達が進む幼児期になって胸式呼吸へと移行する．乳児の体重あたりの循環血液量は2か月以降では成人と変わらない．1回の心拍出量は年齢とともに増加し，それに伴い心拍数は減少する．

(2) 腎臓の機能と排泄　　乳児期前半は腎臓の機能はまだ低く，尿の濃縮力が弱く，糸球体濾過量も低い．そのため排尿回数も1日15〜20回と多い．また，水分の摂取量が不足すると窒素成分やミネラルが体内に蓄積することがあり，夏期や高温環境下，発熱や下痢の際には脱水を起こしやすくなる．

(3) 体温調節機能　　乳児は，成人よりも体温が高い．体温調節機能が不完全であり，体温調節可能域は狭く，環境温度の影響を受けやすい．特に，低出生体重児は，皮下脂肪が少なく，体表面積あたりの体温低下が相対的に大きく，細胞外液の割合が高く，褐色脂肪細胞やエネルギーの蓄積が少ないなどの理由から環境温の影響を受けやすい．

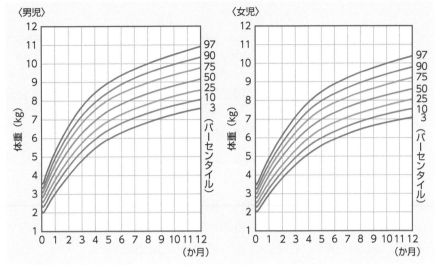

図 9.2　乳児身体発育曲線（体重）
[平成 22 年度乳幼児身体発育調査]

〈男児〉

〈女児〉

b．発育と発育曲線

　出生時には，身長50 cm，体重3,000 g であるが，生後1年で身長75 cm（1.5 倍），体重9,000 g（3倍）となる．頭囲の発育は頭蓋骨の発育を反映しており，出生時に33 cm であった頭囲は，生後3〜4か月で約40 cm，1歳で約45 cm となる．出生直後は，頭蓋に小泉門と大泉門が開いており，成長とともに小泉門は6か月頃，大泉門は1歳頃に閉鎖する．

　わが国では，乳幼児の発育の年次推移を知る目的で，10年ごとに乳幼児発育調査が行われており，乳幼児の発育・発達の基準値として使用されている（図9.2）．身長および体重の発育値はパーセンタイル値で示されており，母子手帳などに採用される．この基準値をはずれる場合には，発育や栄養の点で問題となるものが含まれる確率が高いと考えられる．パーセンタイル値とは，測定値を小いほうから大きいほうへ順に並べて全体を100とした場合，下から何番目にあたるかを示したものであり，50パーセンタイル値は，平均値ではなく中央値である．

c．栄養にかかわる生理機能の発達

（1）口の機能と飲食物の摂取　　新生児には，乳汁を吸乳するための反射運動機能（探索反射，捕捉反射，吸啜反射，嚥下反射）が備わっている．舌は乳首の圧迫，搾出，口腔内の陰圧形成の主体をなし，速い蠕動運動を呈することで哺乳している．乳児は生後5か月ころになると首がすわり，食べ物への興味を示すようになり，離乳が始まる．生後5〜6か月ころはなめらかにすりつぶした状態（ドロドロの液状に近い物）を与えるが，初めの頃は吸啜反射が完全には消失していないため，舌が突出し，スプーンで与えられた物を十分には口の中に取り込めない．7〜8か月ころには，舌が突出しなくなり，下唇に内転する動きが認められるようになると，

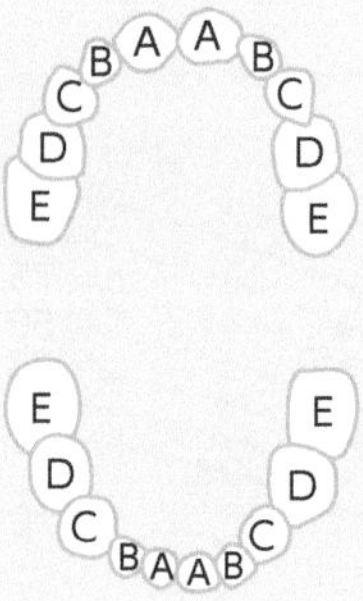

		上顎		下顎	
		男子	女子	男子	女子
A	乳中切歯	10か月 ±1か月	10か月 ±1か月	8か月 ±1か月	9か月 ±1か月
B	乳側切歯	11か月 ±1か月	11か月 ±2か月	1歳0か月 ±2か月	1歳0か月 ±2か月
C	乳犬歯	1歳6か月 ±2か月	1歳6か月 ±2か月	1歳7か月 ±2か月	1歳7か月 ±2か月
D	第1乳臼歯	1歳4か月 ±2か月	1歳4か月 ±2か月	1歳5か月 ±2か月	1歳5か月 ±2か月
E	第2乳臼歯	2歳5か月 ±4か月	2歳6か月 ±4か月	2歳3か月 ±3か月	2歳3か月 ±4か月

図9.3 乳歯の萌出時期
生える順序や時期には個人差がある.
[日本小児歯科学会, 1988]

舌が前後だけでなく上下にも動き始め，舌先端と口蓋で食物をつぶすことができるようになる．上唇も内転運動を始めるので，取り込んだ食物をほとんどこぼすことがなくなり，口角には収縮じわが認められるようになる．9〜11か月ころは，下顎と舌が側方への運動ができるようになり，舌にのせた食物を上下顎の臼歯部顎堤間にはさんで，すりつぶせるようになる．乳歯が生える標準年齢を図9.3に示す.

(2) 消化管の機能と消化吸収　新生児期には，胃の容量は小さく，湾曲も少ない．食道下部括約筋のはたらきが未熟であり，溢乳しやすい．食道下部括約筋の機能は，生後6週ころまでに改善する．乳児期は胃の蠕動運動は少ないため，胃内容は胃全体の収縮によって送られる．小腸でも分節運動が著明で，蠕動運動は少ない.

唾液中のアミラーゼはデンプンを分解する酵素であり，乳汁を摂取している間は分泌が少ない．ただし，人工栄養にデンプンが含まれていたり，デンプンを含む離乳食が与えられると急速に分泌量が増す.

乳児の胃内容のpHは2〜4であり，胃液中の遊離塩酸濃度は低年齢ほど低い．胃に入った乳汁は，ペプシンと塩酸で凝固し，タンパク質はペプトンにまで分解される．胃内で乳汁が凝固したものをカードといい，母乳では細かくやわらかく（ソフトカード），牛乳では粗く大きく固い（ハードカード）．乳汁の胃内滞留時間は，母乳で2〜3時間，牛乳で3〜4時間，調製粉乳ではその中間程度である．乳児では，呼吸や哺乳に伴って胃内に空気が入り，一部は腸に送られるが，一部はげっぷとして吐き出される．この際に，乳児の噴門の機能が不十分なことなどによって母乳を吐き出すこと（溢乳）がある.

乳児はラクターゼの活性が高く，母乳の乳糖(ラクトース)を消化するのに役立っている．ラクターゼは乳糖を分解する酵素であるが，幼児期以降，乳類を常食しなくなると，しだいに少なくなって乳糖不耐症がみられること，未熟児ではラクターゼが認められず乳糖尿が起こることなどが知られている.

大腸では水分の吸収や糞便の形成が行われる．食物繊維や消化吸収されなかっ

　　　　9. 乳児期の栄養

た成分は腸内細菌の繁殖に役立ち，乳児においても糞便の乾燥重量の20％近く
は腸内細菌に由来するといわれる．母乳栄養児の腸ではビフィズス菌が優位であ
るのに対し，人工栄養児あるいは離乳期以後には大腸菌が増加する．母乳栄養児
ではこのビフィズス菌による発酵現象がさかんなため，腸内容は酸性になり，便
の色が卵黄色もしくは緑色で酸臭を呈する．人工栄養児の便は調乳の処方によっ
て違いがあるが，大腸菌による腐敗がさかんなために，淡黄色ないし褐色になり
糞臭を帯び，水分が少ない傾向がある．ただし，現在の調製粉乳は母乳に近い性
状に工夫されているため，多くが母乳栄養児に近い便となっている．

d. 精神・運動機能の発達

運動機能は，随意運動と不随意運動（反射）からなる．乳幼児では，大脳の発達
が未熟なため，大脳よりも下位にある反射中枢によりさまざまな反射がみられる．
モロー反射などの原始反射は，中脳や大脳の成長に伴い生後3〜6か月頃に消失
する．一方，生後8〜9か月頃からは，身体を抱きかかえて上体を前方に落下さ
せると，上肢を伸展し，両手を開いて支えようとする反射のパラシュート反射な
どがみられるようになる．平行反射は，つかまり立ちができる時期である生後
10か月から出現し，一生消失しない．

運動には，粗大運動と，微細運動があるが，粗大運動は全身を使った移動や平
衡を保持する運動で，最終的には自立歩行を目指す運動であり，微細運動は手指
の運動で，物の操作に関係している．生後3〜4か月では，首がすわり，生後5
〜7か月で寝返りができるようになり，自分の意思で身体を動かせるようになる．

図9.4　乳幼児の運動機能通過率
［平成22年度乳幼児身体発育調査より作成］

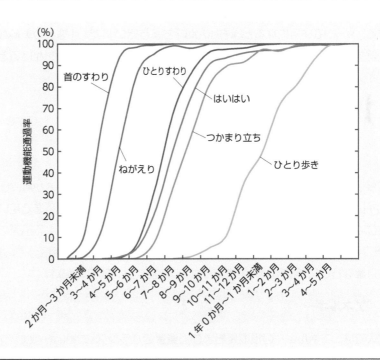

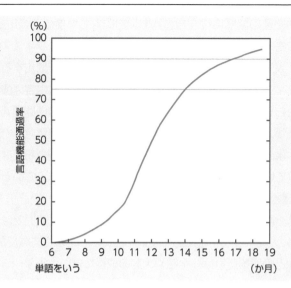

図 9.5　一般調査による乳幼児の言語機能通過率（平成 22 年）

生後7〜8か月になると，おすわりができるようになり，生後8〜9か月を過ぎるとハイハイができ，生後10か月頃から，ひとり立ちや伝い歩きができるようになる（図9.4）.

　言語の発達は認知機能の発達と密接に関連する．生後2か月頃になると乳児は声を出すようになり，声をかけるとその声に反応するようになる．生後4〜5か月頃には，周りの人があやすと声を出して笑うようになる．7〜8か月頃になると音や声のする方向を振り向き，欲しいものがあると「あーあー」と声を出すようになる．9〜10か月になると赤ちゃんは「ちょうだい」「だめ」などの単純な言葉を理解するようになり，11〜12か月頃になると「バイバイ」と声をかけると，「バイバイ」と手を振るようになる（図9.5）.

9.2 | 乳児期の食事摂取基準

　食事摂取基準（2020年版）では，乳児を，①0〜5か月，②6〜8か月，③9〜11か月の3区分に分けている（p. 259, 付表8）.乳児期の食事摂取基準で用いられる体位は，日本小児内分泌学会・日本成長学会合同標準委員会による小児の体格評価に用いる身長，体重（平成12年度乳幼児身体発育調査）を基に，年齢区分に応じて，当該月齢ならびに年齢階級の中央値が参照体位とされている（表9.1）.

A. エネルギー

　成人では，エネルギーの摂取量および消費量のバランス（エネルギー収支バランス）

表 9.1　参照体位（参照身長，参照体重）
[日本人の食事摂取基準（2020年版）]

性別	男性		女性	
年齢等	参照身長（cm）	参照体重（kg）	参照身長（cm）	参照体重（kg）
0～5（月）	61.5	6.3	60.1	5.9
6～11（月）	71.6	8.8	70.2	9.1
6～8（月）	69.8	8.4	68.3	7.8
9～11（月）	73.2	9.1	71.9	8.4
1～2（歳）	85.8	11.5	84.6	11.0
3～5（歳）	103.6	16.5	103.2	16.1

の維持を示す指標としてBMIが採用されているが，乳児では，エネルギー摂取量の過不足の栄養評価と栄養診断には該当する性・年齢階級の乳幼児発育曲線を用いる（図9.2，図10.5参照）．

　乳児は，身体活動に必要なエネルギーに加えて，組織合成に要するエネルギーとエネルギー蓄積量を余分に摂取する必要がある．そのうち，組織の合成に消費されたエネルギーは総エネルギー消費量に含まれるため，推定エネルギー必要量は，「総エネルギー消費量＋エネルギー蓄積量」となる．乳児の総エネルギー消費量は，FAOのDLW法を用いた研究から導きだされた回帰式に，日本人の参照体重を代入して求めている．エネルギー蓄積量は，参照体重から1日あたりの体重増加量を計算し，これと組織増加分エネルギー密度との積としている．

　　母乳栄養児：総エネルギー消費量（kcal/日）＝92.8×参照体重（kg）－152.0
　　人工乳栄養児：総エネルギー消費量（kcal/日）＝82.6×参照体重（kg）－29.0

B.　タンパク質

　乳児のタンパク質必要量は，成人のような窒素出納法では求めることができないので，健康な乳児が摂取する母乳や乳児用調製粉乳などに含有されるタンパク質量から目安量として算定されている．

　0～5か月の母乳栄養児では，タンパク質欠乏が報告されていないので，哺乳量（0.78 L/日）と母乳中タンパク質濃度（12.6 g/L）から，目安量が10 g/日（12.6×0.78＝9.83）とされた．6～8か月の乳児は，哺乳量（0.6 L/日）と母乳中タンパク質濃度（10.6 g/L）および母乳以外のタンパク質摂取量（6.1 g/日）から，目安量が15 g/日（10.6×0.6＋6.1＝12.5）とされた．9～11か月の乳児は，哺乳量（0.45 L/日）と母乳中タンパク質濃度（9.2 g/L）および母乳以外のタンパク質摂取量（17.9 g/日）から目安量が25 g/日（9.2×0.45＋17.9＝22.0）とされた．また，人工栄養児の場合にも母乳栄養児の目安量と同じとされた．

C. 脂質

　母乳は，乳児にとって理想的な栄養源として考え，母乳の脂質成分と基準哺乳量（0.78 L/日）から目安量を脂肪エネルギー比率（% E）で設定している．

　0〜5か月の目安量は，母乳中の脂肪濃度（3.5 g/100 g）であり，母乳100 g中のエネルギー量は65 kcalであることから50% E（3.5 g×9 kcal÷65 kcal）とした．6〜11か月の目安量は，0〜5か月の乳児の目安量と1〜2歳児の平成28年国民健康・栄養調査の摂取量の中央値の平均値として40% Eとした．

　n−6系脂肪酸，n−3系脂肪酸も同様の考えに基づき算定されている．

D. 炭水化物

炭水化物と食物繊維の食事摂取基準は定められていない．

E. ビタミン

　0〜5か月の乳児は，母乳を適当量摂取している限り，健常に成長するので，母乳中のビタミン含量と哺乳量から目安量が策定された．6〜11か月の乳児では，0〜5か月の乳児の目安量と18〜29歳の推奨量を基に目安量が設定された．

a. ビタミンD

　ビタミンD欠乏によるくる病はまれではないことが，海外でもわが国でも報告され，日照機会の乏しいことや母乳栄養などがその危険因子として挙げられている．母乳中のビタミンDおよびビタミンD活性を有する代謝物の濃度は，授乳婦の栄養状態，授乳期あるいは季節などによって変動する．これらの理由から，母乳中の濃度に基づき目安量を算出することは困難と考えられ，くる病防止の観点から0〜5か月の乳児における目安量を5 μg/日とされた．

　日照を受ける機会が少ない6〜11か月の乳児についても，値の算定に有用なデータが十分に存在しないため，日照を受けている6〜11か月の乳児と同じ値（5 μg/日）とされた．

b. ビタミンK

　母体のビタミンKは胎盤を通過しにくいことや，母乳中のビタミンK含量が低いこと，乳児では腸内細菌によるビタミンK産生・供給量が低いことから，乳児はビタミンKの欠乏に陥りやすい．出生後数日で起こる新生児メレナ（消化管出血）や約1か月後に起こる特発性乳児ビタミンK欠乏症（頭蓋内出血）は，ビタミンKの不足によって起こることが知られており，臨床領域では出生後直ちにビタミンKの経口投与が行われる．これを前提として，0〜5か月の乳児では，母乳中のビタミンK濃度（5.17 μg/L）と基準哺乳量（0.78 L/日）から，目安量を4 μg/日とした．6〜11か月の乳児では，母乳以外の食事からの摂取量も考慮して目安量を7 μg

/日とした.

F. ミネラル（無機質）

a. カルシウム

　乳児については，母乳から必要なカルシウム量を摂取できるとし，母乳中のカルシウム濃度及び哺乳量から目安量が算出されている．したがって，0〜5か月の乳児では母乳のカルシウム含量（250 mg/L），哺乳量（0.78 L/日）から目安量が200 mg/日（250 mg/L×0.78 L/日＝195 mg/日）とされた．6〜11か月では，母乳中のカルシウム含量（250 mg/L），哺乳量（0.525 L/日）および母乳以外のカルシウム摂取量（131 mg/日）から目安量が250 mg/日（250 mg/L×0.525 L/日＋131 mg/日＝259 mg/日）とされた．乳児用調製粉乳は母乳に近い組成になっているが，その吸収率は母乳の吸収率約60%に対して，約27〜47%とやや低いと報告されていることから留意が必要である．

b. 鉄

　0〜5か月では，母乳中の鉄濃度は母親の鉄栄養状態や分娩後日数にかかわらずほぼ一定とみなすことができ，複数の論文に基づいているアメリカ・カナダの食事摂取基準の採用値（0.35 mg/L）に哺乳量（0.78 L/日）を乗じて得られた0.273 mg/日を丸めた0.5 mg/日を目安量としている．

　鉄欠乏性貧血は6〜11か月（離乳期）に好発する．そこで小児（月経血による鉄損失がない場合）と同様に，次の式で推定平均必要量を算定した．（基本的鉄損失＋ヘモグロビン中の鉄蓄積量＋非貯蔵組織鉄の増加量＋貯蔵鉄の増加量）÷吸収率を推定平均必要量としている．推奨量は，個人間の変動係数を20%と見積もられている．

G. 水

　生体に占める水の割合は，乳児期前半では約80%，1歳で70%であり，成人（60〜65%）に比べて多い．体内の水の分布は，体重に対して細胞内液が40%，細胞外液量が30〜40%である．1日に必要とする水の量（最小必要量）は，1日約250 mLの不感蒸泄（不感蒸散）と150 mLの不可避尿を合わせた約400 mL（40 mL/kg）であり，成人の1,400 mL（20 mL/kg）と比べ，体重あたりでは約2倍の水を必要とする（図9.6）．高気温や発熱によって不感蒸泄が増加したり，嘔吐や下痢によって水分損失が多い場合には，水分補給が必要である．成人ではのどの渇きに応じて自由に水を飲むことができるが，乳児では乳汁以外の水分補給は保育にあたる者が注意しなければならない．

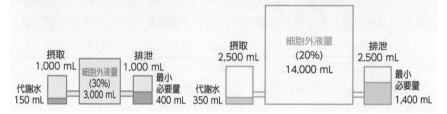

	尿量 (mL)	(不可避尿) (mL)	糞便 (mL)	不感蒸泄 (mL)	全量 (mL)	最小必要量	
						(mL)	(mL/kg)
乳児 (10 kg)	700	(150)	50	250	1,000	400	40
成人 (70 kg)	1,500	(500)	100	900	2,500	1,400	20

乳児：10 kg, 体液 70% (7,000 mL)　　　成人：70 kg, 体液 60%(42,000 mL)

摂取 1,000 mL　細胞外液量 (30%) 3,000 mL　排泄 1,000 mL 最小必要量 400 mL
代謝水 150 mL

細胞外液量 (20%) 14,000 mL

摂取 2,500 mL　代謝水 350 mL　排泄 2,500 mL 最小必要量 1,400 mL

図 9.6　乳児と成人の水の代謝量の比較
［ガンブル（1952）を改変］

9.3 乳児期の健康障害

A. 低出生体重児と過体重児

a. 低出生体重児

　近年は，新生児集中治療施設などの医療体制の充実によって低出生体重児（妊娠月齢に関係なく，出生体重が 2,500 g 未満の新生児）ばかりでなく，極低出生体重児（1,500 g 未満）や超低出生体重児（1,000 g 未満）の出産後の生存率が高くなっている．一般に，低出生体重児は哺乳力も弱く，1 回に飲む量が少ないので，摂取栄養量が不足しやすい．また，早産児は児の生命機能が未熟であり，さまざまな合併症を起こす可能性があることから，在胎週数 37 週未満の早産児は一般に，新生児特定集中治療室（NICU）に入院して保育される．

NICU：neonatal intensive care unit

b. 過体重児

　過体重児は糖尿病の妊婦から生まれる場合がある．出生時から著明な高インスリン血症の症状をもつ新生児はすべて過体重児である．

　胎児期や乳幼児期の栄養は，成人になってからの肥満，2 型糖尿病，高血圧や循環器疾患などと関連がある．乳幼児期に培われた味覚や食事の嗜好は，その後の食習慣にも影響を与える．したがって，この時期の食生活・栄養の問題は，生涯を通じた健康，特に肥満などの生活習慣病の予防という長期的な視点からも考える必要がある．

B. 先天性代謝異常症

　先天性代謝異常症とは，常染色体潜性（劣性）遺伝により生まれつき特定の酵素が遺伝性に欠損するなどで，代謝が阻害され，生体内に代謝されない物質が蓄積されたり，それにより不要な物質が生成されたり，必要な物質が欠乏することにより，生命にかかわる重大な事態に陥ったり，成長障害や，日常生活に支障を起こす状態になる疾患である．現在までにわかっている先天性代謝異常の種類は300種にも及んでいる．早期発見のため，1977（昭和52）年より，新生児に対し，新生児マススクリーニングが実施されている．これまでの対象疾患は，フェニルケトン尿症，メープルシロップ尿症，ガラクトース血症，ホモシスチン尿症，先天性副腎過形成症，先天性甲状腺機能低下症の6種類が対象であった．これらの疾患が確認された場合は，食事療法や薬物療法が行われ，食事療法では有害物質の制限または除去と不足栄養素の添加が行われる．

　乳児に対しては特殊ミルクが開発されており，先天性代謝異常症治療用ミルク関係事業（特殊ミルク事務局）により無償で提供される．2014（平成26）年以降は，全国的にタンデムマス・スクリーニング検査が導入されている．タンデムマス（タンデム質量計）により，既存の6疾患のうち3疾患（フェニルケトン尿症，ホモシスチン尿症，メープルシロップ尿症）を含む最大25疾患を検査するようになった．自治体によっては25疾患ではなく，16疾患に絞って検査している．なお，先天性甲状腺機能低下症，先天性副腎過形成およびガラクトース血症については従来通りの方法で検査されている．

C. 病気になったとき

a. 食欲不振

　原因がわかればそれを取り除くことが大切であり，そうでない場合でも食事を強制することは避けるのがよい．強制的に摂取させても苦痛や不満などにより，食欲不振が一段と頑固になることが多い．ミルク嫌いの場合も同様で，無理に飲ませず，哺乳びんの乳首を変えたり，ミルクばかりでなく果汁や野菜スープを与えるなどの工夫をしながら様子をみる．人工栄養児の哺乳量が少ない場合に，調乳を濃くすることは腎臓に過剰な負担をかけることになり，かえって食欲不振を増悪する場合もある．

b. 乳児下痢症と脱水

　乳児期にみられる下痢を主症状した疾患を乳児下痢症という．乳児下痢症の原因は，食事，薬物，体質，環境などさまざまであるが，ウイルス感染によるものが多い．なかでも，ロタウイルスによる感染が多く，冬季の乳幼児の下痢の80～90%はロタウイルスによるものといわれている．乳児下痢症の一般的な症状

は，下痢，発熱，嘔吐，食欲不振などであり，脱水症を引き起こす場合があり注意が必要である．下痢，嘔吐が激しい場合は，絶食とし経口補水液（ORS）や輸液を利用し，水と電解質の補給を行う．

ORS：oral rehydration solution

c. 便秘

3日以上排便がないとき，あるいはコロコロとした硬い便が続く場合をいう．便秘の原因には，乳汁あるいは食事の摂取量不足，腹圧不足，硬い便が直腸内にたまり直腸壁の感受性が低下して起こる排便反射の減弱や消失（弛緩性または常習性便秘），心因性のもの，腸管の異常（大腸・直腸狭窄）によるものなどがある．原因を探り，それに対する治療と排便習慣の確立，食事療法，薬物治療などが行われる．母乳またはミルクの摂取不足があるかどうかを調べ，不足があれば，母乳栄養児では混合栄養にして摂取量を増すようにする．腸の動きを活発にするには，腸内で発酵を起こす飲料（果汁や砂糖湯など糖分を含むもの）を与えるとよい．離乳食では，ヨーグルトを与えたり，食物繊維を含む野菜類などを多くするとよい．

d. 食物アレルギー

わが国の食物アレルギー有病率は，乳児が約10%，3歳児が約5%，保育所児が5.1%程度である．即時型の原因食物は鶏卵，牛乳，小麦が多い（表9.2）．しかし，年齢ごとにその頻度は異なり，学童期以降になると，甲殻類，果物類，魚類などが新たな原因となる．食物アレルギーと診断され，抗原となる食品が見つかった場合には，その食品を除去した食事療法が行われる．

食物除去は，①完全に除去する，②不完全に制限する，③加熱してタンパク質の抗原性を変えて摂取させるなどの方法がとられる．最近は，タンパク質の分子を小さくしたペプチド乳などの食品も開発されている．抗原となる食品が見つからないときには，乳児の成長に重要な成分であるタンパク質をむやみに制限することは好ましくない．

	0歳 (884)	1歳 (317)	2〜3歳 (173)	4〜6歳 (109)	7〜19歳 (123)	20歳以上 (100)
1	鶏卵 57.6%	鶏卵 39.1%	魚卵 20.2%	果物 16.5%	甲殻類 17.1%	小麦 38.0%
2	牛乳 24.3%	魚卵 12.9%	鶏卵 13.9%	鶏卵 15.6%	果物 13.0%	魚類 13.0%
3	小麦 12.7%	牛乳 10.1%	ピーナッツ 11.6%	ピーナッツ 11.0%	鶏卵 小麦 9.8%	甲殻類 10.0%
4		ピーナッツ 7.9%	ナッツ類 11.0%	ソバ 魚卵 9.2%		果物 7.0%
5		果物 6.0%	果物 8.7%		ソバ 8.9%	

表9.2 食物アレルギー
n = 1,706．年齢群ごとに5%以上を占めるものを上位第5位まで記載
［今井孝成ほか，アレルギー，**65**，942–946（2016）］

e. 乳糖不耐症

乳糖不耐症は，新生児期あるいは乳児早期に発症し，哺乳後数時間ないし数日で著しい下痢を起こす．乳に含まれる乳糖をグルコースとガラクトースに分解する乳糖分解酵素（ラクターゼ）の活性が低下しているために，乳糖を消化吸収できず，著しい下痢や体重増加不良を起こす疾患である．乳糖不耐を発症した場合，母乳や通常の調整乳の摂取を中止して無乳糖ミルクに切り替える．

f. 新生児黄疸

生理的黄疸は新生児に起こり，一般に生後2〜4日目に現れ，多くの場合1〜2週間以内に消失する．生理的黄疸は，新生児の赤血球分解が亢進することと消化管と肝機能が未熟であることが原因である．消化管と肝臓が成長するにつれ，ビリルビンの処理が早くなり，黄疸は消失する．また，母乳哺育黄疸は，十分な母乳を飲めていない新生児に起こり，母乳量が少なく排便回数が少なくなり，このためビリルビンの排泄が減り黄疸を引き起こす．母乳の摂取量が増えれば，自然に黄疸は消失する．母乳性黄疸は，母乳を飲んでいる新生児の1〜2%に起こる．母乳にビリルビンの排泄を遅くする物質が多く含まれているためにビリルビンの血中濃度が上昇することで黄疸が発症する．

9.4 乳児期の栄養素補給

乳児期の栄養は，出生直後からの乳汁による栄養法から5〜6か月頃には離乳期栄養に移行し，離乳食の質や量を漸進させて12〜18か月頃には幼児食に移行する．乳児期は代謝能力が未熟であるにもかかわらず，成長のため大量の栄養素を処理しなければならない．母乳は，少なくとも4〜5か月までは乳児が成長するために必要な栄養素をすべて含み，消化がよく，菌の汚染やアレルギー性も少ない．免疫効果も高いので，罹患率・死亡率も母乳栄養児のほうが人工栄養児に比べて低い．また，母子間の心理的満足感が得られやすいなどの利点もあり，代謝機能の未熟な1〜2か月頃まではできるだけ母乳が望ましい．

A. 栄養補給法

乳児期の栄養補給法については，母乳のみを与える母乳栄養と，調製粉乳を用いる人工栄養とそれらを組み合わせた混合栄養がある．乳幼児栄養調査の結果では，2005（平成17）年に比べ2015（平成27）年では母乳を与える割合（母乳栄養と混合栄養の合計）が，増加し，生後1か月では，約96.5%，生後3か月では，89.8%と調査ごとに増加している．また，母乳のみを与える（母乳栄養）割合は，生後1か月で51.3%と前回10年前の調査に比べ9%ほど増加した（図9.7参照）．

		エネルギー (kcal)	脂質 (g)	糖質(炭水化物)(g)	タンパク質 (g)	灰分 (g)	カルシウム (mg)	鉄 (mg)	ナトウリム (mg)
母乳 [*1]	初乳（3～5日）	62	2.8	6.1	3.3	0.27	31	0.064	34
	移行乳（6～20日）	66	3.1	6.1	1.8	0.24	29	0.068	28
	成乳（21日～2か月）	69	3.7	6.5	1.5	0.20	29	0.043	16
育児用ミルク（森永はぐくみ）[*2]		67	3.5	7.2	1.6	0.30	49	0.8	21
普通牛乳[*3]		67	3.8	4.8	3.3	0.7	110	Tr[*4]	41

表9.3 母乳，育児用ミルク，牛乳の100 mLあたりの成分組成
*1 母乳の成分値は，タンパク質および鉄は，Hirai, Y. et al., J. Nutr. Sci. Vitaminol., **36**, p. 536 (1990)，それ以外は，山本ほか，小児保健研究，**40**(5)，468 (1981) の値による．
*2 育児用ミルクの値は13%の濃度に調乳した場合の値である．
*3 普通牛乳は日本食品標準成分表2015年版（七訂）による．
*4 0.02 mg

a. 母乳栄養

母乳栄養は乳児と母親にとって，最も自然で理想的な栄養法である．また授乳を通したふれあいにより，良好な親子関係の確立にも役立つ．

分娩後3～5日の母乳を初乳という．初乳は，黄白色の粘稠性がある液体で，タンパク質，ミネラルが多く，乳糖は少なく，分泌量は少ないが，免疫グロブリンAやラクトフェリンなどが含まれ，感染防御物質が多く含まれている．成熟乳は一般に母乳と呼ばれ，淡黄色で甘味をもち分泌量も多い．成乳は初乳と比べて，乳糖と脂質が多く，授乳期間中の組成はほぼ一定である．出生後数か月の乳児の成長に必要な栄養素が適量含まれている．

生後12～24時間後に授乳を開始する．初乳は分泌量が少なく，3～5日後から分泌が急増し，生後20日ころに乳児の必要量を満たすようになる．この時期に，安易に人工乳を足すと母乳が分泌不良となるので，これを避けることが大切である．母乳をよく出させるには，母親の栄養状態，精神的安定，十分な静養と睡眠が必要である．また，授乳時はゆったりした気持ちでいることが大切である．

b. 人工栄養

何らかの理由で母乳栄養が行えない場合，乳児の栄養が母乳以外の乳汁で行われる場合を人工栄養という．おもに牛乳を原料とした育児用ミルク（乳児用調製粉乳）を用いるのが一般的である．現在市販されている育児用ミルクは，母乳を目標とし，その栄養成分に近づけるよう開発が続けられている．

わが国の育児用ミルクは，13～14%に希釈調乳して，100 mLあたり67～70 kcalのエネルギー量，1.7～1.8 gのタンパク質，7～8 gの糖質となっている（表9.3）．最近では，乳清タンパク質が加えられてカゼインとの比が60：40とされており，糖質にはラクトースが用いられ，脂質はリノール酸を強化した植物油に置換，ミネラルではリンとカルシウムの減量と比率の改善や，ナトリウム，カリウムの減量，ビタミンや微量ミネラルの添加などが行われている．

育児用ミルクの衛生的な取扱いについては，エンテロバクター・サカザキ（*Enterobacter sakazakii*）感染の予防の観点からも，70℃以上の湯で調乳し，授乳されなかったミルクはすべて調乳後2時間以内に廃棄することなどが，「乳児用調整粉

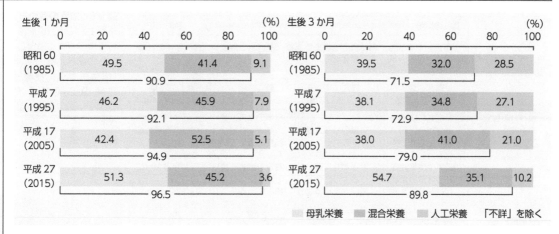

生後1か月	母乳栄養	混合栄養	人工栄養
昭和60 (1985)	49.5	41.4	9.1
平成7 (1995)	46.2	45.9	7.9
平成17 (2005)	42.4	52.5	5.1
平成27 (2015)	51.3	45.2	3.6

昭和60(1985) 90.9 / 平成7(1995) 92.1 / 平成17(2005) 94.9 / 平成27(2015) 96.5

生後3か月	母乳栄養	混合栄養	人工栄養
昭和60 (1985)	39.5	32.0	28.5
平成7 (1995)	38.1	34.8	27.1
平成17 (2005)	38.0	41.0	21.0
平成27 (2015)	54.7	35.1	10.2

昭和60(1985) 71.5 / 平成7(1995) 72.9 / 平成17(2005) 79.0 / 平成27(2015) 89.8

■ 母乳栄養　■ 混合栄養　■ 人工栄養　「不詳」を除く

図9.7　栄養方法の推移
昭和60年度，平成7年度，平成17年度の回答者は，0〜4歳児の保護者，平成27年度は0〜2歳児の保護者．
[平成27年度乳幼児栄養調査]

乳の安全な調乳，保存及び取扱いに関するガイドライン」(FAO/WHO, 2007)に示されている．

c.　混合栄養

　母乳不足の場合や，母親の就労など何らかの理由で哺乳できない場合に母乳と人工乳を併用する栄養方法を混合栄養という．母乳不足の場合，母乳が少しでも出るのならその母乳を用いて，母乳の分泌量のパターンにより，それに応じた人工乳の足し方を考える．混合栄養の割合が増加傾向にあったが，平成27年度の調査では，母乳栄養の割合が増えている(図9.7)．

d.　乳児用液体ミルク

　乳児用液体ミルクは，人工乳を容器に密封したものであり，常温での保存も可能であり，災害時などのライフラインが断絶した場合でも授乳が可能となる．2018(平成30)年に乳児用調整液状乳の製造・販売などを可能とする「乳及び乳製品の成分規格等に関する省令」(乳等省令)が改正され，許可基準などが設定され国内で基準に適合した乳児用液体ミルクが製造・販売することが可能となった．

B.　離乳食

　離乳とは，成長に伴い母乳または育児用ミルクなどの乳汁だけでは不足してくるエネルギー・栄養素を補完するために，乳汁から幼児食に移行する過程である．この時に与えられる食事を離乳食という．乳児の摂食機能は，乳汁を吸うことから，食物をかみつぶして飲み込むことへと発達し，摂取する食品は量や種類が多くなり，献立や調理の形態も変化していく．また摂食行動は，しだいに自立へと向かっていく(図9.8)．

a.　離乳の開始

　離乳の開始とは，なめらかにすりつぶした状態の食物を初めて与えたときをいう．その時期は生後5, 6か月頃が適当である．発達の目安としては，首のすわ

		離乳の開始 → 離乳の完了			
		以下に示す事項は，あくまでも目安であり，子どもの食欲や発育・発達の状況に応じて調整する．			
		離乳初期 生後5〜6か月頃	離乳中期 生後7〜8か月頃	離乳後期 生後9〜11か月頃	離乳完了期 生後12〜18か月頃
食べ方の目安		○子どもの様子をみながら1日1回1さじずつ始める． ○母乳や育児用ミルクは飲みたいだけ与える．	○1日2回食で，食事のリズムをつけていく． ○いろいろな味や舌ざわりを楽しめるように食品の種類を増やしていく．	○食事のリズムを大切に，1日3回食に進めていく． ○共食を通じて食の楽しい体験を積み重ねる．	○1日3回の食事のリズムを大切に，生活リズムを整える． ○手づかみ食べにより，自分で食べる楽しみを増やす．
調理形態		なめらかにすりつぶした状態	舌でつぶせる固さ	歯ぐきでつぶせる固さ	歯ぐきで噛める固さ
1回当たりの目安量					
I	穀類 (g)	つぶしがゆから始める． すりつぶした野菜なども試してみる． 慣れてきたら，つぶした豆腐・白身魚・卵黄などを試してみる．	全がゆ 50〜80	全がゆ 90〜軟飯80	軟飯80〜 ご飯80
II	野菜・果物 (g)		20〜30	30〜40	40〜50
III	魚 (g)		10〜15	15	15〜20
	または肉 (g)		10〜15	15	15〜20
	または豆腐 (g)		30〜40	45	50〜55
	または卵 (個)		卵黄1〜 全卵1/3	全卵1/2	全卵1/2〜2/3
	または乳製品 (g)		50〜70	80	100
歯の萌出の目安			乳歯が生え始める．		1歳前後で前歯が8本生えそろう． 離乳完了期の後半頃に奥歯（第一乳臼歯）が生え始める．
摂食機能の目安		口を閉じて取り込みや飲み込みが出来るようになる．	舌と上あごで潰していくことが出来るようになる．	歯ぐきで潰すことが出来るようになる．	歯を使うようになる．

りがしっかりしている，支えてやるとすわれる，食物に興味を示す，スプーンなどを口に入れても舌で押し出すことが少なくなる（哺乳反射の減弱）などが挙げられる．乳児にとって最適な栄養源は乳汁であり，離乳の開始前に果汁やイオン飲料

を与えることの栄養学的な意義は認められていない．また，はちみつは，乳児ボツリヌス症を引き起こすリスクがあるため1歳を過ぎるまで与えない．

b. 離乳の進行

　離乳の進行とは，発育および発達の状況に応じて食品の量や種類および形態を調整しながら，食べる経験を通じて摂食機能を獲得し，成長していく過程である．食事を規則的に摂ることで生活リズムを整え，食べる意欲を育み，食べる楽しさを体験していくことを目標とする．

①離乳初期(生後5か月～6か月頃)では，離乳食は1日1回与える．母乳または育児用ミルクは子どもの欲するままに与える．この時期は，離乳食を飲み込むこと，その舌ざわりや味に慣れることが主目的である．

②離乳中期(生後7か月～8か月頃)では，離乳食は1日2回にしていく．母乳または育児用ミルクは離乳食の後にそれぞれ与え，離乳食とは別に母乳は子どもの欲するままに，育児用ミルクは1日に3回程度与える．生後7，8か月頃からは舌でつぶせる固さのものを与える．

③離乳後期(生後9か月～11か月頃)では，離乳食は1日3回にし，歯ぐきでつぶせる固さのものを与える．食欲に応じて，離乳食の量を増やし，離乳食の後に母乳または育児用ミルクを与える．離乳食とは別に，母乳は子どもの欲するままに，育児用ミルクは1日2回程度与える．鉄の不足には十分配慮する．

c. 離乳の完了

　離乳の完了とは，形のある食物をかみつぶすことができるようになり，エネルギーや栄養素の大部分が母乳または育児用ミルク以外の食物からとれるようになった状態をいう．その時期は生後12か月から18か月頃である．なお，咀嚼機能は，乳臼歯が生え，乳歯の生え揃う2歳半頃までに獲得される．

　食事は，1日3回となり，そのほかに1日1～2回の間食を目安とする．母乳または育児用ミルクは，一人ひとりの子どもの離乳の進行および完了の状況に応じて与える．なお，離乳の完了とは，母乳または育児用ミルクを飲んでいない状態を意味するものではない．

d. 離乳食の進め方(図9.8)

(1) 食べ方の目安　　食欲を育み，規則的な食事のリズムで生活リズムを整え，食べる楽しさを体験していくことを目標とする．

(2) 食事の目安　　乳汁を吸うことから食物をかみつぶして飲み込むことへと摂食機能を発達させ，多様な食品や料理が食べられるようにし，摂食行動の自立を促すことが離乳の目的である．離乳の進行に応じて与える食品の種類を増やしていく．離乳の開始では，アレルギーの心配のないおかゆ(米)から始めていく．新しい食品を与え始めるときは，一さじずつ与え，乳児の様子をみながら増量していく．食品に慣れてきたら，じゃがいもや野菜，果物を，さらに豆腐や白身魚な

ど，種類を増やしていく．なお，はちみつは，乳児ボツリヌス症予防のため，満1歳までは使用しない．離乳が進むにつれて，卵は固ゆでの卵黄から全卵に，魚は白身魚から赤身魚へと進める．ヨーグルト，塩分や脂肪の少ないチーズを用いることも可能となる．脂肪の多い肉類は少し遅らせて始めるが，食べやすく調理した脂肪の少ない鶏肉，豆類，各種野菜，海藻などは徐々に種類を増やしていくようにする．生後9か月以降は，鉄が不足しやすくなるので，赤身の魚や肉，レバーを取り入れ，調理用に使用する牛乳・乳製品の代わりに育児用ミルクを使用するなどの工夫が必要である．

(3) フォローアップミルク　フォローアップミルクは母乳の代替え食品ではなく，離乳が順調に進んでいる場合は，使用する必要はない．離乳が順調に進まず，鉄欠乏のリスクが高い場合や，適正な体重増加がみられない場合には，医師に相談したうえで必要に応じて利用する．

(4) 手づかみ食べ　「手づかみ食べ」は食べ物を目で確かめて，手指でつかんで，口まで運び口に入れるという目と手と口の協調運動であり，摂食機能の発達の上で重要な過程となる．摂食機能の発達過程では，手づかみ食べが上達し，目と手と口の協働ができていることにより，食器・食具が上手に使えるようになる．またこの時期には，「自分でやりたい」という欲求が出てくるようになり，「自分で食べる」機能の発達を促す観点からも重要である．

(5) ベビーフードについて　離乳食は，手作りが好ましいが，ベビーフードなどの加工食品を上手に使用することにより，離乳食を作ることに対する保護者の負担が少しでも軽減するのであれば，ベビーフードの利用も一つの方法である．平成27年乳幼児栄養調査において，離乳食について，何かしらの困ったことがあると回答した保護者は74.1%であり，「作るのが負担，大変」と回答した保護者の割合は最も高い．ベビーフードは，各月齢の子どもに適する多様な製品が市販されており，手軽に使用ができる一方，そればかりに頼ることの課題も指摘されていることから，ベビーフードを利用する際の留意点を踏まえ，適切な活用方法を周知することが重要である（表9.4）．

利点	課題
①単品で用いるほかに，手作りの離乳食と併用すると，食品数，調理形態も豊かになる	①多種類の食材を使用した製品は，それぞれの味や固さが体験しにくい
②月齢に合わせて粘度，固さ，粒の大きさなどが調整されているので，離乳食を手作りする場合の見本となる	②ベビーフードだけで1食を揃えた場合，栄養素などのバランスが取りにくい場合がある
③製品の外箱などに離乳食メニューが提案されているものもあり，離乳食の取り合わせの参考になる	③製品によっては子どもの咀しゃく機能に対して固すぎたり，軟らかすぎることがある

表9.4 ベビーフードの利点と課題
［授乳・離乳の支援ガイド（2019年改定版），p.35］

9.5 | 乳児期の栄養管理

A. 栄養評価

　栄養状態の評価は，乳児の成長に関して重要である．食物・栄養に関連する履歴，身体計測，生化学データ，臨床検査と手順，栄養に焦点を当てた身体所見，個人履歴により評価指標を得る．

a. 食物・栄養に関連する履歴（FH）

　乳児の食事は母乳と離乳食となる．母体の母乳泌乳量や，児の離乳食摂取量により，成長に大きく影響する．母乳栄養児では，哺乳量の測定とともに母親の食生活状況を調査することが望ましい．近年は，タンパク質やビタミンの不足による明らかな欠乏症状は減少しているが，軽度の潜在的欠乏症は依然として認められる．

b. 身体計測（AD）

　乳児が適正に発育しているかどうかを評価するため，身長，体重，胸囲，頭囲，身長と体重のバランス，頭囲と胸囲のバランスを測定し評価する．2010年発表の乳・幼児身体発育値に基づいて算出された身長・体重の発育パーセンタイル曲線が標準値として参考になる．

c. 生化学データ，臨床検査と手順（BD）

　血液・尿などから得られる生化学データには，血清タンパク質，血清脂質，ヘモグロビン濃度，ヘマトクリット値，尿タンパク・糖，先天性代謝異常に関するマススクリーニングテストなどがある．低出生体重児における貧血や非経口的栄養補給時における微量元素（亜鉛，銅など）の欠乏症を早期発見するには生化学的検査が必要である．

d. 栄養に焦点を当てた身体所見（PD）

　栄養に焦点をあてた身体所見では，月齢に応じた身体の発育，運動機能の発達，精神の発達状況，大泉門の閉鎖状況を観察し，月齢通り成長をしているかを観察する．運動機能の発達には，厚生労働省が身体発育調査をふまえて発表している運動機能通過率が参考となる．健康な乳児は体重の増加など順調な発育を示し，運動は活発で，機嫌よく，体温，食欲，便通も正しく，十分に眠り，皮膚には弾力やうるおいがある．これは身体と精神のあらゆる機能が順調に営まれているということである．

e. 個人履歴（CH）

　食事に関する個人的履歴，家族履歴，食事療法に関する治療履歴，疾病歴（先

天性代謝異常など）やその治療歴などを記録する．

B. 栄養診断

　栄養診断では，各年齢の平均と標準偏差を用いる方法や，乳児身体発育曲線に，身長，体重の値をプロットして，パーセンタイル曲線を用いる方法にて評価する．母乳栄養児は，人工栄養児と比べて，体重増加が緩やかといわれている．1日の平均体重増加が25 g未満であれば，母乳やミルクの授乳回数，授乳の時間が十分か，抱き方含ませ方は適切か，などを評価する．

　身長と頭囲も乳児の発育の評価では重要であり，低栄養の影響は体重→身長→頭囲の順で現れることから，身長の伸びが緩やかになってきたら低身長を起こす疾病に罹患していないか，摂取する栄養量をどう増やすか，評価する．

C. 栄養介入

　栄養診断で得られた結果に基づき，問題があると判断された場合，対象乳児の栄養改善のために具体的な方法を計画・実施する．乳児の場合は，保護者の了承のもと行う．

a. 栄養介入計画

　対象となる児の月齢に応じた身体状況を把握し，エネルギーおよび各栄養素を設定する．この際，乳児身体発育曲線やカウプ指数，日本人の食事摂取基準（2020年版）が参考となる．児の身長，体重，肥満度および月齢に応じた身体の発育，運動機能の発達，精神の発達状況，家庭環境など考慮し，立案する．

b. 実施

　児の栄養状態を改善するため，栄養診断に基づき立案された栄養管理計画書（栄養補給，栄養教育，関連領域との調整）の具体的内容を行う．

D. 栄養モニタリングと評価（判定）

　栄養モニタリングとして，栄養管理計画に実施上の問題がなかったかを評価・判定し，問題の修正は直ちに実行に移し，モニタリング結果を栄養管理計画にフィードバックさせる（p. 96参照）．

E. アウトカム（結果）管理システム

　各評価過程で得られた栄養管理の結果を栄養管理事例報告としてSOAP記録に基づき，簡潔にまとめ，POMR記録としてまとめる．

9.6 乳児期の栄養管理・事例研究

具体的な乳児期の栄養管理の事例として，10か月の男児について具体的に検討する.

事例

　10か月齢，男児. 身長：72.8 cm，体重：8.5 kg（体重減少5%），乳児身体発育曲線において，身長75パーセンタイル値，体重50パーセンタイル値. 家族構成は，父親38歳，母親35歳，兄8歳，姉6歳，祖父67歳.

　2日前から発熱(38℃)，吐き気，嘔吐，食欲低下，白色の下痢がみられた. 体水分や電解質が失われ，ぐったりとして脱水症状がみられた. 祖父にも同様の症状がみられた.

A. 栄養評価

栄養評価を食物・栄養に関連する履歴（FH），身体計測（AD），生化学データ，臨床検査と手順（BD），栄養に焦点を当てた身体所見（PD），個人履歴（CH）に従って整理すると表9.5となる.

B. 栄養診断

栄養評価各項目に基づいて栄養診断を行うと，

#NB-3.1 体重減少が5%であり，白色の下痢がみられ，ぐったりとした脱水症状を呈していることから（S），汚染された水や食物への曝露が原因である（E）安全でない食物の摂取（P）と判断（診断）できる.

表9.5 乳児期の栄養管理の事例
［福田ひとみ，NEXT応用栄養学実習（木戸康博ほか編），p.84，講談社（2013）より改変］

C. 栄養介入

#1 水分の摂取不足を起こしていることから十分な水分補給と食事療法を行う.

#2 嘔吐しない程度の少量（20～30 mL）から始め嘔吐のないことを確認して，

氏名		A. K.	生年月日	20＊＊年5月6日(10か月)	性別	男児	家族構成・家族歴
AD	身体計測	身長 体重	72.8 cm 8.5 kg(体重減少 5%)				父親38歳，母親35歳，兄8歳，姉6歳，祖父67歳
PD	身体所見など	2日前から発熱(38℃)，吐き気，嘔吐，食欲低下，白色の下痢がみられた. 体水分や電解質が失われ，ぐったりとして脱水症状がみられた. 祖父にも同様の症状がみられた.					
BD	生化学検査など	なし					
FH	食物・栄養関連	なし					
CH	個人履歴	出生時から検診での異常指摘はない.					

約30分ごとに30〜50％ずつ増量し，嘔吐があれば量を下げる．最初の
うちは乳児用イオン飲料や，経口補水液，お茶やスープのみを与える．

#3 症状が落ち着き離乳食を再開するときは，便の状態を観察し，1週間かけ
て元の食事へ戻す．

#4 消化のよい，米がゆ，うどん，パンがゆ，イモ類などを中心とする．

#5 食物・栄養の提供
　①エネルギー：エネルギーの目安量は700 kcal／日
　②タンパク質：タンパク質の目安量は25 g／日

D. 栄養モニタリングと評価（判定）

#1 下痢症状の改善をモニタリングする．

#2 脱水症状の改善をモニタリングする．

#3 食事摂取量の改善をモニタリングする．

#4 体重の改善をモニタリングする．

1）乳児期は成長の著しい時期である．その評価にはカウプ指数を用いる．
　発育と発達を統合して成長という．乳児期の成長は個人差が大きい．
2）離乳とともに消化機能が整い，腸内細菌叢も変化して便の様子も変わる．
3）母乳は母親の食生活の影響を受けるので，母親の栄養管理が大切である．
4）1日に必要とする水分量（体重1 kgあたり）は成人の2〜3倍となり，水
　分出納の乱れは脱水症を起こしやすい．
5）離乳は生後5，6か月から開始し，12〜18か月ころに完了する．
6）離乳期には，食欲不振，下痢，便秘，食物アレルギーが多い．

10. 幼児期の栄養

　幼児期とは，1歳から5歳（小学校入学前）までの約5年間をいい，3歳未満を幼児期前期，3歳以上を幼児期後期と分けることもある．身長，体重などの発育は乳児期に比べて緩やかになるが，体重は2歳から5歳の間で約2倍，身長は約1.5倍にもなる．また，筋肉量が増加して運動機能が発達し，精神・神経機能の発達も著しい時期である．基礎代謝基準値や体重あたりの栄養素の必要量は成人に比べて高いが，咀嚼機能や消化，吸収，代謝能力が未熟であり，また胃の容積が小さいため1回に食べられる量が少ない．摂食行動の発達も著しく変化するため，幼児期は今後の食生活の基礎を築くうえで大切な時期である．

10.1 幼児期の身体状況の変化

A. 身体発育

a. 身長と体重の変化

　全国の乳幼児の身体発育値が厚生労働省より10年ごとに報告されている．2010（平成22）年の幼児の体重，身長，胸囲，頭囲の平均値を表10.1に示す．体重は1歳から2歳で約2.5 kg，2〜5歳では年間約2 kg増加する．身長は，1歳から2歳で約12 cm，2〜5歳では年間約7 cm伸び，4歳頃に100 cmに達する．乳児期の皮下脂肪の多い丸みのある体型から，幼児期には筋肉や骨格の発育や運動量増加によって，すらりとした子どもの体形へと変化する．

b. 頭囲と胸囲

　出生時では頭囲が胸囲を上回っているが，1歳時には頭囲と胸囲がほぼ同じになる．胸囲は栄養状態を反映し，1歳以降，栄養状態に問題がなければ胸囲のほうが頭囲よりも大きくなる．胸郭の形状は，出生時に左右径と前後径とがほぼ等しいが，年齢とともに左右径が大きくなる．

表 10.1　幼児の体重，身長，胸囲，頭囲の平均値
［平成 22 年度乳幼児身体発育調査］

	体重（kg）		身長（cm）		胸囲（cm）		頭囲（cm）	
年・月齢	男	女	男	女	男	女	男	女
1 年 0 〜 1 月未満	9.28	8.71	74.9	73.3	46.1	44.8	46.2	45.1
1 〜 2	9.46	8.89	75.8	74.3	46.4	45.1	46.5	45.4
2 〜 3	9.65	9.06	76.8	75.3	46.6	45.3	46.8	45.6
3 〜 4	9.84	9.24	77.8	76.3	46.9	45.5	47.0	45.9
4 〜 5	10.03	9.42	78.8	77.2	47.1	45.8	47.3	46.1
5 〜 6	10.22	9.61	79.7	78.2	47.3	46.0	47.4	46.3
6 〜 7	10.41	9.79	80.6	79.2	47.6	46.2	47.6	46.5
7 〜 8	10.61	9.98	81.6	80.1	47.8	46.5	47.8	46.6
8 〜 9	10.80	10.16	82.5	81.1	48.0	46.7	47.9	46.8
9 〜 10	10.99	10.35	83.4	82.0	48.3	46.9	48.0	46.9
10 〜 11	11.18	10.54	84.3	82.9	48.5	47.1	48.2	47.0
11 〜 12	11.37	10.73	85.1	83.8	48.7	47.3	48.3	47.2
2 年 0 〜 6 月未満	12.03	11.39	86.7	85.4	49.4	48.0	48.6	47.5
6 〜 12	13.10	12.50	91.2	89.9	50.4	49.0	49.2	48.2
3 年 0 〜 6 月未満	14.10	13.59	95.1	93.9	51.3	49.9	49.7	48.7
6 〜 12	15.06	14.64	98.7	97.5	52.2	50.8	50.1	49.2
4 年 0 〜 6 月未満	15.99	15.65	102.0	100.9	53.1	51.8	50.5	49.6
6 〜 12	16.92	16.65	105.1	104.1	54.1	52.9	50.8	50.0
5 年 0 〜 6 月未満	17.88	17.64	108.2	107.3	55.1	53.9	51.1	50.4
6 〜 12	18.92	18.64	111.4	110.5	56.0	54.8	51.3	50.7
6 年 0 〜 6 月未満	20.05	19.66	114.9	113.7	56.9	55.5	51.6	50.9

c. 運動機能と精神機能

運動機能の発達は，首・肩・腰といった身体の中心部から腕・手・指のような末梢部へと向かう．また，中枢神経系の成熟に伴って，ひとり歩き，両足とび，スキップなど下肢を使う粗大運動から，指先の運動機能（微細運動）が発達する．

精神機能面では，言語を理解して行動するようになり，また言語を使って自分の意思を表現できるようになる．3歳を過ぎると我慢することや食べ物を分けてあげることができるようになり，4歳以降では食べることの意味や健康と食事との関連も理解し始める．

d. 口腔機能，摂食機能（図10.1）

生後6〜7か月頃から生え始めた乳歯は，2歳半頃までに20本生え揃う．幼児の食べ物を咀嚼する能力は歯の本数が大きく関係している．1歳児では前歯で食べ物を噛み切ることは可能で，第一乳臼歯が生え始めると食物をすりつぶすようになるが，まだ奥歯が生え揃っていないので硬いものや弾力のあるものをすりつぶすことは難しい．乳臼歯（奥歯）が上下生え揃う生後20か月から2歳半頃に本

図 10.1 幼児期と幼
児食
[幼児食懇話会編，幼
児食の基本．日本医事
出版（1998）改変]

区 分	離乳食		幼児食		
食の要点	9～11か月ごろ	1～1歳半 1歳ごろ	2歳ごろ	3～5歳
発 達	はいはい	2本足歩行・手指を使う		自我の発達
生 歯		前歯，第一乳臼歯	乳歯が生えそろう，第二乳歯	安定した時期
口腔機能発達段階		咬断期・一口量学習期	乳臼歯咀嚼学習期	咀嚼機能成熟期
食具使用機能発達段階		食具使用学習開始期	食具使用学習期	食具使用成熟期
食べ方 手づかみ	遊び食べ，こぼす			
スプーン			すくう，口などで食べる	
フォーク				
食生活	乳汁以外の食事	食への意欲・興味	食を楽しむ 味わう 比較する	残す，分ける，ためておく，ゆずる 食事のマナー 社会食べ

表 10.2 消化器系の
発達
[伊藤節子，応用栄養
学 改訂第5版（医薬基
盤・健康・栄養研究所
監修），p. 151，南江堂
（2015）]

	1歳	5歳	成人
唾液（mL/日）	50～150	400～500	1,000～1,500
胃容量（mL）	370～460	700～850	3,000
胃液分泌量（mL/時）	42.5	42.5	143.2
肝重量（g）	350～400	550～620	1,500～1,800
膵重量（g）	12	25	80

格的に咀嚼ができるようになるものの，噛む力はまだ弱いので硬すぎるものは処理できないことも多い．3歳以降になると奥歯で噛むことが上手になり，大人とほぼ同じものが食べられるようになる．1歳児では乳児期の手づかみ食べからスプーンやフォークを使って一人で食べるようになり，ストローやコップで飲むことができるようになる．3歳頃には箸を使うこともできるようになるが，使い始めの時期は「握り箸」や2本の箸が交差する「クロス箸」もみられる．箸の使い方は徐々に上達し，しだいに箸が交差せずに食べ物を挟むことができるようになる．一方，食事の場面での遊び食い，偏食，食欲不振などのさまざまな問題が生じるため，この時期に正しい食生活習慣を身につけさせることが必要である．

e. 消化・吸収機能

幼児期は歯の発育とともに咀嚼機能が完成していく時期であると同時に離乳食による食事形態や糖質摂取量の変化により唾液腺の大きさと機能が急速に発達し，唾液や胃液の分泌量の増加，胃の容量の増大がみられる（表10.2）．腸の長さは5～6mと身長の約6倍になる．肝臓の重量は1歳時では約150gで体重の約5%，5歳時では約620gで体重の約3.5%を占め，成人の約2.5%に比較して体重に対する割合は低年齢児ほど高い．

f. 呼吸と循環機能

2～3歳頃までは横隔膜による腹式呼吸が主であるが，学童期にかけて胸式呼吸へと移行する．幼児は成人に比べて1回換気量が少なく，呼吸数が多い．脈拍数は新生児期が最も多く成長に伴い減少する．

g. 体水分量

幼児期は成人に比べて体重に占める水分量の割合が多く，約70%である．乳幼児は汗腺が多く呼吸数も多いため不感蒸泄量が多い．また，腎機能が未熟なため尿中への水分の排泄も多い．

h. 赤血球数とヘモグロビン(血色素)量

赤血球数とヘモグロビン濃度は，生後から幼児期で大きな変動を示す．出生後には平均530万/mm^{3}であった赤血球数は，生後3～4か月に380万/mm^{3}に減少するが(生理的貧血)，その後回復し1歳時には450万/mm^3，6歳時で460万/mm^{3}となる．ヘモグロビン濃度も赤血球数と同様な変動を示し，出生後平均18.5g/dLが3か月には11.5g/dLにまで低下する．その後幼児期にかけて回復し，6歳頃には12.5g/dL程度となる．

10.2 幼児期の食事摂取基準

日本人の食事摂取基準(2020年版)における幼児期は，1～2歳，3～5歳の2区分で策定されている．参照体位は日本小児内分泌学会・日本成長学会合同標準値委員会による小児の体格評価に用いる身長，体重の標準値を基に年齢区分に応じて，当該年齢階級の中央値が引用されている．幼児期の食事摂取基準の策定において，有用な研究で小児を対象としたものは少ないので，十分なエビデンスがなかった場合は原則として成人の値から外挿した式で算出している．

A. エネルギー

幼児での身体活動レベルはⅡ(ふつう)のみが設定され，1～2歳の男児950kcal/日，女児900kcal/日，3～5歳の男児1,300kcal/日，女児1,250kcal/日である．エネルギー産生栄養素は，必要なエネルギー量を確保したうえでのエネルギー産生栄養素バランスとして目標量が設定されており，タンパク質13～20%エネルギー，脂質20～30%エネルギー，炭水化物50～65%エネルギーである．

B. タンパク質

1～2歳，3～5歳ともに，推定平均必要量，推奨量，目標量が設定されている．

男女とも推定平均必要量は1〜2歳で15g/日，3〜5歳で20g/日，推奨量は1〜2歳で20g/日，3〜5歳で25g/日である．推定平均必要量算定の参照値は，タンパク質維持必要量と成長に伴い蓄積されるタンパク質蓄積量から要因加算法によって算出されている．推奨量は推定平均必要量に推奨量算定係数1.25を乗じた値としている．

C. ビタミン

a. ビタミンA

推定平均必要量と推奨量とが算定されている．肝臓内ビタミンA最小貯蔵量である20μg/gを維持するのに必要なビタミンA摂取量が推定平均必要量算定の根拠となる．しかし，これまで健康な小児で推定平均必要量を算出するためのデータは報告されていない．そこで，5歳以下の小児では18.7μg/kg体重/日×参照体重×(1+成長因子)の式で求める．推奨量は，個人間の変動係数を20%と見積もり，推定平均必要量に推奨量算定係数1.4を乗じた値とした．耐容上限量は18〜29歳の耐容上限量を体重比から外挿して設定されている．

b. ビタミンD

小児の目安量は成人で得られた目安量を基に成長因子を考慮し，体重比の0.75乗を用いて体表面積を推定する方法により外挿して求められた．耐容上限量は1〜2歳児では20μg/日，3〜5歳児では30μg/日である．

c. ビタミンE

ビタミンEの食事摂取基準は目安量と耐容上限量とが設定されている．目安量は平成28年国民健康・栄養調査における男女の摂取量の平均値とした．幼児における耐容上限量は，健康な成人のα-トコフェロールの健康障害非発現量は800mg/日と考えられていることから，800mg/日と参照体重から年齢階級ごとに算出されている．

d. ビタミンK

ビタミンKは血液凝固や骨形成の調整，動脈の石灰化抑制といった生理作用をもち，ビタミンKが欠乏すると血液凝固が遅延する．小児の目安量は成人の目安量を基に成長因子を考慮し，体重比の0.75乗を用いて体表面積を推定する方法で外挿し求められている．

e. 水溶性ビタミン

1〜2歳，3〜5歳とも，ビタミンB_1，B_2，ナイアシン，B_6，B_{12}，葉酸，Cでは推定平均必要量と推奨量が算定されている．パントテン酸とビオチンでは目安量が算定されている．ナイアシン，ビタミンB_6，葉酸では耐容上限量が算定されているが，通常の食品摂取ではなくビタミン強化食品やサプリメント摂取時に適応されるものである．

D. ミネラル（無機質）

a. カルシウム

要因加算法により，推定平均必要量と推奨量が算定されている．1〜2歳児の推定平均必要量は男女とも350 mg／日，推奨量は男児450 mg／日，女児400 mg／日である．3〜5歳児では，男児の推定平均必要量，推奨量はそれぞれ500 mg／日，600 mg／日，女児の推定平均必要量と推奨量はそれぞれ450 mg／日，550 mg／日である．

耐容上限量は設定されていないが，多量摂取を勧めるものでも，多量摂取の安全性を保証するものでもない．

b. 鉄

要因加算法により，推定平均必要量，推奨量が算定されている．1〜2歳児では男女とも推定平均必要量は3.0 mg／日，推奨量は4.5 mg／日である．3〜5歳児では男女とも推定平均必要量が4.0 mg／日，推奨量が5.5 mg／日である．

耐容上限量は1〜2歳の男児では25 mg／日，女児では20 mg／日，3〜5歳児では男女とも25 mg／日である．

10.3 | 幼児期の健康障害

a. 肥満

小児肥満の多くは単純性肥満であり，過食や運動不足といった摂取エネルギーが消費エネルギーを上回る状態の継続によって脂肪組織が蓄積されたものである．幼児期の肥満は学童期以降の肥満に移行しやすいため，幼児期の肥満の出現の有無が今後の発育，発達だけでなく健康障害の発症リスクにおいて非常に重要となる．症例は少ないものの，クッシング症候群などの特定の原因疾患による肥満もある．

幼児肥満の判定には，カウプ指数（図10.6参照）や肥満度を用いる．肥満度とは実測体重と標準体重との差を標準体重との比較により表したものであり，その違い（差）は標準体重からみた割合（%）で示される．幼児では肥満度＋15%以上が肥満と定義され，肥満度区分＋15%以上＋20%未満をふとりぎみ，＋20%以上＋30%未満をややふとりすぎ，＋30%以上をふとりすぎ，と呼称する．身長と体重から肥満度区分がすぐに判定できるグラフが幼児の身長体重曲線（図10.7参照）である．

b. やせ

身長に対する体重の割合または体重が著しく少ない状態を「やせ」といい，肥満度区分−20%超〜15%以下をやせ，−20%以下をやせすぎと判定する．

成長に必要なエネルギー不足の状態が長期間続くと，体脂肪の減少だけではなく，身長や頭囲の発育にも影響する．皮膚の緊張の喪失，しわ，胸部の皮下脂肪の減少，腹部の膨隆がみられる場合は注意が必要である．幼児期に体重減少することはないため，肥満治療以外の体重減少はすべて異常である．原因として多いのは食事摂取不足と嘔吐・下痢である．年長児になると内分泌疾患（甲状腺機能亢進症，糖尿病）などの疾患が原因で体重減少が生じることがある．

c. 貧血

　　幼児期の貧血には，成長に伴う鉄の需要の増加，鉄の摂取不足，タンパク質漏出性胃腸炎や食物アレルギーなどによる鉄吸収阻害が原因で鉄欠乏性貧血が起きやすい．特に離乳が順調に進んでおらず，1歳を過ぎても母乳中心で3回の食事が摂取できていない児では高度の貧血をきたしていることがあるので注意が必要である．また，大量の牛乳（600 mL/日）を3か月以上飲んでいると牛乳貧血を発症しやすい．

d. 脱水

　　幼児の体重に占める水分の割合は約70%と成人男性の60%と比べて多い．しかし，成人より貯蔵水の割合が少なく，嘔吐・下痢・発熱・発汗・暑熱環境下での水分消失は容易に脱水症を引き起こす．脱水症は血中ナトリウム濃度により高張性脱水，等張性脱水，低張性脱水に分類される．日本の幼児脱水症の約95%は等張性脱水であり，ついで高張性脱水が約5%，低張性脱水は少ない．

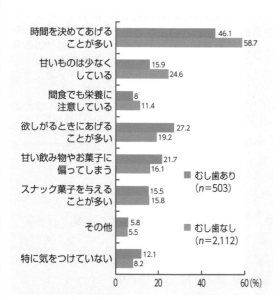

図10.2　むし歯の有無別　間食の与え方（回答者：2〜6歳児の保護者，複数回答）
[平成27年度乳幼児栄養調査（厚生労働省）]

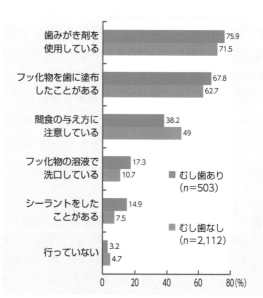

図10.3　むし歯の有無別　むし歯予防のための行動（回答者：2〜6歳児の保護者，複数回答）
[平成27年度乳幼児栄養調査（厚生労働省）]

e. う歯

乳児期に生え始めた乳歯は2歳半頃に生え揃い，6歳頃から永久歯が萌出して順次永久歯へと生え変わり，乳歯のう歯は永久歯のう歯と強い関連がある．「平成27年度乳幼児栄養調査」では2～6歳児のうち，19.2％にう歯があり，う歯を有する幼児の保護者には，欲しがるときに間食を与える者が多いこと(図10.2)，間食の与えかたに注意している者が少ないこと(図10.3)が示されていることから，幼児期では口腔内清掃や食習慣などの良好な基本的生活習慣の獲得が欠かせない．

f. 偏食

偏食は長期間にわたって特定の食品の好き嫌いが続く状態であり，2歳頃から始まりやすい．偏食について過度に神経質に考える必要はないが，偏食の原因となる生活や，食べ物の形態が口腔機能の発達に合っているかの見直しは重要である．

10.4 幼児期の栄養素補給

幼児期は「食を営む力」「生きる力」を培う重要な時期であるため，生活の中で人とのコミュニケーションや食を通じて経験したことが，心身の発育・発達に大きな影響を与える．また，味覚や食嗜好の基礎を培うことは，その後の食習慣にも影響を与える．幼児期は保育所や幼稚園に通い始め，食事のリズムが形成されやすい時期である．そのため，幼児期に正しい食習慣を身につけることは，生涯を通じた健康，特に生活習慣病予防という長期的な視点からも重要である．

a. 幼児の食事（食品構成と食事回数）

幼児期の1日のエネルギー必要量は900～1,300 kcalである．1日に必要なエネルギーや栄養素を1～2歳児では3回の食事と2回の間食，3～5歳児では3回の食事と1回の間食で補給する．1日の食事のエネルギー配分は，朝食：昼

表10.3 4つの食品群の年齢別，性別・身体活動レベル別食品構成（参考表）
（1人1日あたりの重量＝g）
［八訂食品成分表2021資料編（香川明夫監修），p. 86，女子栄養大学出版部（2021）］

身体活動レベルⅡ（ふつう） 食品群 年齢/性	第1群				第2群				第3群						第4群					
	乳・乳製品		卵		魚介・肉		豆・豆製品		野菜		芋		果物		穀類		油脂		砂糖	
	男	女	男	女	男	女	男	女	男	女	男	女	男	女	男	女	男	女	男	女
1～2歳	250	250	30	30	50	50	40	40	180	180	50	50	100	100	120	110	5	5	3	3
3～5歳	250	250	30	30	60	60	60	60	240	240	50	50	120	120	190	170	10	10	5	5

注1 野菜はきのこ，海藻を含む．また，野菜の1/3以上は緑黄色野菜でとることとする．
注2 エネルギー量は，「日本人の食事摂取基準（2020年版）」の参考表・推定エネルギー必要量の93～97％の割合で構成してある．各人の必要に応じて適宜調整すること．
注3 食品構成は「日本食品標準成分表2020年版（八訂）」で計算．

食：間食：夕食＝25：30：20：25が目安となる．幼児は昼間に活発に活動し，夜は早く就寝するので，昼間の食事に重点を置く．食品構成の例を表10.3に示す．幼児期の食事は1〜2歳，3〜5歳に大別されるが，1歳と2歳では咀嚼能力が異なることを念頭に入れて献立を考える．1歳児では異なる形状や硬さの食品が同一になっている食べ物は咀嚼しにくい．たとえば，かに玉あんかけのように柔らかい卵と少し硬いタケノコが混在している料理では，1歳児では具を丸のみしたり出してしまうが，2歳児では上手に咀嚼できる．

b．幼児の間食

幼児の消化能力は未熟であり，1回に食べられる量も限られるため，1日に3回の食事では必要なエネルギーや栄養素を満たすことが難しい．そこで栄養素を補給する補食として，間食が必要となる．補食としての間食であるため，甘い菓子でなければならないものではないが，幼児にとっての間食は栄養素補給以外に楽しみの要素もあるため，心理的な満足を与えられる食べ物である必要がある．幼児期において1日3回の食事と1〜2回の間食は時間を決めることで生活リズムを整え，空腹と満腹の感覚を覚えることにつながり，健全な生活習慣の基礎となる．間食の適量は運動量や体格の個人差もあるが，1日に必要なエネルギーの10〜20%が目安となる．

c．幼児の弁当

弁当は3回の食事の1回であるため，1日に必要なエネルギーや栄養素量の25〜30%は確保できるようにする．1〜2歳児では350 mL，3〜5歳児では450 mL程度の弁当箱が適当であり，弁当箱の1/2に主食，1/6に主菜，1/3に副菜を詰めると栄養バランスのよい弁当になる．幼児はまだ箸が上手に使えないことや，爪楊枝のような尖ったものは口腔内を傷つける危険性があるため，おかずの大きさや固さ，盛り付けなどを工夫して安全に食べやすくすることも考慮する．

d．保育所給食

「保育所保育指針」(2017年)では，保育所に対し，健康な生活の基本としての「食を営む力」の育成に向け，その基礎を培うことを目標とする食育の推進，食育の環境の整備が求められている．栄養士が配置されている場合はその専門性を生かして積極的に食育計画の策定や食育の取組の実践などにかかわることが期待される．「保育所における食事の提供ガイドライン」(2012年)では，保育所における食事の役割について，①発育・発達のための役割，②教育的役割，③保護者支援の役割としている．食事の提供にあたっては，「児童福祉施設における食事の提供ガイド」(2010年)において子どもの，①発育・発達状況，健康状態・栄養状態に適していること，②摂食機能に適していること，③食物の認知・受容，嗜好に配慮していることなどが求められている．保育所における食事の提供は集団としての

側面をもちつつも，離乳食や食物アレルギーのある子どもなどへの配慮が求められる．また，保護者に対する支援や地域における子育て支援も求められており，そのためには保育所内の多職種の連携が欠かせない．

　保育所での給食区分は大きく3歳未満児（未満児）と3歳以上児（以上児）に区分され，未満児食はさらに調乳・離乳食・1〜2歳児食に区分されて，栄養管理計画を立てる．1〜2歳児では昼食と午前10時と午後3時のおやつ，以上児では昼食と午後3時のおやつを提供するのが一般的である．1〜2歳児食は主食とおかずがそろった完全給食であるが，以上児では完全給食，または家庭から主食を持参する場合とがある．保育所では，「児童福祉施設における「食事摂取基準」を活用した食事計画について」（2015年）に基づき，昼食を提供する場合は対象となる子どもの生活状況や栄養摂取状況を把握・評価したうえで，1日全体の食事に占める特定の食事から摂取することが適当とされる給与栄養量の割合を勘案し，その目標を設定するよう努めて食事計画を立てる．

10.5 ｜ 幼児期の栄養管理

　エネルギー過剰摂取や運動不足で起こる幼児肥満，長期にわたる栄養摂取不足による低身長や低体重などの幼児期の栄養障害は，その後の身体発育や知能発達に大きく影響する．幼児期の栄養評価・判定は，身長，体重，頭囲や胸囲などの身体計測のほか，栄養状態に関する身体所見を評価し，栄養・食事調査とともに総合的に判断する．栄養障害が懸念される場合は生化学検査も行うが，小児の基準値は成人とは異なることが多い．

A. 栄養評価

　栄養評価を適切に行うためには，対象となる幼児についていろいろな情報を収集し，栄養状態を判定する．

a. 食物・栄養に関連した履歴（FH）

　食事に由来する栄養素や食品摂取量は重要な要素であり，摂取の過不足は幼児の成長に大きく影響する．幼児期の食事は保護者によって管理されていることから，保護者を対象にした食事調査が行われる．「平成27年度乳幼児栄養調査」では，2〜6歳児の保護者の約3割が食事で困っていることとして偏食を挙げている．また，小食という回答も15%程度あった（図10.4）．

b. 身体計測（AD）

　幼児期の身長は，短期間の栄養状態の影響は受けにくいものの，体重は総合的な発育の指標となる．そのため体重は身長とのバランスから栄養状態の評価に役

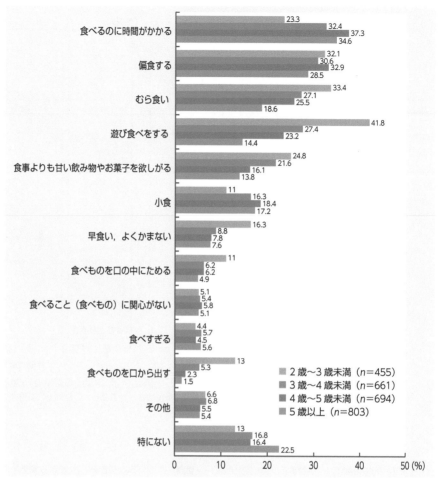

図 10.4　現在子どもの食事について困っていること（回答者：2～6歳児の保護者，複数回答）
[平成27年度乳幼児栄養調査（厚生労働省）]

立つ.

(1) パーセンタイル値による判定　　パーセンタイルとは，計測値の統計的分布の上で全体を100%としたとき，小さい値から数えて何%目の値かを示すものである．乳幼児の身体発育曲線（図10.5）は，厚生労働省が10年ごとに体重，身長，頭囲，胸囲を性別，月齢・年齢別に公表している．測定値が3～97%の間に入っていれば問題はないとされているが，この範囲外であってもパーセンタイル曲線にそって増加しているようであれば，その児なりの成長をとげていると判断できる．ただし，範囲内であっても発育曲線の急な上昇や下降がみられる場合や，範囲外の児の中には何らかの原因疾患がある可能性もあるので，慎重な経過観察と適切な時期における精査が必要である．

(2) 指数による判定（図10.6）　　乳幼児のやせや肥満の栄養状態を評価するには，カウプ指数が用いられる．

　　カウプ指数＝体重 kg / 身長 cm^2 × 10^4

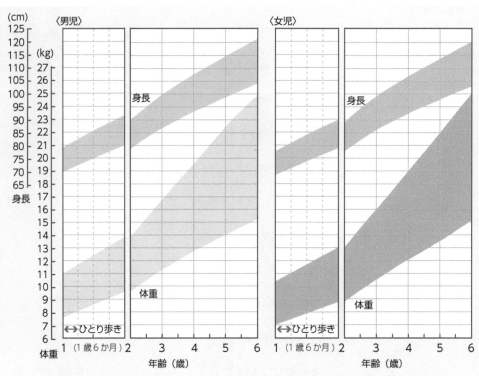

帯の中には，各月・年齢の 94 パーセントの子どもの値が入る．乳幼児の発育は個人差が大きいが，このグラフを一応の目安とする．なお，2 歳未満の身長は寝かせて測り，2 歳以上の身長は立たせて測った．

図 10.5　幼児身体発育曲線
[資料：平成 22 年乳幼児身体発育調査，母子保健法施行規則の母子健康手帳の様式]

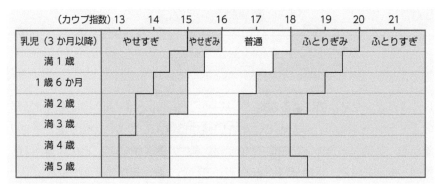

図 10.6　カウプ指数による発育状況の判定
[今村 (1995)]

乳幼児は年齢によって身体のバランスが大きく変化するので，カウプ指数による体格判定は年齢により異なることに注意する．

(3) 幼児の身長体重曲線による判定　　母子健康手帳には，身長体重曲線（図 10.7）があり，体重と身長の測定値から肥満度が判定できる．

c.　生化学データ，臨床検査と手順（BD）

　血液・尿などから得られる生化学データは，客観的で鋭敏な評価項目である．栄養障害が懸念される場合は生化学検査を行う．小児の検査基準値は年齢により

　　　　　　　　　　　　　　　　　　　　　10.　幼児期の栄養

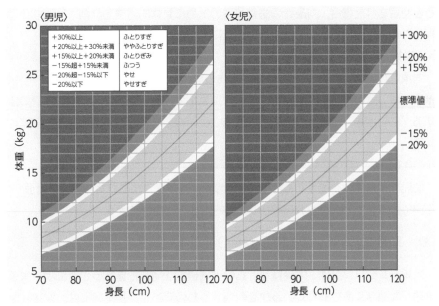

図 10.7　幼児の身長体重曲線
身長別の体重の値を 2次曲線で近似した成績による
［資料：平成 22 年乳幼児身体発育調査，母子保健法施行規則の母子健康手帳の様式］

図中の凡例：
〈男児〉	
＋30%以上	ふとりすぎ
＋20%以上 ＋30%未満	ややふとりすぎ
＋15%以上 ＋20%未満	ふとりぎみ
−15%超 ＋15%未満	ふつう
−20%超 −15%以下	やせ
−20%以下	やせすぎ

変化するため，データの読み取りには注意が必要である．

d.　栄養に焦点を当てた身体所見（PD）

　幼児期は 1歳児の離乳完了期から，成人とほぼ同様の食事形態をとることができるようになる就学前の時期が含まれる．発育と発達が著しい時期であるため，幼児期の栄養状態には充分な配慮が必要である．栄養障害は体温，血圧，脈拍，呼吸，皮膚症状，不定愁訴，尿量，体格などに現れる．身体の外観や顔の表情，皮膚の色などを観察する．

e.　個人履歴（CH）

　幼児期の栄養管理を行ううえで，既往歴（疾病状況）の有無が重要な要因となる．

B.　栄養診断

　栄養診断で重要なことは，栄養診断の根拠を示すとともに，その原因についても明示することである．つまり，栄養介入の計画と実施の目標の根拠となるとともに，モニタリングと評価（判定）の指標を示すものである．

　栄養診断の結果はPESとして記録する．エネルギーおよび各栄養素の摂取状況が適切か否かを共通の表現で示すことで栄養管理を行う担当者が共通理解するための基準である．栄養診断では，栄養状態を判定（診断）した根拠（S）とその原因（E）と診断名（P）を提案することが重要である．

C.　栄養介入

　栄養介入は，栄養評価で得た情報に基づく栄養診断により栄養状態に問題があ

ると判定された場合，対象者の栄養改善のために具体的方法を計画・実践する過程であり，幼児期においても以下の過程に従い行われる．

a. 栄養介入計画

対象となる幼児の身体状況（体重およびその増加率，BMI）およびエネルギー，各栄養素の摂取量の栄養診断結果をふまえ，エネルギーと栄養素の目標摂取量を設定する．このとき，日本人の食事摂取基準（2020年版）で示されている基準を参考にする．

b. 実施

幼児の栄養状態を改善するため，栄養診断に基づき立案された栄養介入計画（栄養補給，栄養教育，関連領域との調整）の具体的内容を速やかに行う．

D. 栄養モニタリングと評価（判定）

栄養モニタリングは，栄養管理計画の実施過程を随時把握することにより栄養管理が問題なく進められているかを観察するものである．基本的には，栄養診断の根拠となった指標(S)は必須である．

a. 経過モニタリング

経過モニタリングでは，幼児に対する実施プログラムの周知度，参加度，進行度，満足度，さらに企画内容の活用度，経費などを随時調査確認する．具体的には，幼児に対して提示した栄養素摂取量（残食含む），摂取に伴う満足度，調理に伴う経費や作業性などをみる過程である．

b. 影響モニタリング

影響モニタリングでは，栄養改善計画の対象者である幼児を対象にしたアンケート調査法，自由面接法，観察法などにより対象者の意識，態度，関心および意欲，理解，知識や技術の充実，行動などの変化に加えて，家族の反応・支援・理解の変化や生活環境の変化が改善されているかを調査し評価する過程である．

c. 評価（判定）

評価（判定）では，5つの評価（企画評価，経過評価，影響評価，結果評価，経済評価）を行い，最終的にそれらを総合的に評価（総合評価）する（p. 96参照）．

E. アウトカム（結果）管理システム

各評価過程で得られた栄養管理の結果を，POMR，SOAP，PESなどを用いて簡潔に記録・報告する．

10.6 | 幼児期の栄養管理・事例研究

具体的な幼児期の栄養管理として，5歳の男児の事例について具体的に検討する．

事例

　K幼稚園に勤務する管理栄養士である．担任教諭からＡさんの肥満改善について相談があった．Ａさんは5歳4か月（5歳児クラス），男児，身長110 cm，体重22 kg，肥満度18.1%．

　Ａさんの母親と面接した．初回面接で幼稚園入園後からの生活状況の変化を聞き取った．3歳児クラスのときは6時半起床，7時朝食，8時に母親と登園，15時に降園．帰宅後，おやつを食べて近所の友達と公園でサッカーなどをして遊び，17時には帰宅していた．夕食は18時半に摂っている．その後，入浴と家族団らんし，21時には就寝していた．4歳児クラスになってから，小学校の入学に備え，帰宅後におやつを食べて学習塾に通うようになった．毎週2回，16時から17時まで学習塾で学習し，帰宅後はテレビを見たりしてゴロゴロ過ごすようになった．学習塾に行かない日も公園で遊ぶ回数が減りテレビを見ていることが多い．夕食以降の過ごし方は変わっていない．幼稚園でも本を読むことが増え，園庭で走り回ることが少なくなった．

　食事の内容はこの1年で大きく変わることはなかったが，成長に伴い食欲が旺盛になった．最近の習慣的な食事摂取量を聞き取ると，エネルギー：1,500 kcal，タンパク質：50 g（タンパク質エネルギー比13.3%エネルギー），脂質エネルギー比37%エネルギー，炭水化物エネルギー比50%エネルギーであった．昨日の食事は，朝食：ご飯，味噌汁，卵焼き，野菜サラダ，牛乳．昼食は幼稚園の給食，おやつはドーナツと牛乳，夕食はカレーライスと野菜サラダ，牛乳．夕食後にスナック菓子を少し食べた．チーズやヨーグルトなどの乳製品が大好きで，牛乳を水代わりに飲んでいる．母親は牛乳や乳製品は成長期に必要な食べ物だからどれだけ食べてもよいと考え，冷蔵庫にはいつも常備しているという．

A. 栄養評価

　栄養評価を食物・栄養に関連する履歴（FH），身体計測（AD），生化学データ，臨床検査と手順（BD），栄養に焦点を当てた身体所見（PD），個人履歴（CH）に従って整理すると表10.4となる．

B. 栄養診断

　栄養評価各項目に基づいて栄養診断を行うと，

#1　NB-2.1　経口摂取よりも身体活動量が少なく体重22.0 kg，肥満度18.1%であることから（S），身体活動量が減少したことによる（E）身体活動不足の状態である（P）と判断（診断）できる．

#2　NI-2.2　食物およびエネルギーや栄養素の摂取量が真の必要量や推定必要量

氏名		A. H.	生年月日 20＊＊年＊＊月＊＊日（5歳4か月）	性別	男児	家族構成・家族歴
学年		幼稚園児（5歳児クラス）				父親35歳，母親30歳，妹2歳
AD	身体計測	身長 110.0 cm，体重 22.0 kg，肥満度 18.1%				
PD	現在までの生活状況	3歳児クラスのときは6時半起床，7時朝食，8時に母親と登園，15時に降園．帰宅後，おやつを食べて近所の友達と公園でサッカーなどをして遊び，17時には帰宅していた．夕食は18時半に摂っている．その後，入浴と家族団らんし，21時には就寝していた．4歳児クラスになってから，小学校の入学に備え，帰宅後におやつを食べて学習塾に通うようになった．毎週2回，16時から17時まで学習塾で学習し，帰宅後はテレビを見たりしてゴロゴロ過ごすようになった．学習塾に行かない日も公園で遊ぶ回数が減りテレビを見ていることが多い．夕食以降の過ごし方は変わっていない．幼稚園でも本を読むことが増え，園庭で走り回ることが少なくなった．			
BD	生化学検査など	なし				
FH	食生活状況	食事の内容はこの1年で大きく変わることはなかったが，成長に伴い食欲が旺盛になった．最近の習慣的な食事摂取量を聞き取ると，エネルギー：1,500 kcal，タンパク質：50 g（タンパク質エネルギー比13％エネルギー），脂質エネルギー比37％エネルギー，炭水化物エネルギー比50％エネルギーであった．昨日の食事は，朝食：ご飯，味噌汁，卵焼き，野菜サラダ，牛乳．昼食は幼稚園の給食，おやつはドーナツと牛乳，夕食はカレーライスと野菜サラダ，牛乳．夕食後にスナック菓子を少し食べた．チーズやヨーグルトなどの乳製品が大好きで，牛乳を水代わりに飲んでいる．母親は牛乳や乳製品は成長期に必要な食べ物だからどれだけ食べてもよいと考え，冷蔵庫にはいつも常備している．			
CH	個人履歴	特になし				

表 10.4　幼児期の栄養管理の例

と比較して多く，脂肪エネルギー比率（37％エネルギー）が高く，体重22.0 kg，肥満度18.1％であることから（S），身体活動量が減少し，消費エネルギーに対してエネルギーや脂質の摂取量が多いことによる（E）経口摂取量過剰の状態である（P）と判断（診断）できる．

C.　栄養介入

栄養診断の結果に基づき，栄養介入を行う．

#1　NB-2.1　学習塾に行かない日もテレビを見て外遊びをする時間が減ったことによる身体活動不足の状態であることから，幼稚園在園時間や帰宅後も積極的に友達と外遊びをして身体活動量を上げることを勧める．

#2　NI-2.2　食物および栄養素の摂取量が実際のエネルギー消費量と比較して多く，脂質エネルギー比率が高い（37％エネルギー）ことから，脂質摂取量を30％エネルギー以下とする．身長が伸びる時期であることから食事摂取量はそのままとし，身体活動量を上げることでエネルギー収支バランスをとる．栄養教育としては，食事のバランスと身体活動の必要性について母親とともに理解を深めるようにする．

D. 栄養モニタリングと評価（判定）

栄養診断の結果に基づき，栄養モニタリングと栄養管理全体の評価を行う．

#1 NB-2.1 身体活動量，身長，体重をモニタリングする．

#2 NI-2.2 食事内容をモニタリングし，適正な食事量，食事内容，栄養素やエネルギー摂取であることを確認する．

#1，#2ともに発育曲線を記録し，適切な身長と体重の増加となること，肥満度が適正となることをアウトカムとする．

E. アウトカム（結果）管理システム

この事例の場合，身体活動量が減少して肥満になっていることから，適切な身長と体重の増加と身体活動量の増加および生活習慣改善をアウトカム（結果）評価の指標とする．この事例の評価を5つの評価(企画評価, 経過評価, 影響評価, 結果評価, 経済評価)し，アウトカム管理システムに記録する．

---

1) 幼児期には筋肉量が増加して運動機能が発達し，運動量が増加して乳児体型から子どもの体型へと変化する．
2) 幼児期の食事は大きく1〜2歳と3〜5歳に分けて考える．
3) 幼児の食事内容は咀嚼機能の発達も鑑みて検討する．
4) 間食は1日に必要なエネルギーの10〜20%が目安となる．
5) 幼児の肥満判定にはカウプ指数や身長体重曲線が用いられる．
6) 幼児期は食欲のむらや好き嫌いが出てくるため，偏食が始まりやすい．

---

11. 学童期の栄養

11.1 学童期の身体状況の変化

　学童とは，「学校教育法」によって定められた小学校で学び義務教育を受ける学齢期の子どもをいう．すなわち年齢としては，満6歳〜13歳未満の小児である．学童期は胎児期，乳児期，幼児期に続く成長期で，学童期前半は幼児期から続くゆるやかな成長で推移するが，学童期後半の高学年のころを迎えると発育の急進期となり，身長，体重，性の分化など急激な発育・発達を遂げる．

　学童期前半は，体位（身長，体重）については性差が小さい．しかし，発育のスパートがかかる学童期後半においては，女子が9〜10歳，男子が11〜12歳あたりで発育が加速され，性分化も明確に起こり，男女差，個人差が現れる．特に女子の場合，この年齢付近では学童期と思春期の区別がつきにくい時期となる．

　学童期における学校教育現場での集団生活，学習行動，家庭での正しいライフスタイルを身につけさせることが，この時期の身体機能と精神が正常に発達するうえで重要な要因となる．学童期後半の思春期と重なり合う時期は，家族と子どもの間に食生活を含めたライフスタイルのずれが起こらないように努力することが，前述の正常な心身の成長を促すのに重要なことである．

A. 身体の発育・発達

a. 脳の発育・発達

　脳の神経細胞数は生まれたときには，もうほとんど大人の数に達しており，細胞分裂の速度はほぼゼロに等しいといわれる．脳の発育（重量増加）という点で最も大切な時期は，胎児期から生後2〜3年くらいであり，脳重量は2〜3歳くらいまでに成人の80％程度までになり，この時期に脳重量の増加率が最も大きい．頭囲は幼児期からゆるやかなカーブを描きあまり変化しないが，幼児期以後学童

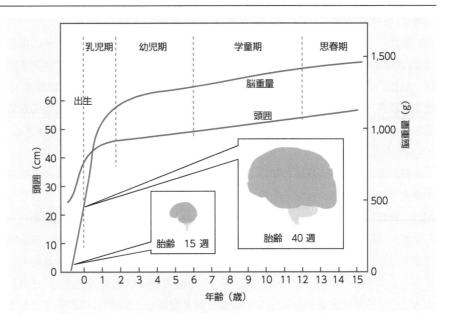

図 11.1　脳の重量変化と頭囲変化および出生時までの脳の様子

期前半頃までに成人の95％程度に達するといわれている．出生時の脳重量は350 〜 400 g程度ですでに成人重量の約1/4であるが，生後6 〜 10歳頃には1,200 〜 1,400 g程度にまで達する（図11.1）．

このように学童期には，脳は順調に発育して，複雑な機能を営みうるだけの十分な準備が整うものと考えられる．栄養が十分に供給され，さらに学校や家庭でのふれ合いや社会的経験，運動や遊びなどを通じてさまざまな感覚刺激が加えられることも重要である．記憶，思考，判断，情緒などの精神機能は，脳の中で複雑なはたらきが繰り返し行われることにより高まり，脳の成長が質，量ともに十分になされていく．学童期における脳の発育・発達は，社会生活を送るうえでも重要である．

b．身長と体重の変化

（1）身長　ヒトの一生では，身長の発育速度は2回のピークがある．第一のピークは，ヒトの一生の中で妊娠4 〜 5か月頃に最も大きい発育速度を示す．この時期（胎児期）を第一発育急進期という．その後の幼児期から学童期に至る間は，年間では数cm程度の増加量で伸びていく．この間は男女間に性差はない．しかし，次の思春期に入る頃（小学校中学年から高学年）には，個人差が大きくなり，男女差がみられるようになる．10歳頃から平均値で比べると女子の体位が男子よりも大きくなる．これは発育急進期（スパート）が男子よりも女子のほうが早く始まるからで，これに遅れること2年で，男子は，身長，体重とも女子以上に増加して体格もがっしりしてくる．学童期後半は，将来の健康な体格などをつくるためには重要な時期で，思春期の入り口にもあたり，身体的のみならず精神的にも非常

に重要な時期である.

(2) 体重　体重についても身長と同様，女子の場合は9歳頃より，男子の場合は11歳頃より年間の体重増加量が大きくなる．平均体重は，10歳までは男子のほうが重いのに対して，このころから女子のほうが重くなり男女逆転現象が12歳まで続き，再び男子のほうが重くなる．このように学童期後半には体重の増加量も大きくなるが，女子では学童期を過ぎると年間体重増加量もピークを過ぎる．

c. 骨と体型の変化

体格が大きくなり，身長も伸びていくのは骨の発育があるからで，身体各部位の骨発育が正常でないと，その機能にも影響する．学童期の身長がよく伸びる時期は，骨端部と骨幹部境界の骨端線（骨端軟骨板）付近で骨形成がさかんである．

体型的には，学童期前半で胸部の厚みより胸部左右の幅のほうが大きくなる特徴がある．胸郭を形成する肋骨は出生時には水平状態であったのが，学童期前半になると斜め前方に傾くようになり，5～10歳の間には胸骨の発生もみられ，大人に近い胸郭を形成するようになる．また体型全体も，出生時には四頭身であったのが，小学校入学時の学童期前半では六頭身程度になり，頭部，胴，手足長などすべて伸長する．学童期以前は主として胴の発育がみられ，幼児体型から小児体型へと変化する．学童期以降は足の伸長がみられ，やがて成人型の体型となる（p. 107，図9.1参照）．

d. 乳歯から永久歯へ

歯は，最初に生える乳歯とその後の永久歯に大別される．学童期はこの乳歯と永久歯が生えかわる時期である．およそ5～6歳頃から永久歯の第一大臼歯が生える．その後乳歯は永久歯と交代しながら12～13歳頃までに生えかわる（図11.2）．永久歯は成人の食生活に適応するために咀嚼能力を維持し，その後の消化吸収機能の一端を担い，健康増進の基礎として非常に重要である．

学童期のむし歯（う歯）は，児童・生徒の疾病・異常被患率（学校病）の中で最も高く，1979（昭和54）年には94.8%にもなったが，学校歯科保健対策の取り組みにより，2018（平成30）年には小学校全体で45.3%まで低下した．むし歯と歯周疾患は口腔の二大疾患で，歯の損失の主原因といわれる．歯が全部そろっているときとそうでないときでは，咬合力（咬合のバランス）に大きな差が出る．また，そのため食欲減退や偏食がちになることもあり，その後の成長にも影響する．正しい歯磨きの習慣指導だけでなく，食事をよくかんで食べ，唾液の分泌を促し，その作用によりむし歯になりにくい口腔環境をつくることへの教育も大切である．

図 11.2　歯の構造と
歯の生えかわりの時期

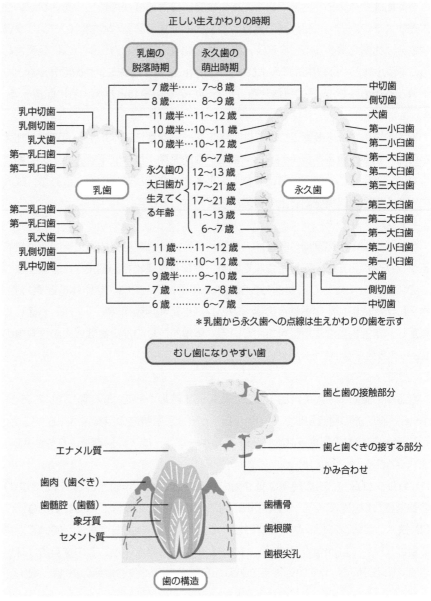

正しい生えかわりの時期

乳歯の脱落時期 / 永久歯の萌出時期

乳歯の脱落時期	永久歯の萌出時期	永久歯
7歳半	7〜8歳	中切歯
8歳	8〜9歳	側切歯
11歳半	11〜12歳	犬歯
10歳半	10〜11歳	第一小臼歯
10歳半	10〜12歳	第二小臼歯
6〜7歳		第一大臼歯
12〜13歳		第二大臼歯
17〜21歳		第三大臼歯

乳歯側：乳中切歯／乳側切歯／乳犬歯／第一乳臼歯／第二乳臼歯

永久歯の大臼歯が生えてくる年齢：6〜7歳／12〜13歳／17〜21歳／17〜21歳／11〜13歳／6〜7歳

永久歯側：第三大臼歯／第二大臼歯／第一大臼歯／第二小臼歯／第一小臼歯

乳歯		永久歯
第二乳臼歯	11歳 / 11〜12歳	犬歯
第一乳臼歯	10歳 / 10〜12歳	側切歯
乳犬歯	9歳半 / 9〜10歳	中切歯
乳側切歯	7歳 / 7〜8歳	
乳中切歯	6歳 / 6〜7歳	

＊乳歯から永久歯への点線は生えかわりの歯を示す

むし歯になりやすい歯

- 歯と歯の接触部分
- 歯と歯ぐきの接する部分
- かみ合わせ

- エナメル質
- 歯肉（歯ぐき）
- 歯髄腔（歯髄）
- 象牙質
- セメント質
- 歯槽骨
- 歯根膜
- 歯根尖孔

歯の構造

11.2 学童期の食事摂取基準

　学童期における各栄養素の必要量に関する正確な研究データは少なく，独自の資料に基づいて必要量が決定されているものは少ない．乳幼児と成人の必要量を参考に成人同様の考え方で食事摂取基準が策定されているものが多い（p. 262，付表11 〜 p. 264，付表13）．

学童期は身体活動が活発であり，後半は特に発育速度が加速し，身体状況の個人差が大きい．筋肉・諸臓器の発育や血液量の増加に必要な動物性のタンパク質や鉄分，代謝を調節するビタミン，骨や歯の発育に必要なカルシウムに代表されるミネラルなどの必要量は成人より多い．発育に必要なビタミンや微量元素などを十分とるためにも，食品の種類を多くして偏りのない食事となるように配慮する．

A. エネルギー

　推定エネルギー必要量についてはエネルギー消費量にエネルギー蓄積量が加えられる．基礎代謝基準値（kcal/kg体重/日）は幼児期よりは低下するが，成人期より高い．近年，この時期においてもエネルギー消費量が減少の傾向にあり，成人に対する場合と同様肥満防止の対策が必要となっている．

B. タンパク質

　タンパク質の推定平均必要量は，タンパク質維持必要量に成長に伴い蓄積されるタンパク質量を加えて算定されている．タンパク質維持必要量は1歳以上すべての年齢区分に対して男女とも0.66 g/kg体重/日を用い，参照体重を乗じて，さらに年齢に応じた体重維持の場合のタンパク質利用効率（70～75%）で除して算定し，年齢相当の蓄積量を加えている．体重あたりの推奨量は成人の推奨量の1.3～1.5倍になっている．

C. 脂質

　学童期の脂肪エネルギー比率は20～30%エネルギーで，成人期と同じである．n－6系脂肪酸の目安量は8～11 g/日，n－3系脂肪酸の目安量は1.6～2.2 g/日，飽和脂肪酸の目標量は，10%エネルギー以下，成人の目標量よりやや高い．

D. ミネラル

(1) カルシウム　　この時期は骨や歯の発育が著しく，年齢とともに1日あたりの蓄積量も増加してくる．過剰摂取に対処する耐容上限量は定められていない．

(2) 鉄　　ミオグロビンやヘモグロビンの増加による鉄需要は高まっている．推奨量は5.5～12.0 mg/日であり，10歳女子から有経女子としての推奨量が算出されている．不足しやすい栄養素であるから鉄分を多く含む食品の摂取に努める．

11.3 ｜学童期の健康障害

A. 肥満

　この時期の肥満は昭和40年代から増え，学校保健上の課題となっている．肥満傾向の児童の最近の出現率は10～12歳がピークとなっている．肥満には単純性肥満と症候性肥満があるが，学童期の肥満はほとんどが単純性肥満である．

小児期の肥満は成人期の肥満へ移行すると考えられており，生活習慣病発症の危険因子の1つである．成長期であるので厳しい食事制限は行わないが，次の点を注意する．

①食事は規則正しく，食品をバランスよくとる

②間食の管理

③過剰なエネルギー摂取，炭水化物（特に砂糖類）と脂質のとりすぎを避ける

④適度な運動や日常生活の中での活動の増加などエネルギー消費をすすめる

⑤心理的なストレスが原因となるので精神的な不安や欲求不満を取り除く

B. 貧血

　成長が著しい学童期後半は，体格の伸張や筋肉の増大などでタンパク質や鉄分などが不足することもあり，貧血傾向になることがある．特に高学年女子では初経によるそれまでになかった血液の損失やスタイルの気がかりなどで食事量や回数が減少することも，貧血状態を助長するもとになる．

C. アレルギー疾患

　児童を取り巻く生活環境の変化や疾病構造の変化などに伴い，児童におけるアレルギー疾患の増加が指摘されている．アレルギー疾患には，気管支喘息（以下「ぜん息」という），アトピー性皮膚炎，アレルギー性鼻炎・結膜炎，食物アレルギー，アナフィラキシーなど多様な疾患が含まれる．これらの疾患は，長期にわたる適切な管理を要するだけでなく，場合によっては生命にかかわることもあり，学校における教育指導にあたって，細心の注意が求められる．

　学校におけるアレルギー疾患に対する取り組みを推進するためには，アレルギー疾患に関する基本的な知識や対処方法などについて，栄養教諭や養護教諭だけでなくすべての教職員が認識を深め，的確な対応ができる能力を高めることが求められる．そのためには，すべての教職員の自覚を促すとともに，医療機関との連携を一層強化し，医学的な根拠に基づく取り組みが必要である．

D. 家庭環境・社会環境による栄養障害

　子どもの栄養障害は，家庭環境や社会環境によっても生じる．子どもの貧困は2008年頃から社会問題として取り上げられ，その対応として，「子どもの貧困対策の推進に関する法律」が2013年に成立した．2012年頃から，貧困家庭や孤食の子どもに無料または安価で食事を提供し，安心して過ごせる場所を提供することを目的に，「子ども食堂」が各地に開設されている．このような取り組みによって，家庭環境や社会環境による栄養障害の削減が期待される．

11.4 | 学童期の栄養素補給

A. 食習慣の変化と生活習慣の変化

a. 学童の食生活環境の変化

　日本人の食事内容の欧米化と，両親の共働きなど多忙な大人，核家族化傾向により食事の簡便化，孤食が進んできている．それに伴って子どもの食事と生活パターンも大きく変化している．コンビニエンスストア，ファストフード店，清涼飲料の自動販売機の増加や，ハンバーガーやフライドチキン，甘くすっきりした飲物の嗜好により，脂肪や砂糖摂取量の増加がみられる．受験勉強，スマートフォンやインターネットの普及，学童向けの夜のテレビ・ビデオ・DVDの視聴が，夜ふかし，夜食の習慣化などの生活リズムの乱れの要因である．

　最近の調査では，小学生の多くが何らかの習い事や塾通いをしており，下校後も多忙な学童が増え，放課後は自分の家や友人の家で遊ぶことが多く，戸外での遊びが減少している．身体活動の低下からくる後述の栄養上の問題点も指摘されている．

b. 朝食欠食・偏食・食欲不振

　近年の学童には，朝食欠食や偏食・食欲不振など精神的ストレスからくる食事上の問題を抱えた子どもや，就寝時間の遅延・夜食などライフスタイルの乱れからの食事の不規則な子どもがいる．毎日朝食を食べる児童は88.1％程度で，10人中1人の児童が朝食を食べずに登校している（「平成26年度全国学力・学習状況調査」）．朝食欠食と体の不調との関連も指摘されている．生活リズムを整え，食事時間に適度な空腹感をもって臨むことが大切であり，食卓の楽しい雰囲気も重視される．

c. 間食

　学童期の間食は幼児期と同様に栄養補給が目的であるが，空腹を満たすだけでなく精神的な満足感や家庭に帰宅した安心感につながるものとしての役割も大きい．間食の量と時間によっては，夕食時に空腹感がなく食欲減退の原因ともなる．

　間食は3食で不足しがちな栄養素を補う軽食（捕食）ととらえて時間を決め適切な分量を食べる習慣を身につけさせることが重要である．

B. 学校給食

　わが国の学校給食は1889（明治22）年山形県の小学校で始められ，貧困な児童に昼食を供するものであったが，1954（昭和29）年に「学校給食法」が制定され，

教育の一環として実施されてきた．児童・生徒の体位向上，栄養に関する知識の普及などの成果をあげた．給食実施回数は週5回以上で年間180〜190回，1年間の食事の約1/6で，現在でも学童期における学校給食の役割は大きい．

a. 学校給食の意義と目標

　学校給食の目標は児童および生徒の心身の健全な成長，食に関する正しい理解と適切な判断力の養成，学校給食の普及・充実および学校における食育の推進である．2016（平成28）年4月に施行（2015年6月改正）された学校給食法では，学校給食の目標として次の7点が掲げられている．

①適切な栄養の摂取による健康の保持増進を図ること

②日常生活における食事について正しい理解を深め，健全な食生活を営むことができる判断力を培い，および望ましい食習慣を養うこと

③学校生活を豊かにし，明るい社交性および協同の精神を養うこと

④食生活が自然の恩恵のうえに成り立つものであることについての理解を深め，生命および自然を尊重する精神ならびに環境の保全に寄与する態度を養うこと

⑤食生活が食にかかわる人々のさまざまな活動に支えられていることについての理解を深め，勤労を重んじる態度を養うこと

⑥わが国や各地域の優れた伝統的な食文化についての理解を深めること

⑦食料の生産，流通および消費について，正しい理解に導くこと

　現在の学校給食は学習指導要領で「特別活動の中の学級活動」に位置づけられ，健康教育の一環として児童・生徒が長い人生を健康にすごす能力と態度を身につけるための実践的・総合的な食教育が求められている．

b. 学校給食の現状

　学校給食は，主食（パン，米飯），ミルク，おかずを供する完全給食と，ミルクとおかずなどの補食給食と，ミルクのみのミルク給食の3つの形態がある．2018（平成30）年度は小学校の98.5%が完全給食を実施しており，中学校では完全給食86.6%，補食給食とミルク給食も合わせると89.9%の給食実施である．

　第二次世界大戦後，パン給食から始まったが，最近では米飯給食が週あたり平均3.5回実施されて定着してきた．

　学校給食の調理形態は，単独校方式と共同調理場方式とがある．近年，給食にかかわる経費も削減の方向であり，共同調理場方式への変更，パートタイム職員の活用，民間委託で実施する自治体も出ている．しかし，文部科学省は合理化の実施にあたっては学校給食の質の低下を招くことのないように指導している．

c. 学校給食の食事内容

　「学校給食摂取基準」（表11.1）が文部科学省告示によって定められている．1人1回あたりの栄養量は「日本人の食事摂取基準」の33%，家庭で十分とることが困難と思われるタンパク質，ビタミンおよびミネラルは約40〜50%をとるこ

区分	基準値					
	特別支援学校幼児の場合	児童(6～7歳)の場合	児童(8～9歳)の場合	児童(10～11歳)の場合	生徒(12～14歳)の場合	夜間学校生徒の場合
エネルギー (kcal)	490	530	640	750	820	860
タンパク質 (%)	学校給食による摂取エネルギー全体の13%～20%					
脂質 (%)	学校給食による摂取エネルギー全体の20%～30%					
ナトリウム(食塩相当量(g))	1.5 未満	1.5 未満	2 未満	2 未満	2.5 未満	2.5 未満
カルシウム (mg)	290	350	360	400	450	360
マグネシウム (mg)	30	40	50	70	120	130
鉄 (mg)	2	2	3	3.5	4.5	4
ビタミン A (μgRAE)	190	160	200	240	300	310
ビタミン B_1 (mg)	0.3	0.3	0.4	0.5	0.5	0.5
ビタミン B_2 (mg)	0.3	0.4	0.4	0.5	0.6	0.6
ビタミン C (mg)	15	20	25	30	35	35
食物繊維 (g)	3 以上	4 以上	4.5 以上	5 以上	7 以上	7.5 以上

注 1. 表に掲げるもののほか，次に掲げるものについてもそれぞれ示した摂取について配慮すること．
　　 亜鉛：幼児 1 mg，児童 (6～7歳) 2 mg，児童 (8～9歳) 2 mg，児童 (10～11歳) 2 mg，生徒 (12～14歳) 3 mg，夜間課程高等学校生徒 3 mg

注 2. この摂取基準は，全国的な平均値を示したものであるから，適用にあたっては，個々の健康および生活活動などの実態ならびに地域の実情などに十分配慮し，弾力的に運用すること．

注 3. 献立の作成にあたっては，多様な食品を適切に組み合わせるよう配慮すること．

表 11.1　幼児，児童または生徒 1 人 1 回あたりの学校給食摂取基準
[文部科学省，学校給食実施基準，（平成 30 年 7 月 31 日改正，令和 3 年 2 月 12 日一部改正）]

とになっている．地域性などを考慮した弾力的な適用が重要である．学校給食は大規模な給食であり，食中毒が発生しないように給食の衛生的管理には十分な注意が求められる．

d. 栄養教諭と学校栄養職員

　学校給食法により学校給食の栄養に関しては，専門的事項をつかさどる職員として栄養教諭や栄養士の免許を有する学校栄養職員が，学校給食栄養管理者として配置されており，全国で約 13,000 人が活躍している．そのうち約 6,324 人（平成 30 年度）が栄養教諭である．栄養教諭は食に関する指導の充実のため 2005（平成 17）年度より創設され，健康教育の専門教諭として活躍している．地域における食育の担い手としても期待されている．

11.5 ｜学童期の栄養管理

　学校保健法に基づく健康診断を実施し，学校保健統計調査の体位を参考にする．一般に，学童では定期的および定時的に判定する必要があるとともに発育状態を十分に把握することが大切である．

A. 栄養評価

栄養評価は，栄養管理プロセスの進め方に基づき，食物・栄養に関連する履歴（FH），身体計測（AD），生化学データ，臨床検査と手順（BD），栄養に焦点を当てた身体所見(PD)および個人履歴(CH)を指標にして総合的に評価する．

a. 食物・栄養に関連する履歴(FH)

対象者の食物・栄養素摂取状況や食物・栄養管理，栄養に関連した知識・信念・態度，身体活動・機能などの情報を記録する．学童期は身体活動が活発であり，身体状況の個人差が大きい時期である．

b. 身体計測(AD)

身体計測にはいろいろな部位の計測値が用いられる．学童期であれば，たとえば，身長，体重などである．その他の計測値としては胸囲などもあるが，発育という観点では評価しにくい．身長の計測値はcm単位で測られる．栄養状態の評価としては，体重とあわせることで重要な意味をもつようになる．身長は成人期になればあまり変化しないものである．学童期では栄養状態および身体状況をよく反映する測定値として重要である．

(1) 体重　栄養状態の判定には，体重は重要な指標とされることが多く，その推移に特に注目したい．栄養状態の判定には身長とあわせて判定を行う．体重は

表 11.2　各種栄養（体格）指数とその判定基準

*1　W：体重(kg)，H：身長(cm)．ただしケトレー指数の場合は H：身長は(m) で計算すること．

*2　ローレル指数による肥満の判定は，学童期の身長により次のように違う．

110 ～ 129 cm：(180 以上)，130 ～ 149 cm：(170 以上)，150 cm ～：(160 以上)

栄養（体格）指数	算出式*1	指数判定基準		評価対象
ブローカ指数	$[W/(H-100)]\times100$	120 以上 110 ～ 120 90 ～ 110 90 以下	肥満 軽度肥満 正常 やせ	おもに成人
ブローカ指数（桂の変法）	$[W/\{(H-100)\times0.9\}]\times100$	120 以上 111 ～ 119 90 ～ 110 81 ～ 89 80 以下	肥満 肥満傾向 正常 やせ傾向 やせ	おもに成人：日本人の場合この指数のほうがよい
カウプ指数	$(W/H^2)\times10^4$	22 以上 20 ～ 22 18 ～ 20 15 ～ 18 13 ～ 15 10 ～ 13 10 以下	肥満 やや肥満 優良 正常 やせ 栄養失調 消耗症	生後 3 か月～満 2 歳までの乳幼児，主として乳児の発育の程度を評価できる
ローレル指数	$(W/H^3)\times10^7$	160 以上 149 ～ 159 118 ～ 148 98 ～ 117	肥満 やや肥満 標準 やせ型	学童期：身長によって判定基準が異なるので注意が必要*2
ケトレー指数（BMIともいわれる）	W/H^2	30 以上 25 ～ 30 未満 18.5 ～ 25 未満 18.5 未満	肥満 やや肥満 正常 やせ	おもに成人：標準体重は身長(m)の二乗に 22 を乗じることで求められる

学童期後半からの11〜15歳の間で，男子で約20 kg増加するが，最終的に60 kg程度になるとすると約30%の増加になる．体重の増加には個人差があるため，平均的な体重増加と平行するような体重増加が望ましい.

(2) 身長　　身長は体重に比べて栄養状態の影響は少ないといわれるが，第二次世界大戦中に成長期を過ごした学童の身長は，食料の少なかった時期の影響があるとされる．小学校に入学する前後に身長は1年間に5 cm程度増加する．その後，男子では11〜12歳，女子では9〜10歳に発育急進期がある．特に，男子では11〜14歳の3年間で20 cm程度の急速な伸びをみる.

(3) 栄養(体格)指数　　栄養状態を判定するために，おもに身長と体重を用い，さまざまな算定式より算出した値が栄養(体格)指数として提案されている(表11.2).

(4) 皮脂厚　　皮下脂肪は栄養状態を鋭敏に反映するため，皮脂厚が栄養状態の判定に利用される．上腕三頭筋部と肩甲骨下部などを測定し判定する.

(5) 体脂肪率　　最近では，インピーダンス法などを活用した小型測定器などを用いて，簡易に体脂肪率を測定することができる.

表11.3　血液臨床検査値などでの栄養評価

測定項目	年齢区分(歳)	基準(参考)値(小児)	基準(参考)値(成人)	単位	測定意義など
血色素量	3〜5 6〜10 11〜15	13.5 ± 0.9 13.7 ± 0.9 13.9 ± 0.6	男14〜18 女12〜16	g/dL	ヘモグロビン量を示し，貧血の有無を知る
ヘマトクリット	3〜5 6〜10 11〜15	40.7 ± 3.4 40.4 ± 2.7 40.1 ± 1.9	男39〜52 女35〜48	%	血色素量の測定とほぼ同じ意味
総タンパク質	4〜6 7〜9 10〜12	6.2〜7.9 6.3〜8.0 6.4〜8.4	6.5〜8.0	g/dL	血清中に存在するタンパク質の総量
A/G比	4〜6 7〜9 10〜12	1.3〜2.5 1.3〜2.5 1.3〜2.5	1.5〜2.3		アルブミン/グロブリン比．通常は1よりも大きく，栄養状態の指標となる
アルブミン	4〜6 7〜9 10〜12	58〜72 58〜72 58〜72	60〜70	%	総タンパク質に対するアルブミンの割合．栄養状態との関連が強く，指標として利用される
総コレステロール	6〜15 学童期	< 190	150〜220	mg/dL	細胞膜の構成成分として重要．食事摂取と体内合成があり，増減する．運動量にも左右される
LDLコレステロール	6〜15 学童期	< 110	50〜150	mg/dL	
HDLコレステロール	6〜15 学童期	≧ 40	40〜75	mg/dL	
トリアシルグリセロール	6〜15 学童期	≦ 140	50〜150	mg/dL	食事に左右され，食事指導上重要
血糖値	6〜15 学童期	< 100	< 110	mg/dL	食事や間食の取り方に問題がある場合，上昇する

c. 生化学データ，臨床検査と手順（BD）

　栄養状態の判定には血液成分の分析も有効である．特に血清中に含有されるタンパク質量を測定することは，そのときの栄養状態をかなり詳細に反映するとされる．栄養状態が悪いと貧血になりやすいといわれており，逆に栄養状態がよいと肥満，高血圧などを伴いやすく，最近の報告では児童に血清コレステロール，トリアシルグリセロールの高い値を示す者がいる．小児生活習慣病やそのハイリスク群も多いとされる．タンパク質の栄養状態を示すものとして，血清総タンパク質，尿素，尿酸，クレアチニンなどがよいとされ，電解質も非常に重要なデータとなる．主要なものを表11.3に示し，参考に成人における基準（参考）値も示した．

d. 栄養に焦点を当てた身体所見（PD）

　いろいろな栄養素の過不足は，全身的な症状として皮膚，粘膜，脈拍，血圧，神経症状，不定愁訴などに敏感に現れる．身体の外観，体型，骨格，皮膚の色，顔の表情，精神状態をよく見ることが大切である．

e. 個人履歴（CH）

　食事に関する個人的履歴，家族履歴，食事療法に関する治療履歴，疾病歴やその治療歴などを記録する．

B.　栄養診断

　栄養評価の結果をもとに，対象者の栄養状態を栄養診断する．栄養診断は，栄養診断コードとそれに基づく71の栄養診断名（p. 35参照）から最も適切なものを選定する．複数の栄養診断名が該当する場合には，優先度の高い数個に絞り込む．栄養診断の結果は，PES報告書として記録する．

C.　栄養介入

　栄養診断の結果に基づき，対象者の栄養に関する問題を解決するための栄養管理計画を立て，栄養処方およびそれを実現するための計画を立案する．栄養診断のE（原因）について，その改善策を考えることがポイントである．

D.　栄養モニタリングと評価（判定）

a. モニタリング（観察記録，状況把握）

　栄養診断の結果に基づき，対象者の栄養に関するモニタリング指標を設定して，モニタリングする．栄養診断のS（根拠）について，モニタリングの項目を考えることがポイントである．

b. 評価（判定）

　評価（判定）では，5つの評価（企画評価，経過評価，影響評価，結果評価，経済評価）を

行い最終的にそれらを総合的に評価（総合評価）する（p. 96参照）.

E. アウトカム（結果）管理システム

栄養管理の実施状況および結果を監査し，企画評価，経過評価，影響評価，結果評価，経済評価および総合評価を継続的管理（CQI）システムとして記録する.

11.6 学童期の栄養管理・事例研究

学童期の栄養管理として，12歳の男児の事例について具体的に検討する.

事例

K小学校に勤務する管理栄養士として，担任教諭から，Aさんの栄養状態について相談があった.

Aさんは，小学6年生，男児，12歳．7月の健康診断では，身長145.9 cm（4月143.4 cm），体重33.1 kg（4月33.2 kg），体格指数（ローレル指数）106，体脂肪率18.1%，Hb 11.8 g/dL，音響的骨評価値（OSI）*2.54，骨折なし．家族構成は，父親（5年前に病死），母親40歳，妹10歳．既往歴は鉄欠乏性貧血.

通学は徒歩（片道30分）．課外活動は卓球部．食生活内容が簡素・簡便化して栄養素摂取に偏りがある．朝食は欠食状態，昼食は給食，夕食は19～20時ころである．母親や担任教師の協力を得て，食事調査（食事記録法や24時間思い出し法）を行った．エネルギーおよび栄養素の1日平均摂取量は，エネルギー1,300 kcal，タンパク質40 g，食塩5.5 g，鉄6.2 mg，カルシウム360 mg．母親は，朝6時から12時までパートタイムの仕事をし，夕方16時から18時まで別のパートタイムの仕事をしている．生活が非常に苦しく，頻繁に朝食欠食をすることで食費を節約しているとのことである.

---

* osteo sono-assessment Index. 超音波法により踵骨で測定された超音波伝播速度（SOS：soeed of sound）と超音波透過指数（TI：transmisson index）から OSI = TI × SOS^2 で求められる値．小学6年生で約2.6.

表11.4　学童期の栄養管理の事例

氏名		A. K.	生年月日	20＊＊年＊＊月＊＊日（12歳）	性別	男児	家族構成・家族歴
AD	身体計測	身長　145.9 cm 体重　33.1 kg ローレル指数　106 体脂肪率　18.1%					父親（5年前に病死），母親40歳，妹10歳
PD	身体所見など	体重も4月から7月の間で33.2 kgから33.1 kgとほとんど増加していない．骨折：なし.					
BD	生化学検査など	Hb：11.8 g/dL，音響的骨評価値（OSI）：2.54					
FH	食物，栄養関連	食生活内容が簡素・簡便化して栄養素摂取に偏りがある．朝食は欠食状態，昼食は給食．夕食は19～20時ころである．エネルギーおよび栄養素の1日平均摂取量は，エネルギー：1,300 kcal，タンパク質：40 g，食塩：5.5 g，鉄：6.2 mg，カルシウム：360 mg.					
CH	個人履歴	鉄欠乏性貧血．母親は，朝6時から12時までパートタイムの仕事をし，夕方16時から18時まで別のパートタイムの仕事をしている．生活が非常に苦しく，朝食の欠食により食費を節約しているとのことである.					

A. 栄養評価

　栄養評価を, 食物・栄養に関連する履歴 (FH), 身体計測 (AD), 生化学データ, 臨床検査と手順 (BD), 栄養に焦点を当てた身体所見 (PD), 個人履歴 (CH) に従って整理すると表11.4となる.

B. 栄養診断

　栄養評価各項目に基づいて栄養診断を行うと,

#1　NI-2.1　食物あるいは栄養素の摂取量が真の必要量や推定必要量と比較して少なく, 体重も4月から7月の間で33.2 kgから33.1 kgとほとんど増加せず, ヘモグロビン濃度やOSI値が低値であることから (S), 生活が困窮し食費を節約していることによる (E), 経口摂取量不足の状態である (P) と判断 (診断) できる.

C. 栄養介入

　栄養診断の結果に基づき, 栄養介入を行う.

#1　NI-2.1　エネルギーおよび栄養素の1日平均摂取量は, エネルギー2,600 kcal, タンパク質60 g, 食塩5.5 g, 鉄11.5 mg, カルシウム1,000 mgを目標とする. 校医や関連専門職と相談し, 生活が困窮していることから公的支援などの制度を紹介する. また, 成長期の朝食の大切さについて説明し, 朝食を摂取する習慣を身につける栄養教育を行う.

D. 栄養モニタリングと評価 (判定)

　栄養診断の結果に基づき, 栄養モニタリングと栄養管理全体の評価を行う.

#1　NI-2.1　エネルギー摂取量, 体重, ヘモグロビン濃度, OSI値をモニタリングする.

E. アウトカム (結果) 管理システム

　この事例の場合, 生活が困窮し食費を節約していることから, 校医や関連専門職と相談し, 生活困窮に対する公的支援などの制度を利用し, 生活の改善をアウトカム (結果) 評価の指標とし, アウトカム管理システムに記録する.

1）学童期後半に性差，個人差が現れる．

2）学童期の脳は記憶, 思考, 判断, 情緒などの複雑な機能を営む準備が整う．

3）乳歯が永久歯に生えかわり，12 〜 13 歳ころまでに永久歯がそろう．

4）ライフスタイルの乱れが食生活パターンを変えて，朝食欠食，偏食，食欲不振の原因になる．

5）学校給食は，健康教育の一環であり，人生を健康にすごす能力を身につける食教育として位置づけられる．

6）肥満の多くは単純性肥満である．成長期は厳しい食事制限は避ける．

7）高学年女子は，成長が著しく，鉄やタンパク質の摂取不足は貧血をもたらす．

12. 思春期の栄養

12.1 思春期の身体状況の変化

　思春期の定義は，さまざまな分野で少しずつ異なっているものの，総じて第二次性徴の出現から性成熟までの期間とされている．その年齢には性差や個人差があり，日本産科婦人科学会の定義では，女子は概ね8 〜 9歳頃から17 〜 18歳頃まで，男子は女子よりやや遅れて10 〜 11歳頃から17 〜 18歳頃まで，世界保健機関（WHO）の定義では，18 〜 20歳頃までとされている．第二次性徴とは，子孫を残すための生殖機能を獲得する過程の変化を指し，女子では骨盤や乳房の発育に始まり，陰毛・腋毛の発生，初経（月経の開始）へと進んでいく．現在，日本人女性の初経年齢は平均12歳である．また，皮下脂肪の沈着により女性特有の体格へと変化し，同時に女性生殖器（卵巣，膣，子宮）も成長する．男子の第二次性徴は，睾丸・陰茎の発育に始まり，陰毛・腋毛の発生，声帯の成長（声変わり），精通などが挙げられる．また，筋肉の成長により男性らしい体格へと変化する（表12.1）．これらの変化は，間脳の視床下部から分泌される性腺刺激ホルモン放出

表 12.1　第二次性徴発現の年齢

年齢（歳）	男子	女子
9 〜 10		骨盤骨の発育，乳頭の発育
10 〜 11	睾丸，陰茎の発育	乳房の発育，恥毛発生
11 〜 12	前立腺の活動開始	膣粘膜の変化，内外性器の成長，身長増加の促進
12 〜 13	恥毛発生，身長増加の促進	乳頭の色素沈着，乳房の成長
13 〜 14	睾丸，陰茎の急激な成長	腋毛発生，初経
14 〜 15	腋毛発生，声変わり	正常妊娠可能
15 〜 16	精子の成熟	痤瘡，声変わり
16 〜 17	髭毛，体毛の発生，痤瘡	骨端閉鎖，成長の停止
17 〜 21	骨端閉鎖，成長の停止	

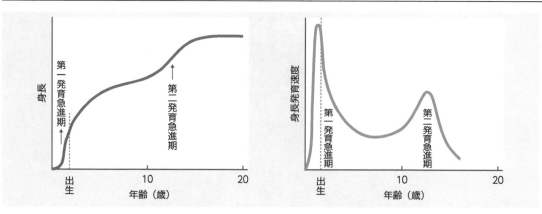

図12.1　身長発育の一般経過
［スポーツと年齢（高石昌弘ほか編著），大修館書店（1977）より改変］

ホルモンにより，下垂体から性腺刺激ホルモンが分泌され，男性では精巣からテストステロン，女性では卵巣から卵胞ホルモン（エストロゲン）や黄体ホルモン（プロゲステロン）が分泌されることによるものである．これらの変化に加え，成長ホルモンの分泌により，身長が急速に伸びる（第二発育急進期）．思春期は身体的変化だけでなく，子どもから大人に向かって発達する心理的なプロセスや自己認識パターンの段階確立，社会経済上の相対的な依存状態から完全自立までの過渡期として定義されている．思春期にみられる精神的・心理的な変化は，ホルモンバランスの変化や急激な身体発育に対するとまどい，性への目覚め，進路・受験などの社会的な状況などが要因となっている．

A. 身体の発育

図12.2　身長・体重の年間発育量
2000（平成12）年度生まれ2018（平成30）年度17歳）の「5歳時」の年間発育量は，平成19年度調査6歳の者の身長および体重から平成18年度調査5歳の者の値を引いた数値である．→は5～16歳時のうち最大の年間発育量を示している．
［資料：平成30年度学校保健統計調査報告書］

　身長や体重は，幼児期から学童期後半にかけて発育速度が緩やかになるが，学童期後半から思春期にかけて，著しい増加を示す（図12.1）．このように急速な発育が見られる時期を第二発育急進期という．身長や体重の年間発育量がピークを迎える年齢は，女子では9～10歳，男子では11～12歳と，女子のほうが男子より2年ほど早い（図12.2）．

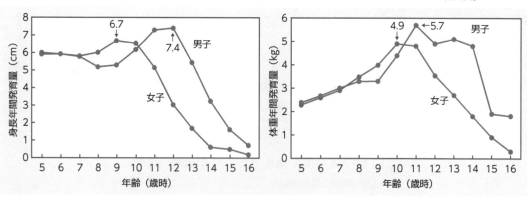

12. 思春期の栄養

B. 精神機能の発達

思春期では，身体発育や性成熟が著しい一方で精神面の発達が不十分であることが多く，精神的に不安定になりやすい．大人になることへの漠然とした不安，異性・友人との関係，家族との関係，受験などでさまざまな葛藤を抱え，それに伴い食行動の問題(摂食障害，不適切な減量，未成年の飲酒など)も起こりやすい．

C. 社会性の発達

思春期では，学校での生活を通して自己抑制や協調性が増す．また思春期の後半は，親に保護された環境から自立し，社会への参画を果たす移行時期である．家庭，友人間，学校など，人と人とのつながりを通して，社会の一員としての自分の役割を見出し，自覚を持った行動がとれるようになる．

12.2 思春期の食事摂取基準

思春期は，心身の成長が急速に進む時期であり，身体の発育に見合ったエネルギーおよび栄養素の摂取が必要となる．日本人の食事摂取基準 (2020年版) では，思春期の大部分(17歳まで)を小児，一部(18歳および19歳)は成人(18歳以上)に区分している(p. 265，付表14，p. 266，付表15)．

A. エネルギー

18歳以上の成人に対しては，エネルギー必要量は体重の変化(BMIの変化)を測定することで評価する．18〜49歳では，望ましいと考えられるBMIの範囲は18.5〜24.9 kg/m²とされている．一方，思春期の大部分(17歳まで)を含む小児期では，発育曲線に照らして発育の程度を確認しエネルギー必要量を判断する．なお，参考値として，各年代区分における推定エネルギー必要量が算定されている．

a. 推定エネルギー必要量

思春期の大部分 (17歳まで) では，エネルギー消費量に加えて，組織増加分のエネルギー (エネルギー蓄積量)を余分に摂取する必要がある．

推定エネルギー必要量(kcal/日)＝基礎代謝量(kcal/日)×身体活動レベル
＋エネルギー蓄積量(kcal/日)

で求められる．成長に伴うエネルギー蓄積量を表12.2に示した．身体活動レベルをⅡ(ふつう)とした場合の推定エネルギー必要量は，10〜17歳の男子で2,250〜2,800 kcal/日，女子で2,100〜2,400 kcal/日に設定されている．女子では，10〜17歳の推定エネルギー必要量は成人よりも高く，男子では，15〜17歳

年齢	男子			女子		
	体重増加量 (kg/年)	エネルギー密度 (kcal/g)	エネルギー蓄積量 (kcal/日)	体重増加量 (kg/年)	エネルギー密度 (kcal/g)	エネルギー蓄積量 (kcal/日)
0〜 5(月)	9.4	4.4	115	8.4	5.0	115
6〜 8(月)	4.2	1.5	15	3.7	1.8	20
9〜11(月)	2.5	2.7	20	2.4	2.3	15
1〜 2(歳)	2.1	3.5	20	2.2	2.4	15
3〜 5(歳)	2.1	1.5	10	2.2	2.0	10
6〜 7(歳)	2.6	2.1	15	2.5	2.8	20
8〜 9(歳)	3.4	2.5	25	3.6	3.2	30
10〜11(歳)	4.6	3.0	40	4.5	2.6	30
12〜14(歳)	4.5	1.5	20	3.0	3.0	25
15〜17(歳)	2.0	1.9	10	0.6	4.7	10

表12.2 成長に伴うエネルギー蓄積量
[資料：日本人の食事摂取基準（2020年版）]

の値が成人を上回る.

B. タンパク質

タンパク質は皮膚や筋肉といった身体を構成する主要な物質であるとともに，ホルモン，酵素，抗体や受容体として数多くの機能を体内で発揮している．また，タンパク質の構成成分であるアミノ酸自体もエネルギー源としてあるいは生理活性物質（神経伝達物質など）として重要な役割を担っている．身体の発育が著しい思春期では，タンパク質維持必要量に加えて，組織の蓄積に必要なタンパク質を摂取しなければならない．10〜17歳の男子の推定平均必要量は40〜50 g/日，推奨量は45〜65 g/日であり，10〜17歳の女子の推定平均必要量は40〜45 g/日，推奨量は50〜55 g/日である．なお，思春期（10〜17歳の小児）のタンパク質エネルギー比率の目標量は男女ともに成人期（18〜49歳）と同じく13〜20%エネルギーと設定されている．

C. 脂質

思春期（10〜17歳の小児）の脂肪エネルギー比率の目標量は，男女ともに成人期と同じく20〜30%エネルギーと設定されている．摂取する脂質の種類については，飽和脂肪酸の目標量が10〜17歳の男女ともに，8〜10%エネルギー以下とされている．また，n−6系脂肪酸の目安量が10〜17歳の男子で10〜13 g/日，女子では8〜9 g/日，n−3系脂肪酸の目安量が10〜17歳の男子で1.6〜2.1 g/日，女子では1.6 g/日とされている．

D. 炭水化物

思春期（10〜17歳の小児）における炭水化物のエネルギー比率の目標量は，男女ともに50〜65％エネルギーと設定されており，これは成人期と同じである．日本人の食事摂取基準（2020年版）では，小児についても食物繊維の目標量が設定され，10〜17歳の男子で13〜19 g/日（以上），女子では13〜18 g/日（以上）とされた．

E. ビタミン

ビタミンは，生命活動におけるさまざまな化学反応に必要不可欠な栄養素である．思春期には栄養要求量が増加するため，ビタミンの必要量も多くなる．エネルギー・タンパク質の代謝に必要なビタミンB_1，B_2，B_6の摂取基準値は，特に12〜17歳の間で成人と同等かそれ以上となる．

F. ミネラル（無機質）

a. カルシウム

12〜14歳の小児におけるカルシウムの推奨量は，男子では1,000 mg/日，女子では800 mg/日と生涯を通して最も高い．これは，1日あたりの体内カルシウム蓄積量がこの時期に最大となるからである（男子で242 mg/日，女子で178 mg/日の体内蓄積）．成人期においてできる限り高い最大骨塩量を達成し，更年期以降（特に女性では閉経期以降）の骨折や骨粗鬆症の危険性を予防するためにも，思春期にはカルシウムを十分に摂取するとともに，運動（骨は負荷がかかるごとに強くなる）やビタミンDの補給（食事や日光浴）を心がけるべきである．17歳以下の小児では，カルシウムの耐容上限量は定められていない．

b. 鉄

小児では，成長に伴い鉄が蓄積する．鉄の蓄積には，ヘモグロビン中の鉄蓄積，非貯蔵性組織鉄の増加および貯蔵鉄の増加の3つがあるが，このうち貯蔵鉄の増加は9歳で0（ゼロ）になると仮定されている（表12.3）．小児の基本的鉄損失量にこれら鉄の蓄積量を加え，鉄の吸収率（15％）を乗じることで推定平均必要量が求められる．鉄の推奨量は推定平均必要量に推奨量算定係数（6歳以上は1.2）を乗じて求められ，10〜17歳の男子では8.5〜10 mg/日，10〜17歳の月経のない女子では7〜8.5 mg/日と設定されている．10歳以上の女子で月経がある場合には，月経血による鉄の損失も考えなければならない．鉄損失を補うために付加的に必要な鉄摂取量を3.06 mg/日として，月経のある10〜17歳の女子の鉄の推奨量は10.5〜12 mg/日と設定されている（月経血が80 mL/回以上の過多月経の場合を除く）．鉄の耐容上限量は10〜11歳で35 mg/日，12〜17歳で40〜

表 12.3 成長に伴う
鉄蓄積量の推定
［資料：日本人の食事
摂取基準（2020年版）］

年齢	男子			女子		
	ヘモグロビン中鉄蓄積量（mg/日）	非貯蔵性組織鉄増加量（mg/日）	貯蔵鉄増加量（mg/日）	ヘモグロビン中鉄蓄積量（mg/日）	非貯蔵性組織鉄増加量（mg/日）	貯蔵鉄増加量（mg/日）
6〜11（月）	0.28	0.01	0.04	0.26	0.01	0.04
1〜2（歳）	0.19	0.00	0.02	0.19	0.00	0.03
3〜5（歳）	0.22	0.00	0.02	0.22	0.00	0.02
6〜7（歳）	0.29	0.00	0.01	0.27	0.00	0.01
8〜9（歳）	0.38	0.01	0.00	0.44	0.01	0.00
10〜11（歳）	0.46	0.01	－	0.44	0.01	－
12〜14（歳）	0.48	0.01	－	0.32	0.01	－
15〜17（歳）	0.36	0.00	－	0.07	0.00	－

50 mg/日とされている.

12.3 思春期の健康障害

　思春期では，学童期よりも自立心が芽生え，家庭から独立して行動することが多くなり，食べ物を自分で選択する機会が増える. また，精神的に不安定であることが食行動に影響を及ぼしやすい. その結果，不適切な食品選択や不規則な食生活など，食行動の問題を起こしやすい時期であり，栄養素摂取の過不足は，種々の健康障害をもたらす.

A. 肥満とやせ

　肥満とは，体内に脂肪組織が過剰に蓄積した状態であり，消費エネルギーを摂取エネルギーが上回る状態が長期間継続することで生じる. 肥満には，過食や運動不足が原因の単純性（原発性）肥満と，疾患が原因の症候性（二次性）肥満がある. 思春期における肥満の多くは単純性肥満であり，原因として身体活動量の低下，夜型の生活リズムなどの生活習慣や，簡便に飲食物を入手することのできる社会環境などが考えられる.

　やせとは，体脂肪の著しい減少により体重が異常に少ない状態である. 思春期におけるやせは，過度な減食や偏食，うつ病や神経性やせ症（神経性食欲不振症）が原因である場合が多い.

B. 貧血

　思春期に高頻度で見られる病気として貧血が挙げられ，その多くは鉄欠乏性貧血である. おもな原因は，男女ともに急速な発育・発達により循環血液量が増加

表 12.4　神経性やせ症 (神経性食欲不振症) の診断基準

表 12.4　神経性やせ症 (神経性 食欲 不振症) の診断基準
[厚生労働省特定疾患・神経性食欲不振症調査研究班 (1989)]

1) 標準体重の−20%以上のやせ
2) 食行動の異常 (不食, 大食, 隠れ食いなど)
3) 体重や体型についての歪んだ認識 (体重増加に対する極端な恐怖など)
4) 発症年齢：30 歳以下
5) (女性ならば) 無月経
6) やせの原因として考えられる器質性疾患がない

備考) 1, 2, 3, 5 は既往歴を含む. (例えば, −20%以上のやせがかつてあれば, 現在はそうでなくても基準を満たすとする.) 6 項目すべてを満たさないものは, 疑診例として経過観察する.

し, 鉄需要が亢進することや, 女子では月経の開始に伴い鉄の損失が増加することである. また部活動などで激しい運動をすることによるスポーツ性貧血も生じやすい.

C. 摂食障害

摂食障害は, おもに神経性やせ症と神経性過食症に大別され, いずれもこの時期に特有の精神面の不安定さが発症に関与している. 神経性やせ症では, 患者の大部分は女子であり, 拒食だけではなく, 過食, 偏食, 隠れ食いなどの食行動の異常や, 過食後の自発的な嘔吐, 下剤の乱用, 活動性の亢進がみられ, 極度のやせや月経異常を起こす. 神経性やせ症の診断基準を表 12.4 に示す. 神経性過食症では, 過食と過食後の排出行動がみられるが, 著しいやせはみられない.

D. 起立性調節障害

起立性調節障害は, 立ちくらみ, めまい, 動悸, 息切れ, 朝起きられないなどの症状を呈する自律神経失調症であり, 思春期 (特に女子) に多くみられる. 一般的な治療として, 食事・運動・休養など生活環境の調整が重要である.

12.4 ｜ 思春期の栄養素補給

思春期は急速に発育・発達を遂げる時期であり, それに伴って一生のうちで最も多くの栄養素必要量を示す. 思春期の栄養素補給は, 日本人の食事摂取基準 2020 年版に基づくのが原則であり, 特に重要なものは, エネルギー, タンパク質, カルシウム, 鉄である.

心身が急速に成長する思春期では, 身体活動に必要なエネルギーに加え, 組織合成に要するエネルギーと組織増加分のエネルギーを余分に摂取する必要がある.

タンパク質は, 維持必要量に加え, 成長に伴う蓄積量を加味して摂取する必要がある.

カルシウムの1日あたりの体内蓄積量は，男女ともに思春期の前半である12〜14歳に生涯で最大となる．また，カルシウムの吸収率が最も高いのも思春期である．この時期に骨量を高めておくことが，将来の骨粗鬆症の発症予防に重要である．

鉄は，成長に伴う鉄蓄積（ヘモグロビン中の鉄蓄積，非貯蔵性組織鉄の増加，貯蔵鉄の増加）に加え，女子では月経がはじまることによる鉄需要の増加を加味して摂取する必要がある．

12.5 思春期の栄養管理

思春期では，身体の急速な発育に加え，家庭（親との関係）や学校（友人・異性との関係や受験など）におけるさまざまな精神的・情動的要因やストレスが栄養状態に大きく関係する．また，思春期の食生活の乱れ（悪い癖）を成人期に定着させないためにもこの時期の栄養管理と栄養教育は重要である．思春期の栄養管理は，他のライフステージと同様に，栄養管理プロセス（栄養評価，栄養診断，栄養介入，栄養モニタリングと評価，アウトカム（結果）管理システム）に沿って行う．

A. 栄養評価

栄養評価は，栄養管理プロセスの進め方に基づき，食物・栄養に関連する履歴（FH），身体計測（AD），生化学データ，臨床検査（BD），栄養に焦点を当てた身体所見（PD）および個人履歴（CH）について評価する．

a. 食物・栄養に関連する履歴（FH）

食物摂取量を定量的に調査するため，食事記録法や24時間思い出し法がよく用いられる．思春期に限らず小児の場合には，本人だけでなく親や学校からも食物摂取の状況を聞き取る必要がある．食事の写真をとってもらうことにより情報量が多くなる．本人の食物に対する嗜好，知識や日々の身体活動，薬剤の使用，生活リズムについても情報を得る．食事環境（誰が食事を作るのか，誰と食べるのかなど）の調査も重要である．

b. 身体計測（AD）

思春期を含む小児期の発育の程度や栄養状態の指標として，横断的発育曲線，肥満度，ローレル指数および体格指数BMIなどが用いられる．そのほか，皮下脂肪厚や体脂肪率の測定も重要である．発育速度の個人差が大きいことに留意する．

(1)横断的発育曲線（身長・体重パーセンタイル曲線）　横断的発育曲線（身長・体重パーセンタイル曲線）とは，全国的な調査によって得られた小児の身長および体重のデー

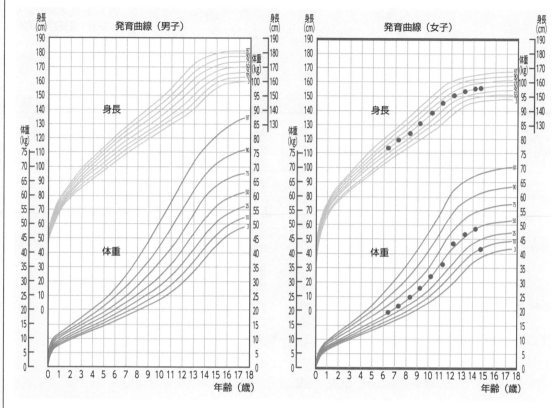

図 12.3 横断的発育曲線（身長・体重パーセンタイル曲線）

●は発育曲線において体重が1チャンネル以上下方へシフトした14歳女子の例（12.6節参照）．[成長曲線を描いてみましょう（リーフレット），厚生労働省（2004）一部改変]

タについて，年齢ごとに全体を100とした場合に小さいほうから3，10，25，50，75，90，97番目の値（パーセンタイル値）をグラフ化したものである（図12.3）．発育曲線に照らすことで対象とする小児の発育の程度（全体の中の位置）を簡便に知ることができる．

(2) 肥満度 肥満度とは，実測体重が標準体重に対してどのぐらい増減しているかを標準体重に対する重量%で表したものである．以下の計算式で求められる．

肥満度（%）＝ ｛（実測体重 kg － 標準体重 kg）／標準体重 kg｝× 100

小児の標準体重として，性別・身長別標準体重や性別・年齢別・身長別標準体重（表12.5）が算出されている．一般的に，肥満度＋20%以上を肥満，－20%以下をやせとする．

c. 生化学データ，臨床検査と手順（BD）

血圧・脈拍測定，血液生化学検査および尿検査が一般的である．血液生化学検査では，血清総タンパク質，血清アルブミン，トランスサイレチン，レチノール結合タンパク質やトランスフェリンが栄養状態の指標として測定される．思春期に起こりやすい鉄欠乏性貧血の判定のために赤血球数，血中ヘモグロビン濃度およびヘマトクリット値が測定される．血糖値や血清脂質値（中性脂肪やコレステロール）の測定は，小児で急増している肥満やメタボリックシンドロームの判定に重

年齢（歳）	男子		女子	
	a	b	a	b
5	0.386	23.699	0.377	22.750
6	0.461	32.382	0.458	32.079
7	0.513	38.878	0.508	38.367
8	0.592	48.804	0.561	45.006
9	0.687	61.390	0.652	56.992
10	0.752	70.461	0.730	68.091
11	0.782	75.106	0.803	78.846
12	0.783	75.642	0.796	76.934
13	0.815	81.348	0.655	54.234
14	0.832	83.695	0.594	43.264
15	0.766	70.989	0.560	37.002
16	0.656	51.822	0.578	39.057
17	0.672	53.642	0.598	42.339

標準体重（kg）＝ a ×身長（cm）－ b

要である（表4.7および表11.3参照）. 心電図や心エコー検査なども行われる.

d.　栄養に焦点を当てた身体所見（PD）

体格や食欲について確認するほか，皮膚，毛髪・爪，神経症状などを注意深く観察する. 消化器症状（吐気，便秘，下痢の有無や舌乳頭の変化），呼吸器症状，貧血症状，脱水・浮腫や月経異常の有無について確認する（表4.8参照）. 表情や情動・行動の変化にも気を配る.

e.　個人履歴（CH）

対象とする小児の過去から現在の身長および体重を発育曲線にあてはめるとその変化（履歴）がわかりやすい. その他，食事量や食事内容の変遷を調査する. 疾病歴や治療歴があれば記録する.

B.　栄養診断

栄養評価の結果をもとに，対象者の栄養状態を栄養診断する. 栄養診断は，栄養診断コード（NI, NC, NB, NO）とそれに基づく計71の栄養診断名（表4.11）から最も適切なものを選定する. 複数の診断名が該当する場合は，優先度の高い数個に絞り込む. 栄養診断の結果は，PES報告書として記録する.

C.　栄養介入

a.　栄養処方

栄養診断の結果に基づき，対象とする小児について栄養上の問題点を解決するための栄養管理計画を立て，栄養処方（適切なエネルギーおよび栄養素の摂取量の設定）

およびそれを実現するための計画を立案する．思春期では，健康や寿命に対する意識が低く，誤った食生活を改善するための動機づけが難しい．そのため，小児本人のみならず，食事を作る親や周囲への栄養教育が重要である．具体的には，教育目標の設定，学習形態や教育・指導方法の選択，教材や教育媒体の工夫，栄養管理・教育プログラムの作成および評価方法の選定を行う．

b. 実施

栄養診断の結果に基づき，栄養管理計画に沿って栄養管理・栄養教育を実施する．思春期の小児の場合，保護者，学校や小児科医との連携を密にしながら栄養介入することが重要である．

D. 栄養モニタリングと評価（判定）

a. モニタリング（観察記録，状況把握）

モニタリングでは，栄養評価で取り上げた食物・栄養に関連する履歴(FH)，身体計測（AD），生化学データ，臨床検査と手順（BD），および栄養に焦点を当てた身体所見（PD）の項目のうち，栄養診断の根拠となったものについて常に状況を把握する．

b. 評価（判定）

評価（判定）では，5つの評価（企画評価，経過評価，影響評価，結果評価，経済評価）を行い，最終的にそれらを総合的に評価（総合評価）する（p. 96参照）．

E. アウトカム（結果）管理システム

POMRの記録様式によって栄養管理計画およびそのアウトカム（結果）を記録し，経過記録にはSOAPを用いる．栄養診断の根拠はPESで報告する．

12.6 思春期の栄養管理・事例研究

思春期の栄養管理として，神経性やせ症と診断された事例について検討する．

事例

14歳，女性．既往歴特になし，服薬なし．身長156 cm，体重42.2 kg，性別・年齢別・身長別標準体重49.4 kg（表12.5より計算），BMI 17.3 kg/m²．血圧95 mmHg/60 mmHg．脈拍58，軽症やせ（肥満度－14.6%），月経（＋）（最近2か月は不規則），体調について特に自覚症状なし，僧帽弁閉鎖不全なし，浮腫なし，手足は冷たい．

臨床検査値は，Na：139 mEq/L，Cl：104 mEq/L，K：3.8 mEq/L，P：3.8 mg/dL，血清総タンパク質：6.3 g/dL，アルブミン：3.7 g/dL，レチノール結合タンパク質：1.7 mg/dL，トランスサイレチン：20.1 mg/dL，ヘモグロビン：10.8 g/dL，血小板数：16.7×10⁴/μL．

小学生の時には水泳教室に通っていたが，中学校に入ってからは水泳教室を辞め部活にも所属していない．中学校まで1kmを歩いて通学している．4か月前の健康診断時には標準的な体型であったが，それから体重が7kg減少した（現在42.2kg）．発育曲線異常あり（体重が1チャンネル*以上下方へ逸脱，図12.3）．

母親と担任教師，養護教諭が体重減少について相談し，母親が付き添って小児科を受診した．本人は「問題ない」と主張している．健康に対する関心は薄い．

1年前までは毎日朝食を食べていた．最近は，朝はぎりぎりまで寝ており朝食を食べない日が多い．平日の昼は学校給食が出されるが，担任教師の話によると，近頃は半分ほどしか食べていない．夕食は7時ごろに母親が作ったものを家族と一緒に家で食べるが，日を追うごとに夕食の食べる量が減少してきた．問診の結果，やせ願望が確認された．炭水化物はあまり摂らず，肉類は「太る」との理由で食べない．就寝は0時ごろで，それまでの時間はインターネットを使ったりテレビを観たりして過ごしている．間食，夜食や外食はほとんどしない．

母親や担任教師の協力を得て，食事調査（食事記録法や24時間思い出し法）を行った．エネルギーおよび栄養素の1日平均摂取量は，エネルギー790kcal，タンパク質23g，食塩3.5g，鉄3.2mg，カルシウム260mg．

この事例の経緯として，学校健康診断による思春期やせ症（神経性やせ症）の予防・早期発見のガイドライン（表12.6）を完全に満たさないものの神経性やせ症の疑いありと判断され小児科を紹介された．診断基準（米国精神医学会DSM-5，表12.7）および他疾患の鑑別によって，神経性やせ症と診断され通院治療となった．

　＊チャンネル：発育曲線の中の，7本の基準線と基準線の間の区分帯

表12.6　学校健康診断による思春期やせ症（神経性やせ症）の予防・早期発見のガイドライン

1）やせ：標準体重の－15％以下
2）発育曲線異常：体重が1チャンネル以上下方へ逸脱する（図12.3参照）
3）徐脈：60回/分未満
1～3を満たす場合には神経性やせ症を疑い，医療機関へ紹介する

［資料：思春期やせ症小児診療に関わる人のためのガイドライン，文光堂（2008）を一部改変］

表12.7　神経性やせ症の診断基準

A. 必要量と比べてエネルギー摂取を制限し，年齢，性別，発育曲線，身体的健康状態に対する有意に低い体重に至る
B. 有意に低い体重であるにもかかわらず，体重増加または肥満になることに対する強い恐怖，または体重増加を妨げる持続した行動がある
C. 自分の体重または体型の体験の仕方における障害，自己評価に対する体重や体型の不相応な影響，または現在の低体重の深刻さに対する認識の持続的欠如
【重症度（成人の場合）】軽度：BMI ≧ 17 kg/m²，中等度：BMI 16～16.99 kg/m²，重度：BMI 15～15.99 kg/m²，最重度：BMI < 15 kg/m²

DSM：Diagnostic and Statistical Manual of Mental Disorders
有意に低い体重とは，正常の下限を下回る体重で，子どもまたは青年の場合は，期待される最低体重を下回ると定義される．
［米国精神医学会DSM-5を一部改変］

A. 栄養評価

栄養評価を，食物・栄養に関連する履歴（FH），身体計測（AD），生化学データ，臨床検査と手順（BD），栄養に焦点を当てた身体所見（PD），個人履歴（CH）に従って整理すると表12.8となる．

B. 栄養診断

栄養評価各項目に基づいて栄養診断を行うと，

#1 NB-1.1 やせ願望を示しており，炭水化物や肉類の摂取を制限していることから（S），食生活と健康に対する関心や教育の不足を原因とする（E），食物・栄養関連の知識不足（P）にあると判断（診断）する．

#2 NI-2.1 肥満度−14.6%とやせを呈し，エネルギー・栄養素摂取量が，同年代女子の基準量の半分未満であることから（S），朝食の欠食および昼食，夕

表12.8 思春期の栄養管理の事例

氏名		T. K.	生年月日	20＊＊年＊月＊日（14歳）	性別	女性	家族構成
学年		中学2年生					
AD	身体計測	身長　156 cm					父──母
		体重　42.2 kg（最近4か月で体重7 kg減）					
		性別・年齢別・身長別標準体重 49.4 kg（表12.5より計算）					
		肥満度　−14.6%，BMI　17.3 kg/m^2					
		血圧　95 mmHg/60 mmHg，脈拍　58					
PD	身体所見	身体的特徴　軽症やせ（肥満度−14.6%），月経（＋）（最近2か月は不規則），体調について特に自覚症状なし，僧帽弁閉鎖不全なし，浮腫なし，手足は冷たい					
	現在までの生活状況	小学生の時には水泳教室に通っていたが，中学校に入ってからは水泳教室を辞め部活にも所属していない．中学校まで1 kmを歩いて通学している．4か月前の健康診断時には標準的な体型であったが，それから体重が7 kg減少した（現在42.2 kg）．発育曲線異常あり（体重が1チャンネル以上下方へ逸脱，図12.3）．母親と担任教師，養護教諭が体重減少について相談し，母親が付き添って小児科を受診した．本人は「問題ない」と主張している．健康に対する関心は薄い．					
BD	生化学検査など	臨床検査値 Na 139 mEq/L（138〜144），Cl 104 mEq/L（102〜109），K 3.8 mEq/L（3.7〜4.7），P 3.8 mg/dL（3.2〜5.5），血清総タンパク質6.3 g/dL（6.3〜7.8），アルブミン3.7 g/dL（3.8〜4.8），レチノール結合タンパク質1.7 mg/dL（1.9〜4.6），トランスサイレチン20.1 mg/dL（22.0〜40.0），ヘモグロビン10.8 g/dL（11.8〜14.9），血小板数16.7×10^4/μL（17.0〜41.0）［（　）内は15歳女子の基準値．ただしレチノール結合タンパク質およびトランスサイレチンは成人の基準値]					
FH	食生活・生活習慣状況	1年前までは毎日朝食を食べていた．最近は，朝はぎりぎりまで寝ており朝食を食べない日が多い．平日の昼は学校給食が出されるが，担任教師の話によると，近頃は半分ほどしか食べていない．夕食は7時ごろに母親が作ったものを家族と一緒に家で食べるが，日を追うごとに夕食の食べる量が減少してきた．問診の結果，やせ願望が確認された．炭水化物はあまり摂らず，肉類は「太る」との理由で食べない．就寝は0時ごろで，それまでの時間はインターネットを使ったりテレビを観たりして過ごしている．間食，夜食や外食はほとんどしない．					
	食事調査結果	母親や担任教師の協力を得て，食事調査（食事記録法や24時間思い出し法）を行った．エネルギーおよび栄養素の1日平均摂取量は下記のとおりである． エネルギー：790 kcal，タンパク質：23 g，食塩：3.5 g，鉄：3.2 mg，カルシウム：260 mg					
CH	個人履歴	特になし		服薬	なし		

食の摂取量不足が原因である（E），経口摂取量不足（P）にあると判断（診断）する．

C.　栄養介入

　栄養診断の結果に基づき，栄養介入（栄養処方と実施）を行う．

#1　NB-1.1　病識と正しい栄養の知識の獲得を目指した栄養教育を行う．患児自身が病気を認識し，治療の必要性を理解し納得しなければならない．家族（親）に対する教育も重要である．

#2　NI-2.1　本来の患児の発育曲線に体重が戻ることを目標に栄養処方を行う．この事例（肥満度＞－15％）では，まだある程度の食事摂取量が保たれていることもあり，バランスの良い食事を1日3回，決められた時間に1時間以内に全量摂取するよう指導する．食事は完食できる量とし，少量から開始し段階的に増量する*．また，経腸栄養剤の使用も考慮する．食事には親あるいは栄養教諭または養護教諭（学内）が付き添う．体重増加に対する不安や恐怖心を取り除くことが成功につながる．初期治療では，エネルギー消費を抑えるため，食後1〜2時間は安静とし，体育は不可とする．通学時の身体活動（往復2kmの歩行）も控える．

D.　栄養モニタリングと評価（判定）

#1　NB-1.1　患児の食事・栄養摂取量や生活活動内容について，親や教諭に毎日記録（モニタリング）してもらう．毎週通院させ，身体計測する．低栄養や貧血の生化学的指標もモニタリングする．患児の病識，態度，行動について影響評価し，体重，低栄養や貧血の程度に対して結果評価を行う．

#2　NI-2.1　栄養モニタリングの項目および評価は，#1（NB-1.1）と同じ．

E.　アウトカム（結果）管理システム

　POMRの記録様式を用いる．

　この事例の場合，粘り強い栄養教育と栄養管理を行うことによって，食事摂取量が増加し，体重が46kgまで回復した．モニタリングと支援を継続することで再発の防止に努める．

---

1) 思春期とは第二次性徴の発現から完成までの期間をさす．
2) 第二次性徴は性的成熟過程である．
3) 肥満や貧血，心身の成長アンバランスにより摂食障害も生じやすい．
4) 摂食障害は神経性やせ症と神経性過食症に分けられる．
5) 1日あたりの体内カルシウム蓄積量は12〜14歳で最大となる．

＊栄養介入時の栄養不良が高度である場合，リフィーディング症候群の発症に注意する．リフィーディング症候群：慢性的な栄養不良が続いている患者に，いきなり高エネルギーの栄養療法を行うことで発症する．心不全，不整脈，呼吸不全，意識障害，けいれん発作，突然死などを起こす．低カリウム血症，低マグネシウム血症および著明な低リン血症が引き起こされることが原因で，ビタミンB₁の不足も問題となる．

13. 成人期・更年期の栄養

成人期は成熟から加齢に伴う身体的な退行性の変化が生じ始める時期である。また更年期は、特に女性においては閉経を迎えるなど生理的変化が著しい。さらに40〜60歳代の男性は社会的ストレスや生活習慣の乱れから、生活習慣病を多発する世代である。男女ともこの時期に良好な栄養状態を確保し、維持することは、生活習慣病の発症や重症化を予防し、健康寿命を延伸するうえで重要である。

13.1 成人期・更年期の身体状況の変化

A. 成人期の身体機能の変化

身体各種機能について20歳代前半を基準に50歳代後半を比べると、すべてにおいて機能低下の傾向がみられるものの、その程度は機能により異なる(図13.1)。

基礎代謝は日本人の基礎代謝基準値と基礎代謝量に示されているように、成長期の変化に比べると、加齢に伴う基礎代謝量の変化は少ないが、除脂肪体重や日常の運動量などにより個人差が大きくなる。ほかにも呼吸代謝、神経伝達速度の変化は少ないが、平衡機能、消化吸収機能、記憶力や学習能力などの知能要素は、加齢の影響が確認できる。また、50歳代後半は筋力の衰えや、夜勤後などの疲労回復力の低下を自覚し始める。

B. 更年期の身体機能の変化

男性の更年期とは、高齢期に移行する40〜60歳ころに性腺機能の低下に対応して、肉体や精神が減退する時期である。この時期は男性ホルモン低下に社会的・心理的なストレスが加わり、性欲減退や勃起不全だけでなく、疲労感、うつ、のぼせ、多汗など多様な自律神経失調症や神経症状を引き起こす。

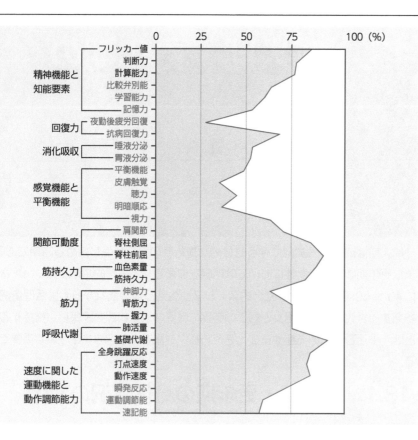

図13.1 20歳を基準とした場合の55歳の人の各種機能の相対変化

赤字：機能低下の顕著な項目

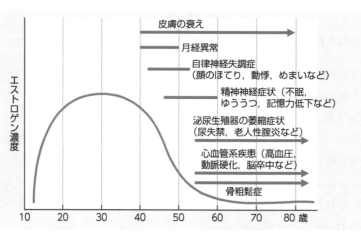

図13.2 女性の加齢とホルモン量の低下により生じる諸症状

　女性の更年期は男性より症状が顕著であり，閉経を伴う卵巣機能の変化に適応していく時期である．日本人女性の閉経はほぼ50歳ころ（47±5歳）に起こることから，その前後10年ぐらいを更年期といい，程度に差があるが，多様な症状が生じる（図13.2）．また，更年期はエストロゲンの分泌の減少により，骨の形成が阻害され骨密度が減少したり，血中コレステロール値が増加する．

13.2 | 成人期・更年期の食事摂取基準

成人期（18〜64歳）の食事摂取基準をp. 267, 付表16〜p. 269, 付表18に示す.

A. エネルギー

加齢に伴う基礎代謝量の低下や身体活動量の減少により，推定エネルギー必要量は成人期の後半では約15%低下する．また，推定エネルギー必要量の変化に伴いビタミンB_1, B_2, ナイアシンの食事摂取基準は変化する．他の栄養素の摂取基準は加齢による増減がほとんどないことから，成人期後半では他の栄養素はいままでと同程度摂取しながら，エネルギー摂取だけは減らす状況になる.

B. タンパク質

タンパク質の消化吸収率は加齢により低下しないが，血清アルブミン濃度は低下するため，窒素出納の維持に必要な良質タンパク質の摂取が必要となる.

C. 脂質

脂質の消化吸収率は，加齢による増減がほとんどない．脂質は必須脂肪酸も含み，また脂溶性ビタミンの吸収も高めるので，一定量の摂取は不可欠であり，脂肪エネルギー比率として18歳以上では20〜30%が適当である．またコレステロールは，体内でも合成されるため，目標量を設定することは難しいが，脂質異常症の重症化予防の目的からは，200 mg/日未満に留めることが望ましい.

D. ミネラル（無機質）やビタミン

ミネラル（無機質）やビタミンの食事摂取基準は成人期を通じて大きな変化はない.

13.3 | 成人期・更年期の健康障害

A. 生活習慣病の危険因子と疾病の関連

軽症耐糖能異常者は脳卒中や心筋梗塞などの循環器疾患の危険因子である肥満，高血圧，脂質異常を合わせもつことが多い．このような状態をメタボリック

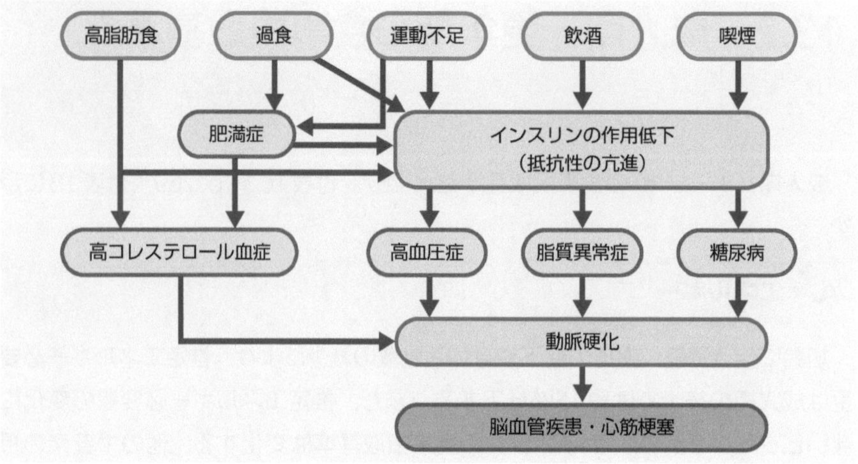

図 13.3　生活習慣病の危険因子と疾病の関連

シンドローム（内臓脂肪症候群）という．これらの病態は共通してインスリン抵抗性を介して生活習慣と深くかかわっている．過食や高脂肪食，運動不足に起因する肥満や多量の飲酒，喫煙はいずれもインスリンのはたらきを減弱させる生活習慣である（図13.3）．また，肥満症，糖尿病，高血圧症，脂質異常症の4つには，互いに重なり合って発症しやすい密接な関係がある．特に肥満（内臓脂肪型肥満）が進むとほかの3つの疾病も悪化し，併発しやすい．

B.　生活習慣病の発症頻度

a.　肥満症

　成人期の肥満の多くは，エネルギーの過剰や運動不足により脂肪が蓄積する単純性肥満である．男性では20歳代で26.8％，30〜60歳代では30％以上が肥満と判定され，20歳代では女性の約5倍，30・40歳代では女性の約2倍の割合である（図13.4）．肥満のまま2〜3年経過すると血液中のトリアシルグリセロール，コレステロールが増加し，耐糖能は低下し，糖尿病，高血圧症，脂質異常症，冠動脈疾患，高尿酸血症，腎疾患，脳血管障害などを合併しやすくなる．糖尿病・高血圧・脂質異常の危険因子を2つ以上もつ人の割合は，男女とも肥満者のほうが非肥満者よりも高い（図13.5）．

b.　糖尿病

　糖尿病（糖尿病が強く疑われる者）の割合は加齢とともに男女とも上昇するが，その割合は男性のほうが女性より2倍程度多い．成人期に発症する糖尿病のほとんどは2型糖尿病（インスリン非依存型糖尿病）である．発症には遺伝素因に加えて，過食や運動不足などの生活習慣，加齢などの影響を受ける．その結果，インスリンの分泌量は健常者と変わらないが，インスリン受容体の数の減少や感受性の低下により耐糖能の低下をきたしている．

図 13.4 生活習慣病の発症頻度
高血圧症者：収縮期血圧 140 mmHg 以上または拡張期血圧 90 mmHg 以上の者もしくは血圧降下剤服用者，脂質異常症が疑われる者：HDL−コレステロールが 40 mg/dL 未満の者，またはコレステロール降下剤服用者
［資料：平成 29 年国民健康・栄養調査結果の概要］

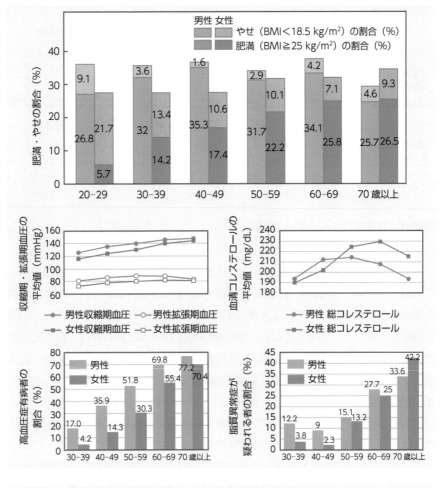

図 13.5 肥満判定別にみた，糖尿病・高血圧・脂質異常の危険因子を 2 個以上もつ人の割合
［津下一代，日本内科学会誌，**100**，904（2011）］

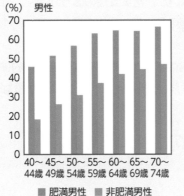

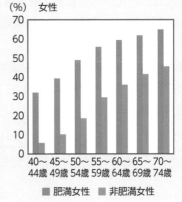

　糖尿病の発症は肥満との関連が強く，平成 9 年糖尿病実態調査によると，特に糖尿病を強く疑われる人の 52.7％，可能性を否定できない人の 37.3％が過去の肥満度が＋20％以上であった（表13.1）．また糖尿病患者が動脈硬化症を起こす危

表 13.1 肥満度と糖尿病の状況
HbA1c：グリコヘモグロビン
[資料：平成 9 年糖尿病実態調査]

肥満度		糖尿病の状況		
		HbA1c 6.1%以上	HbA1c 5.6 〜 6.1%	正常範囲
現在の肥満度	−10%未満	(482 人) 41 人 (8.5%)	(465 人) 40 人 (8.6%)	(3,475 人) 487 人 (14.0%)
	−10%〜+10%	198 (41.1)	195 (41.9)	1,884 (54.2)
	+10%〜+20%	108 (22.4)	105 (22.6)	649 (18.7)
	+20%以上	135 (28.0)	125 (26.9)	455 (13.1)
過去の肥満度	−10%未満	(482 人) 5 (1.0)	(464 人) 9 (1.9)	(3,458 人) 129 (3.7)
	−10%〜+10%	99 (20.5)	141 (30.4)	1,497 (43.3)
	+10%〜+20%	124 (25.7)	141 (30.4)	922 (26.7)
	+20%以上	254 (52.7)	173 (37.3)	910 (26.3)

険性は，健常者の 2 〜 3 倍と高い．

c. 高血圧症

最高血圧は男女とも加齢とともに上昇し，それに伴い高血圧者の割合も増加している（図13.4）．高血圧症は日本人に最も多い生活習慣病であり，その大部分は本態性高血圧症である．特に成人期の男性は，外食による食塩やアルコールの過剰摂取，ストレス，運動不足などの生活習慣の乱れから肥満になり，高血圧症を合併しやすい．高血圧症で肥満の人がBMIを1減少させると，2 mmHgの血圧低下が期待できることから，生活習慣の改善が重要である．

d. 脂質異常症

脂質異常症は肥満症，糖尿病，心疾患，腎疾患でも見られる．30 〜 40歳代は男性の割合が高いが，50歳代以降は閉経に伴い総コレステロールやトリアシルグリセロールが増加するため，約4割の女性が脂質異常症である（図13.4）．HDL−コレステロールは加齢の影響は少ないが，常に女性のほうが高く，それに伴い脳血管疾患や心疾患などの循環器疾患の死亡率も女性のほうが低い．

e. メタボリックシンドローム

肥満に加え，高血糖，高血圧，脂質異常のどれか1つが重なると相乗的に動脈硬化を促進し，心筋梗塞などを起こす危険性が5.8倍に，2つ以上が重なると35.8倍に高まる．

13.4 ｜成人期・更年期の栄養素補給

A. 成人期の栄養摂取状況

平成29年国民健康・栄養調査結果によると，成人期の男女ともエネルギー摂取量は平成24年度の調査に比べて横ばいであるが，脂肪エネルギー比率が30%

以上の割合は男性30.8%，女性39.8%であり増加した．食塩摂取量は，男性は20・30代の10.2 g，女性は20代の8.1 gが最も低く，食塩摂取量の平均値は減少傾向にあるが，男性10.8 g，女性9.1 gであった．また，成人期男女のカルシウムとビタミンD，女性の鉄は著しく不足していた．一方，ビタミンK，ナイアシン，ビタミンB_{12}，そしてパントテン酸は男女とも食事摂取基準を上回っている．

B. 成人期・更年期の栄養素の補給（耐容上限量と生活習慣病予防）

近年の健康ブーム，あるいは成人期の欠食・外食の増加により，不足の栄養素を補う目的で特定のビタミンやミネラルを栄養補助食品などとして摂取する人が増加しており，その割合は5%であり，男性より女性のほうが多い（図13.6）．その結果，欠乏症の予防というよりは，むしろ過剰摂取による健康障害が懸念されることから，日本人の食事摂取基準（2020年版）では耐容上限量が設定されている．サプリメントの摂取時は，欠乏症を生じさせないための最低必要量，および過剰中毒症状を示さない耐容上限量などの内容をよく把握し，あくまでも規則正しい食生活の補助として利用する．

a. カルシウム

多くのカルシウム強化食品やサプリメントが市販されており，利用されている．カルシウム過剰摂取によって起こる障害として，泌尿器系結石，ミルクアルカリ症候群，他のミネラルの吸収抑制などがある．信頼度の高い症例報告としては，カルシウム摂取量（食事由来＋サプリメント由来）が明らかであるミルクアルカリ症候群（13症例，カルシウム摂取量は2.8 ～ 16.5 gの範囲にあり，その中央値は6.8 gであった）の結果より，最低健康障害発現量を3,000 mg/日とし，耐容上限量を2,500 mg/日としている．

図13.6 ビタミン・ミネラルのサプリメント使用状況
［資料：平成13年国民栄養調査の概要］

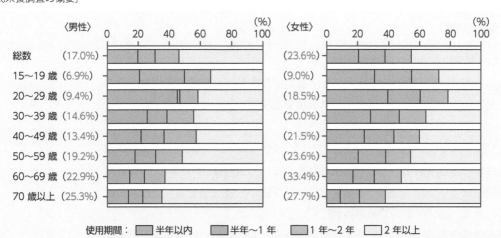

使用期間： □ 半年以内　□ 半年～1年　□ 1年～2年　□ 2年以上

使用状況：かっこ内（赤字）は現在サプリメントを「1種類」および「2種類以上」飲んでいる者の割合

b. リン

日常食から摂取するリンの量は調理による損失を考慮しても不足になることはなく，むしろ食品添加物として各種リン酸塩が加工食品に広く用いられている関係で，現在ではリンの摂取過多が問題視されている．

c. ナトリウム

集団レベルでの観察では，血圧値を上昇させない食塩摂取量の平均値は3〜5g/日であると考えられている．わが国では日本高血圧学会ガイドライン（JSH2014）で食塩摂取量として6g/日以下（このうち調味料などとして添加する食塩は4g/日）が勧められている．しかし，ほかの栄養素摂取量に好ましくない影響を及ぼすような無理な減塩には注意すべきである．

d. ヨウ素

日本では，ヨウ素を多く含む海藻を食べる食習慣から，ヨウ素欠乏症はほとんどない．しかし，日常の食事に加え，健康食品として多量の海藻やヨウ素を含む製品を摂取した場合，ヨウ素の過剰症として甲状腺機能異常を起こすことがある．

13.5 | 成人期・更年期の栄養管理

栄養管理面で問題となるのは，栄養と運動のアンバランスから生じる肥満，外食や欠食による栄養の偏り，さらに不規則な生活，疲労，睡眠不足，喫煙，飲酒などの生活習慣の歪みが原因となって起こる高血圧，糖尿病，動脈硬化，胃腸病などの生活習慣病とのかかわりである．

栄養評価は，食物・栄養に関連した履歴，身体計測，生化学データ，臨床検査と手順，栄養に焦点をあてた身体所見，個人履歴から得られた情報に分けられる．

A. 栄養評価

a. 食物・栄養に関連した履歴（FH）

食事の摂取状況を聴取するとともに，外食や中食の頻度，欠食の状況などについても聞き取り，必要とあれば栄養・食事調査を実施する．

b. 身体計測（AD）

表13.2に日本人成人5,365人（男性2,702人，女性2,663人）の測定結果より作成された身体計測基準値を示した．上腕周囲長（AC），上腕筋囲長（AMC）の測定は比較的簡便であり，かつ全身の筋肉量，タンパク質の栄養状態をよく反映することから，近年，臨床の現場で栄養評価に用いられている．

生活習慣病予防の観点から，成人期以降は身体計測により，体格指標と同時に身体構成を知ることが重要となる．肥満の判定を体格指標つまり体重や体格指数

表 13.2　日本人の新身体計測基準値

AC（arm circumference）：上腕周囲長，TSF（triceps skinfold）：上腕三頭筋皮下脂肪厚，AMC（arm muscle circumference）：上腕筋周囲長，BMI：体格指数，SD：標準偏差

［資料：日本栄養アセスメント研究会（JARD），2001］

		AC（cm）		TSF（mm）		AMC（mm）		BMI（kg/m²）	
		平均値	SD	平均値	SD	平均値	SD	平均値	SD
女性	30 歳以下	24.67	2.53	14.98	7.00	19.95	2.59	20.20	2.30
	31 〜 40	25.19	2.73	15.79	7.06	20.27	2.40	20.99	2.96
	41 〜 50	26.18	2.85	16.51	7.20	20.99	2.38	22.29	3.00
	51 〜 60	25.76	3.30	15.88	7.41	20.84	2.57	22.11	3.33
	61 歳以上	25.33	3.33	16.76	7.27	20.09	2.56	21.78	3.70
男性	30 歳以下	27.52	3.12	12.11	6.52	23.74	2.78	21.94	3.17
	31 〜 40	28.42	2.85	13.03	5.94	24.33	2.73	23.52	3.15
	41 〜 50	27.90	2.73	11.96	5.09	24.13	2.66	23.30	2.92
	51 〜 60	27.00	2.70	10.69	5.41	23.65	2.55	23.00	2.97
	61 歳以上	26.56	2.96	10.52	4.66	23.27	2.78	21.80	3.10

（BMI）のみで判断すると，除脂肪量（筋肉量）が多い人もあやまって肥満と判定される．そのため，皮脂厚や腹囲の測定などを用いて体脂肪の量・分布部位など身体構成も考慮する．

c.　生化学データ，臨床検査と手順（BD）

血液一般（白血球数，赤血球数，ヘモグロビン，ヘマトクリットなど），肝機能（AST，ALT，ALP，LDH，γ-GT，総タンパクなど），脂質（総コレステロール，トリアシルグリセロール，HDL-コレステロール，LDL-コレステロールなど），糖尿病（血糖など），腎機能（クレアチニンなど）などの検査を行う．異常が見られた場合には精密検査を行う．

d.　栄養に焦点を当てた身体所見（PD）

身体各部位の病的変化の観察はもちろんのこと，情動，行動，情緒反応などの全般的観察も行う．栄養状態と関連した症状や主訴を観察し，既往歴や生活習慣についても聴取する．

e.　個人履歴（CH）

急性および慢性疾患の既往歴などを把握する．

B.　栄養診断

栄養診断では，成人期・更年期の栄養状態を具体的に判定（診断）する．その際重要なことは，栄養診断の根拠を示すとともに，その原因についても明示する．つまり栄養介入の計画と実施の目標の根拠となるとともに，モニタリングと評価（判定）の指標を示すものである．診断結果はPESとして記録する．

C.　栄養介入

栄養介入は，栄養評価で得た情報に基づく栄養診断により栄養状態に問題があると判断された場合，対象者の栄養改善のために具体的方法を計画・実践する過程であり，成人期・更年期においても以下の過程に従い行われる．

a. 栄養介入計画

標準体重の維持と内臓脂肪型肥満の予防・改善に重点をおき，対象の身体状況（体重，BMI，体脂肪率）に応じたエネルギーおよび各栄養素の摂取量を設定する．このとき，身体活動レベルごとの食事摂取基準（2020年版），肥満症や糖尿病など各種疾患のために策定されている診療ガイドラインなどの基準を参照する（参照：肥満症診療ガイドライン2016，糖尿病診療ガイドライン2019，高血圧治療ガイドライン2019，動脈硬化性疾患予防ガイドライン2017年版など）．

日常的なエネルギーの摂取量とともにエネルギー消費量が，成人期の体重や体重変化，内臓脂肪量に大きく影響する．これらエネルギーならびに各栄養素の過不足や運動量の不足を早期に改善補正し，生活習慣病の発症予防と重症化予防を目標に，対象の栄養状態や生活状態をより適正に維持するため，各対象の食生活環境を考慮して栄養改善計画を立案する．

b. 実施

対象の栄養状態を改善するため，栄養診断に基づき立案された栄養介入計画（栄養補給，栄養教育，関連領域との調整）の具体的内容を速やかに行う．

D. 栄養モニタリングと評価（判定）

a. 経過モニタリング

経過モニタリングでは，各対象に対する実施プログラムの理解度，参加度，進行度，満足度，さらに企画内容の実施度，経費などを随時調査し評価する．具体的には，対象に提示した食生活習慣（摂取状況と摂取内容）や運動習慣，提示内容の実施に伴う経費や満足度などを判定する．

b. 影響モニタリング

影響モニタリングでは，栄養改善計画の対象者へのアンケート調査，自由面接法，観察法などにより，対象者の意識，態度，関心および意欲，理解，知識・技術の習得や向上，行動の変化に加えて，家族や職場などの反応・支援・理解の変化や生活環境の変化が改善されているかを調査し評価する．

c. 評価（判定）

評価（判定）では，5つの評価（企画評価，経過評価，影響評価，結果評価，経済評価）を行い，最終的にそれらを総合的に評価（総合評価）する（p. 96参照）．

E. アウトカム（結果）管理システム

各評価過程で得られた栄養管理の結果を，SOAPなどの様式を用いて簡潔に記録・報告し，継続的な栄養介入計画の立案に役立てる．

13.6 | 成人期・更年期の栄養管理・事例研究

　成人期・更年期の栄養管理として，かかりつけ医から紹介のあった女性の事例について検討する．

事例

　55歳，女性，介護職．既往歴，家族歴は特になし．アジ・サバアレルギー．服薬は特になし．身長158.1 cm，体重54 kg（2か月前64 kg，3週間前57.6 kg），BMI 21.6 kg／m²．血圧126 mmHg／79 mmHg．体温36.9℃．生活活動強度中等度，タバコ20本×35年（現在も喫煙中）．

　かかりつけ医での検査結果，空腹時血糖192 mg／dL，HbA1c 11.0%，HDL-コレステロール58 mg／dL，LDL-コレステロール223 mg／dL，中性脂肪161 mg／dL．尿検査：尿糖（+），尿ケトン体（+），24時間蓄尿による尿中Cペプチド（CPR）50 μg／日．かかりつけ医の処方，風邪症状に対する内服薬処方のみ．かかりつけ医から紹介状があり来院．

　3〜4年前から脂質異常症を指摘されていたが放置，血糖値の指摘はなかった．2年前の健診で血糖値がやや高値（133 mg／dL）との指摘を受けるが放置していた．1年前の職場健診では，さらに高値（200 mg／dL程度）となった．約5年前から介護関係の仕事をしており，2か月前の20××年9月に転職した（職種は介護士のまま）．転職後2か月間で体重が10 kg減少したが，新しい職場は夜勤の回数が増えたため，転職によるストレスと仕事が忙しいためだと思い，特に受診はしなかった．1か月前の職場健診で，随時血糖値329 mg／dL，体調不良（易疲労感など）を自覚していたが，放置していた．

　炭水化物大好き人間といい，普段から夜中に菓子パンやラーメンなどをガッツリと食べていた．特に今の職場は月に10回以上は夜勤なので，1日4食が基本．前も介護の仕事で，今のところに転職してもうすぐ3か月経ち，最近職場に慣れてきた．しかし，転職して2か月で10 kgも痩せた．今思えば，あのころから体調は悪かった．仕事が忙しくて，環境も変わったから，いろいろとストレスや疲れかなと思っていた．仕事や義両親の介護とかで忙しくて，受診はしなかった．野菜は傷むのであまり買わないし，外食や市販の弁当が多い．お菓子はあまり食べない．キャンディ5個程度．ただ，喉が渇いて炭酸飲料だけでも1日に1,500〜2,000 mLくらい飲む．他にお茶とか水とか…．だから何回もトイレに行って大変だった．アルコールは飲まない．昨日までの2日間は体調不良でパン，粥，果物，スポーツドリンク，炭酸飲料などを摂っていた．

　普段の食事は，エネルギー2,800 kcal，炭水化物450〜470 g．朝：食パン2枚＋目玉焼き（2個）＋ハムやウインナー＋コンビニのサラダ．昼：手作り弁当（米飯300 g以上＋冷凍食品2〜3品＋卵焼き）．夕：スパゲティ（コンビニ）＋オニギリ2個または菓子パンなど．22〜23時：サンドイッチまたは菓子パンまたはチャーハンまたはラーメンなど．間食：炭酸飲料1,500〜2,000 mL，キャンディ5個，アルコール（−）．

A.　栄養評価

　栄養評価を，食物・栄養に関連した履歴（FH），身体計測（AD），生化学データ，臨床検査と手順（BD），栄養に焦点を当てた身体所見（PD），個人履歴（CH）に従って整理すると表13.3となる．

氏名	H. E.		生年月日	19＊＊年5月10日（55歳）	性別	女性	家族構成と家族歴
職業	介護職						

AD	身体計測	身長　158.1 cm
		体重　54.0 kg（転職後2か月で10 kg減少）
		BMI　21.6 kg/m²
		血圧　126/79 mmHg, 体温　36.9℃

PD	現在までの生活活動状況	生活活動強度：中等度
		タバコ20本×35年（現在も喫煙中）
		3～4年前から脂質異常症を指摘されていたが放置，血糖値の指摘はなかった．2年前の健診で血糖値がやや高値（133 mg/dL）との指摘を受けるが放置していた．1年前の職場健診では，さらに高値（200 mg/dL程度）となった．約5年前から介護関係の仕事をしており，2か月前の20××年9月に転職した（職種は介護士のまま）．転職後2か月間で体重が10 kg減少したが，新しい職場は夜勤の回数が増えたため，転職によるストレスと仕事が忙しいためだと思い，特に受診はしなかった．1か月前の職場健診で，随時血糖値329 mg/dL，体調不良（易疲労感など）を自覚していたが，放置していた．

BD	生化学検査など	【かかりつけ医での検査結果】空腹時血糖192 mg/dL，HbA1c 11.0%，HDL-コレステロール58 mg/dL，LDL-コレステロール223 mg/dL，中性脂肪161 mg/dL．
		尿検査：尿糖（＋），尿ケトン体（＋），24時間蓄尿による尿中Cペプチド（CPR）50 µg/日
		【かかりつけ医の処方】風邪症状に対する内服薬処方のみ．「糖尿病の薬は，明日，○○医療センターでもらって下さい．紹介状を書いておきます」

FH	食生活状況	炭水化物大好き人間といい，普段から夜中に菓子パンやラーメンなどをガッツリと食べていた．特に今の職場は月に10回以上は夜勤なので，1日4食が基本．前も介護の仕事で，今のところに転職してもうすぐ3か月経ち，最近職場に慣れてきた．しかし，転職して2か月で10 kgも痩せた．今思えば，あのころから体調は悪かった．仕事が忙しくて，環境も変わったから，色々とストレスや疲れかなと思っていた．仕事や義両親の介護とかで忙しくて，受診はしなかった．野菜は傷むのであまり買わないし，外食や市販の弁当が多い．お菓子はあまり食べない．キャンディ5個程度．ただ，喉が渇いて炭酸飲料だけでも1日に1,500～2,000 mLくらい飲む．他にお茶とか水とか…．だから何回もトイレに行って大変だった．アルコールは飲まない．昨日までの2日間は体調不良でパン，粥，果物，スポーツドリンク，炭酸飲料などを摂っていた．
	食事調査結果	普段の食事 エネルギー2,800 kcal，炭水化物450～470 g 朝：食パン2枚＋目玉焼き（2個）＋ハムやウインナー＋コンビニのサラダ 昼：手作り弁当（米飯300 g以上＋冷凍食品2～3品＋卵焼き） タ：スパゲティ（コンビニ）＋オニギリ2個または菓子パンなど 22～23時：サンドイッチまたは菓子パンまたはチャーハンまたはラーメンなど 間食：炭酸飲料1,500～2,000 mL，キャンディ5個，アルコール（－）

CH	個人履歴	アジ・サバアレルギー	市販薬	特になし	家族歴	特記なし

表13.3　成人期・更年期の栄養管理の事例

B.　栄養診断

栄養評価各項目に基づいて栄養診断を行うと，

#1　NI-5.8.2　FBS，HbA1c高値および指示量の約2倍の炭水化物を摂取していることから（S），長年の食習慣の嗜好の偏りと口渇感に伴う糖質飲料の摂取による（E），炭水化物摂取量過剰（S）の状態であると判断（診断）する．

#2　NC-3.2　体重減少，FBSおよびHbA1c高値，頻尿や喉の渇き，尿糖および尿ケトン体の陽性から（S），血糖が利用できないことから起こる異化作用による（E），意図しない体重減少（S）の状態であると判断（診断）する．

C. 栄養介入

栄養診断の結果に基づき，栄養介入を行う．

＃1　NI-5.8.2　自分で炭水化物大好き人間といい，普段から夜中に菓子パンやラーメンなどをガッツリと食べていたので，エネルギー摂取量1,600 kcal/日にする，糖質の多い飲料の摂取を中止する．栄養成分表示で炭水化物量（240 g/日）を確認する習慣を身につける栄養教育を行う．また，主食量の把握（1食あたりご飯180 g）や間食摂取のルール作りについても支援する．

＃2　NC-3.2　血糖が利用できないことから起こる異化作用の改善を図るため，1,600 kcal/日にする，糖質の多い飲料の摂取を中止する．栄養成分表示で炭水化物量（240 g/日）を確認する習慣を身につける栄養教育を行う．また，主食量の把握（1食あたりご飯180 g）や間食摂取のルール作りについても支援する．

D. 栄養モニタリングと評価（判定）

栄養診断の結果に基づき，栄養モニタリングと栄養管理全体の評価を行う．

＃1　NI-5.8.2　FBS，HbA1c，摂取エネルギー，炭水化物摂取量をモニタリングする．

＃2　NC-3.2　体重，FBSおよびHbA1c，口渇感，排尿回数，尿糖および尿ケトン体をモニタリングする．

E. アウトカム（結果）管理システム

この事例の場合，炭酸飲料に糖が入っていることを知らずに，喉が渇いて炭酸飲料だけでも1日に1,500 ～ 2,000 mLくらい飲んでおり，また，炭水化物大好き人間であると自覚しているが，主食の適正量に関する知識が乏しいことから，主食量の把握（1食あたりご飯180 g）や間食摂取のルール作りを行い，それを実践することで，FBSとHbA1cの改善をアウトカム（結果）評価の指標とする．この事例の評価を5つの評価（企画評価，経過評価，影響評価，結果評価，経済評価）で行い，最終的にそれらを総合的に評価（総合評価）し，アウトカム管理システムに記録する．

1）成人期は成熟から加齢に伴う身体的な退行性の変化が生じ始める時期である．

2）40 ～ 60歳代の更年期は，特に女性においては生理的変化が著しい．男性は社会的ストレスや生活習慣の乱れから，生活習慣病を多発する世代である．

3）成人期は栄養素の不足をサプリメントで補う人が多く，安全な摂取のための教育や情報の提供が必要である．

14. 高齢期の栄養

14.1 高齢期の身体状況の変化

　成人期から始まる「老化」は「生理的老化」と「病的老化」に分けられ，前者は加齢に伴って生じる不可避的かつ不可逆的な生理機能の低下であり，高齢者の身体的特徴の一つである.

A. 身体構成成分の変化

　図14.1は25歳と70歳の身体構成成分の割合を示したものである. 加齢により脂肪の割合は約2倍に増え，骨格筋が減少している. 体内貯留水分が8%減少していることは容易に脱水症に陥りやすいことを示している.

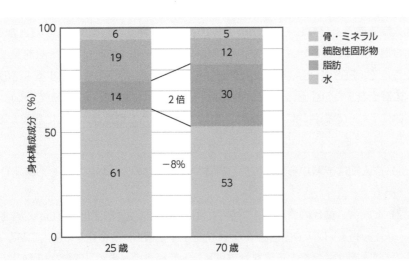

図14.1　身体構成成分の変化
[資料：Sullivan D.H., *Annals of Long-Term care*, **8**, 41–46 (2001)]

B. 身体的特徴

　臓器は実質細胞の減少や萎縮により重量が減少してくる．図14.2に示すように，ほとんどすべての臓器の生理機能は直線的に低下する．しかし，すべての臓器や組織に同時に生理機能の低下が起こるのではなく，個人差が大きい．また，健康状態や日常生活に直ちに影響を与えることはなく，負荷がかからなければ日常生活に支障をきたすことはない．

　身体活動量が減少すると骨格筋が萎縮し体脂肪が増加する．体脂肪率の上昇とともに全身の基礎代謝率は低下してエネルギー要求量も減少する．エネルギー要求量の減少により食欲の低下が起きる．

a. 消化吸収機能の低下

　表14.1に示すように消化吸収に関連する生理機能が低下していることが多い．さらに，いろいろな疾患や病態が消化吸収機能の低下の要因になる．

　食道の粘膜に萎縮が起こると，蠕動運動が遅延し嚥下障害が起こる．胃粘膜の萎縮により胃液の分泌機能が低下し，低酸症を起こしやすい．低酸症は鉄欠乏やビタミンB_{12}欠乏に関連する場合がある．小腸の吸収機能は加齢により低下する

図 14.2　生理機能の変化
[Sullivan D.H., *Annals of Long-Term care*, **8**, 41–46 (2001)]

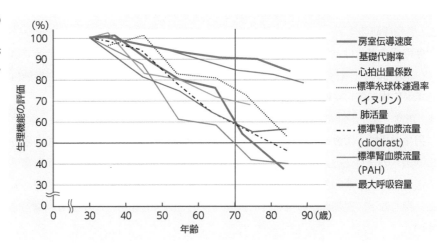

表 14.1　老化に伴う消化吸収に関連する機能の生理的変化
[下方浩史，これからの老年学　第二版（井口昭久編），p. 92，名古屋大学出版会（2008）より改変]

臓器	老化による変化
口腔	唾液分泌機能の低下（口内炎，舌炎，歯槽膿漏），歯の脱落，咬筋の萎縮による咀嚼機能の障害，味蕾の萎縮による味覚機能の低下，食欲低下，嚥下障害
食道	胃内容物の逆流（逆流性食道炎），食道裂孔ヘルニア，食道機能低下
胃	胃酸分泌の低下（抗菌力の低下），胃粘膜の萎縮
小腸	消化吸収機能の低下
大腸	腸管運動機能の低下による便秘，憩室炎
肝臓	栄養素処理機能の低下
胆道	胆石形成，胆嚢炎

が，小腸全体としての吸収能力は予備力があるので，成人と変わらない．カルシウムの吸収率は活性型ビタミンDの作用低下などにより低下する．大腸は，特に80歳以上では便の排出速度が遅くなることが報告されており，そのために水分の吸収が過度に起こり便秘のリスクになる可能性がある．

b．感覚機能の低下

視覚機能の低下は，①近見視力の低下，②暗順応の低下，③周辺視野，特に上方前方の視野の狭まり，④短い波長の色（青，緑）の感度低下などである．聴覚機能の低下は，①高音部から低下していき，徐々に会話が聞き取りにくくなる，②母音は聞きやすいが子音は聞き取りにくくなる，③騒音の中や反響する部屋では人の話を理解することが困難になるなどである．嗅覚機能は加齢に伴って低下し，においの少ない食べ物では味が薄く感じられることがある．味覚機能は加齢に伴う味蕾細胞の減少，服薬や全身性疾患だけでなく，口腔乾燥や口腔粘膜不良，義歯の不良や唾液分泌量低下などにも影響される．味蕾細胞が減少すると感受性が鈍くなり，味覚の認識閾値が高くなる．後期高齢者（75歳以上）は，前期高齢者（65～74歳）より味覚の認識閾値が有意に高い．甘味は，認識閾値に有意な性差はないが，酸味，塩味，苦味の認識閾値は男性は女性より有意に高いことから，高齢者においても基本的味覚の感受性には，年齢差と性差がある．

c．免疫機能の低下

免疫系の老化はおもにT細胞系の機能低下が20歳代から始まる．高齢者ではNK細胞も低下してくる．ストレスが生体免疫機能を低下させるが，回復機能は若年者に比べ著しく低下している．

NK：natural killer

d．摂食・嚥下機能の低下

摂食機能は，①食物の認識，②口への取り込み，③咀嚼と食塊形成，④口腔から咽頭への送り込み，⑤咽頭から食道への送り込み（嚥下反射），⑥食道から胃への送り込みの一連の流れであり，④～⑥が嚥下にあたる．高齢者では認知機能低下，視力低下，運動機能障害などにより，食物を口まで運ぶことが困難な場合も多い．

嚥下障害のおもな原因は，脳血管障害による麻痺，神経・筋疾患，筋力の低下などであり，嚥下障害は誤嚥性肺炎の原因となる．

e．代謝機能の低下

基礎代謝は，加齢とともに低下し，特に男性での低下率が大きい．この現象は，加齢に伴う除脂肪組織の減少による．高齢者では，成人に比較し，食後に誘導される骨格筋におけるタンパク質合成が低下しており，同化抵抗性（anabolic resistance）が存在する．糖質代謝では，インスリンの作用が低下し，特に食後の血糖値が上昇しやすくなる．また，骨格筋量が減少し脂肪の割合が増加することにより，インスリン抵抗性は増大する．脂質代謝では，血清総コレステロール，

図 14.3 サルコペニア発症の機序
IGF：insulin-like growth factor, IL：interleukin, TNF：tumor necrosis factor
[荒井秀典（企画），医学のあゆみ，**248**, 644 (2014)]

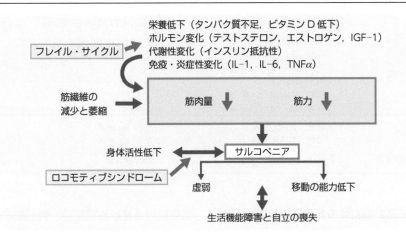

フレイル・サイクル → 栄養低下（タンパク質不足，ビタミンD低下）
ホルモン変化（テストステロン，エストロゲン，IGF-1）
代謝性変化（インスリン抵抗性）
免疫・炎症性変化（IL-1, IL-6, TNFα）

筋繊維の減少と萎縮 →

筋肉量 ↓　　　筋力 ↓

身体活性低下 ←→ サルコペニア

ロコモティブシンドローム

虚弱　　　移動の能力低下

生活機能障害と自立の喪失

表 14.2 サルコペニアの診断（AWGS 2019年改訂版）
[Chen L.K. *et al.*, *J. Am. Med. Dir. Assoc.*, **21**, 300–307 (2020)]

1.	筋力低下（握力など）
2.	身体能力の低下（歩行速度など）
3.	骨格筋量減少

上記の項目1と3，あるいは項目2がある場合にサルコペニア，項目1〜3をすべてあわせもつ場合に重症サルコペニアと診断される

中性脂肪が20歳代以降に加齢とともに上昇する.

f. サルコペニア（sarcopenia）

　加齢に伴う骨格筋量の減少は，加齢による生理的な現象としてとらえられてきた.

*1 European Working Group on Sarcopenia in Older People

　ヨーロッパワーキンググループ（EWGSOP*1）は2010年に発表した論文で，サルコペニアは「筋量と筋力の進行性かつ全身性の減少に特徴づけられる症候群で，身体機能障害，QOL低下，死のリスクを伴うもの」と定義した. サルコペニア発症には多因子がかかわっているが，その要因として低栄養（摂取エネルギーの不足，タンパク質，アミノ酸，抗酸化物質の摂取不足）が挙げられている（図14.3）. サルコペニアの診断基準はEWGSOPより提唱されたが，日本，韓国，中国などアジア各国

*2 Asian Working Group for Sarcopenia

の研究者が2013年にアジアワーキンググループ（AWGS*2）を組織し，アジア人独自の診断基準を提唱した（2019年改訂版，表14.2）. 診断基準では，筋力の低下を有し，骨格筋量の減少が認められる場合にサルコペニアと診断される（表14.3）. また，歩行速度などの身体機能によって重症度が判定される.

g. ロコモティブシンドローム（locomotive syndrome）

　ロコモティブシンドロームとは日本整形外科学会が2007年に「運動器の障害による移動機能の低下した状態を表す新しい言葉」として提唱したもので，和文は「運動器症候群」である. 運動器の障害により要介護になるリスクが高い状態になるため，予防と早期発見・早期治療が重要である. 運動器の障害の原因には，「運動器自体の疾患」と「加齢による運動機能不全」がある.

	AWGS（2019年改訂版）	EWGSOP2（2018年改訂版）
筋肉量	① DXAによる測定 　男性　7.0 kg/m² 未満 　女性　5.4 kg/m² 未満 ② BIAによる測定 　男性　7.0 kg/m² 未満 　女性　5.7 kg/m² 未満	男性　7.0 kg/m² 未満 女性　5.5 kg/m² 未満
握力	男性　28 kg 未満 女性　18 kg 未満	男性 27 kg 未満 女性 16 kg 未満
歩行速度	1.0 m/秒以下	0.8 m/秒以下

表14.3　サルコペニアの診断基準
DXA：Dual Energy X-ray Absorption（二重エネルギーエックス線吸収測定法），BIA：Bioelectrical Impedance Analysis（生体電気インピーダンス法）

（1）運動器自体の疾患（骨格筋運動器系）　加齢に伴う変形性関節症，骨粗鬆症に伴う円背，易骨折性，変形性脊椎症，関節リウマチの痛みや関節可動域制限などにより，バランス能力，移動能力の低下が起こる．

（2）加齢による運動機能不全　筋力低下，持久力低下，反応時間延長，運動速度の低下，巧緻性低下，バランス能力低下などがある．運動不足になると，筋力やバランス能力の低下により運動機能低下が起こり転倒しやすくなる．

14.2　高齢期の食事摂取基準

　日本人の食事摂取基準（2020年版）では，年齢区分は65歳以上を高齢者とし，65〜74歳，75歳以上の2つの区分を設けている．ただし，栄養素等によっては，高齢者における各年齢区分のエビデンスが必ずしも十分でない点には留意すべきである．高齢者の食事摂取基準をp. 270，付表19，p. 271，付表20に示す．超高齢社会における栄養の問題として，健康寿命の延伸や介護予防の観点から，過栄養だけではなく，後期高齢者（75歳以上）が陥りやすい「低栄養」，「栄養欠乏」の問題の重要性が高まっている．対象となる高齢者は，軽度の介助を要する者やいくつかの慢性疾患を有する者も含まれているが，比較的健康状態を保っており（何とか自立した生活が可能），要介護状態ではない者とされている．

　高齢者では，咀嚼能力の低下，消化・吸収率の低下，運動量の低下に伴う摂取量の低下などが存在する．特に，これらは個人差の大きいことが特徴である．また，高齢者の多くが何らかの疾患を有していることも特徴として挙げられる．そのため，年齢だけでなく，個人の特徴に十分に注意を払うことが必要である．

A.　エネルギー

　推定エネルギー必要量（kcal/日）は，成人と同様に，基礎代謝量（kcal/日）×身体活動レベルとして算出している．基礎代謝量は，基礎代謝基準値（kcal/kg体重/日）

表 14.4 高齢者の推定エネルギー必要量（kcal/日）
[日本人の食事摂取基準（2020年版）]

身体活動レベル	男性			女性		
	Ⅰ	Ⅱ	Ⅲ	Ⅰ	Ⅱ	Ⅲ
65～74歳	2,050	2,400	2,750	1,550	1,850	2,100
75歳以上	1,800	2,100	－	1,400	1,650	－

×参照体重（kg）で求められる．基礎代謝基準値は，各年齢層で重みづけをせずに平均値を求め，65～74歳男性は前後の年齢層から内挿して算出されている．65～74歳では，参照体重65.0 kgの男性で21.6 kcal/kg体重/日であり，基礎代謝量は1,400 kcal/日としている．参照体重52.1 kgの女性では20.7 kcal/kg体重/日であり，基礎代謝量は1,080 kcal/日としている．75歳以上では，参照体重59.6 kgの男性で21.5 kcal/kg体重/日であり，基礎代謝量は1,280 kcal/日としている．参照体重48.8 kgの女性では20.7 kcal/kg体重/日であり，基礎代謝量は1,010 kcal/日としている．基礎代謝基準値は，基準から大きく外れた体位で推定誤差が大きくなり，肥満高齢者の場合は，真のエネルギー必要量より大きく，やせでは小さい可能性が高い．成人の中でも高齢者は，他の年代に比べて身体活動レベルが異なる可能性がある．

身体活動レベルは，健康で自立した前期高齢者で，代表値は1.70としている．さらに身体活動量で集団を3群に分け，レベルⅠ＝1.45，レベルⅡ＝1.70，レベルⅢ＝1.95を決定している．後期高齢者では，レベルⅠ＝1.40，レベルⅡ＝1.65のみを決定している．レベルⅠは，自宅にいてほとんど外出しない者を念頭に置いているが，高齢者施設で自立に近い状態で過ごしている者にも適用できる値である．

高齢者の推定エネルギー必要量は，身体活動レベルⅡの男性で65～74歳では，2,400 kcal/日，75歳以上では，2,100 kcal/日，女性で65～74歳では，1,850 kcal/日，75歳以上では，1,650 kcal/日としている（表14.4）．高齢者では，基礎代謝量，身体活動レベルの低下により，エネルギー必要量が減少する．同じBMI（体重）を維持する場合でも，身体活動レベルが低いとエネルギー摂取量はさらに少なくなる．身体活動量を増加させ，多いエネルギー消費量と摂取量のバランスにより望ましいBMIを維持することが重要である．身体活動量の低下は，フレイルの表現型であり原因でもある．

B.　タンパク質

加齢により，最大換気量，腎血流量，肺活量などの生理機能は低下し，体組織では骨格筋が減少し，脂肪は増加傾向を示す．筋タンパク質代謝は低下するが，内臓タンパク質代謝はほとんど変化しない．タンパク質代謝回転速度や生理機能の低下は，高齢者のタンパク質利用効率に影響を与えると考えられるが，高齢者

（60歳以上）と若年・中年（60歳未満）の間で窒素出納法を用いた維持必要量に目立った差は認められていない．

　推定平均必要量は，タンパク質維持必要量/日常食混合タンパク質の利用効率で求められる．タンパク質維持必要量（g/日）は，タンパク質維持必要量（g/kg体重/日）×参照体重（kg）で求められ，高齢者のタンパク質維持必要量は，0.66 g/kg体重/日としている．利用効率は男女共通で90％と見積もっている．また，推奨量は，個人間の変動係数を成人と同様に12.5％と見積もり，推定平均必要量に推奨量算定係数1.25を乗じた値としている．

　タンパク質の摂取不足が最も直接的に，そして，量的に強い影響を及ぼし得ると考えられる疾患は高齢者におけるフレイルおよびサルコペニアである．若年及び中年成人に比べて高齢者では，タンパク質摂取に反応して筋タンパク質合成が惹起されるために必要なタンパク質摂取量が多いとする研究報告が存在する．これは加齢に伴って減少していく筋肉量および筋力を維持するうえで，つまりサルコペニアを予防するうえで，高齢者が多くのタンパク質摂取が必要なことを示している．フレイルおよびサルコペニアの発症予防を目的とした場合，高齢者では少なくとも1.0 g/kg体重/日以上のタンパク質を摂取することが望ましいと考えられる．タンパク質には耐容上限量は与えられていないが，高齢者においては高窒素血症の発症を予防する観点などにより，2.0 g/kg体重/日未満に留めるのが適当ではないかとする考えもある．これは，参照体重を身体活動レベルⅡの推定エネルギー必要量を用いれば，75歳以上で22 〜 23％エネルギーの範囲となり，目標量（上限）は20％としている．

C.　脂質

　脂質は，目標量として総エネルギー摂取量に占める割合，すなわちエネルギー比率（％エネルギー：％E）で示され，1歳以上の全年齢の男女で，20 〜 30（中央値25)としている．また，平成28年の国民健康・栄養調査の結果の中央値に基づき，飽和脂肪酸については，生活習慣病の予防の観点からエネルギー比率（％E）で示され，高齢者では成人同様，7以下としている．また必須脂肪酸であるn−6系脂肪酸，n−3系脂肪酸の目安量は，総エネルギー摂取量の影響を受けない絶対量（g/日）で示され，n−6系脂肪酸は，65 〜 74歳男性で9，女性で8，75歳以上男性で8，女性で7，n−3系脂肪酸は，65 〜 74歳男性で2.2，女性で2.0，75歳以上男性で2.1，女性で1.8としている．n−3系脂肪酸摂取量，特に，EPAおよびDHAの摂取による認知機能低下や認知症の予防効果も期待されている．体重補正が必要な場合は，参照体重を用いる．

　コレステロールの摂取量は低めに抑えることが好ましいものと考えられるが，目標量は，十分な科学的根拠がないため，算定されていない．

D. ビタミン

a. ビタミンA

推定平均必要量，推奨量は，成人同様に，推定平均必要量の参照値である9.3 µgRAE/kg体重/日と参照体重から概算し，高齢者の推定平均必要量は，男性で550 ～ 600 µgRAE/日，女性で450 ～ 500 µgRAE/日とし，推奨量は，個人間の変動係数を20％見積もり，推定平均必要量に推奨量算定係数1.4を乗じ，男性で800 ～ 850 µgRAE/日，女性で650 ～ 700 µgRAE/日としている．耐容上限量は2,700 µgRAE/日で，高齢者ではサプリメント過剰摂取に注意が必要である．

b. ビタミンD

成長期のビタミンDの目安量は8.5 µg/日とされている．高齢者では，骨粗鬆症により種々の部位の骨折リスクが高まる．ビタミンD不足は，大腿骨近位部骨折を含む非椎体骨折リスクを増加させる．65歳以上にも，適切な日照暴露を受けることを推奨し，目安量は8.5 µg/日とされている．

フレイル予防の観点より，ビタミンDの筋力維持における役割が注目され，ビタミンD不足は転倒のリスクであることが示されている．椎体骨折以外の骨粗鬆症骨折は，そのほとんどが転倒によって起こるので，ビタミンDは骨・骨格筋の両方に作用して，骨折予防に寄与している可能性が考えられる．フレイル予防を目的とした量の設定は見送られているが，日照により皮膚でビタミンDが産生されることを踏まえ，フレイル予防に当たっては，日常生活において可能な範囲内での適度な日照を心がけるとともに，ビタミンDの摂取については，日照時間を考慮に入れることが重要である．

c. その他のビタミン

ビタミンE，ビタミンK，ビタミンB群およびビタミンCについては，付表19，20を参照されたい．

E. ミネラル（無機質）

a. ナトリウム

推定平均必要量は，男女とも600 mg/日（食塩相当量1.5 g/日），食塩相当量の目標量は，男性7.5 g/日未満，女性6.5 g/日未満としている．高齢者では食欲低下があり，極端なナトリウム制限（減塩）はエネルギーやタンパク質を始め多くの栄養素の摂取量の低下を招き，フレイルなどにつながることも考えられる．高齢者におけるナトリウム制限（減塩）は，健康状態，病態および摂食量全体を見て弾力的に運用すべきである．

b. カルシウム

推定平均必要量は，体内カルシウム蓄積量，尿中排泄量，経皮的損失量と見かけのカルシウム吸収率を用いて算定し，65歳以上男性で600 mg／日，65 ～ 74歳女性で550 mg／日，75歳以上女性で500 mg／日とし，推奨量は，65 ～ 74歳男性で750 mg／日，75歳以上男性で700 mg／日とし，65 ～ 74歳女性で650 mg／日，75歳以上女性で600 mg／日としている．

14.3 | 高齢期の健康障害

A. 高齢者の低栄養

高齢者は，さまざまな要因から容易にタンパク質・エネルギー栄養障害（PEM）に陥る（図14.4）．したがって，高齢者の低栄養の特徴と低栄養の要因を正しく見極め，適切なアプローチをすることが重要となる．

PEM：protein-energy malnutrition

a. 身体的要因

(1) 老化に伴う生理的変化　老化に伴う腸の筋肉の萎縮や緊張の低下および嗜好の変化から消化管の蠕動運動は低下し，弛緩性便秘が高頻度に認められる．また，消化酵素を分泌する腺の萎縮に伴い，消化酵素の分泌量や活性の低下が起こる．その結果，食欲不振や消化吸収機能の低下を生じ低栄養につながる．

(2) 味覚障害　加齢に伴い，舌の味蕾数や乳頭数の減少と萎縮，角化などの退行性変化があり，味覚が低下する．味覚異常から食事摂取量の不足を引き起こし低栄養の原因となる．

(3) 疾患起因性（口腔内およびそれ以外の疾患）　口腔は消化管の最上部に位置し，咀嚼と嚥下を行い，さらに味覚にも関与している．歯の欠損や義歯の不適合により，咀嚼能力が低下するために食欲が減退する．食欲不振をきたす代表的な疾患を表14.5に示した．

(4) 薬剤性　高齢者は多くの疾患を併存し，複数の医療機関から多種類の薬剤を投薬されている．非ステロイド系抗炎症剤（NSAIDs）は，副作用として胃粘膜障害を高頻度に認め，食欲不振をきたしやすい．その他，ジギタリス製剤，降圧剤（カルシウム拮抗薬），テオフィリン製剤（気管支拡張剤），抗うつ薬，向精神薬なども食欲不振の原因となる．

NSAIDs：non-steroidal anti-inflammatory drugs

b. 精神的要因

高齢者は，自らの老化，配偶者や知人との死別，家庭や社会における役割や地位の低下からくる不安，孤独感，疎外感などにより精神的ストレスが増大し，神経症，閉じこもりから食欲が減退し低栄養を引き起こしやすい．

図 14.4　高齢者の栄養状態に関する要因
[榎裕美，薬局，p.4，南山堂（2007）]

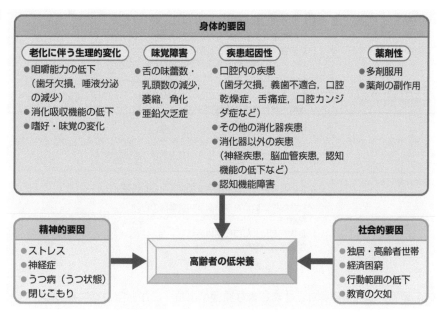

身体的要因

老化に伴う生理的変化	味覚障害	疾患起因性	薬剤性
●咀嚼能力の低下 （歯牙欠損，唾液分泌の減少） ●消化吸収機能の低下 ●嗜好・味覚の変化	●舌の味蕾数・乳頭数の減少，萎縮，角化 ●亜鉛欠乏症	●口腔内の疾患 （歯牙欠損，義歯不適合，口腔乾燥症，舌痛症，口腔カンジダ症など） ●その他の消化器疾患 ●消化器以外の疾患 （神経疾患，脳血管疾患，認知機能の低下など） ●認知機能障害	●多剤服用 ●薬剤の副作用

精神的要因		社会的要因
●ストレス ●神経症 ●うつ病（うつ状態） ●閉じこもり	→ 高齢者の低栄養 ←	●独居・高齢者世帯 ●経済困窮 ●行動範囲の低下 ●教育の欠如

表 14.5　食欲不振をきたす代表的な疾患
[榎裕美，薬局，p.5，南山堂（2007）]

消化器疾患	口腔・咽頭疾患	口内炎，舌炎，咽頭炎，歯肉炎
	食道疾患	食道炎，胃食道逆流症，食道がん
	胃・十二指腸疾患	胃十二指腸炎，胃十二指腸潰瘍，胃がん
	腸疾患	便秘症，腸炎，大腸がん
	肝・胆道疾患	肝炎，肝硬変，肝がん，胆石症
	膵疾患	膵炎，膵がん
消化器以外の疾患	感染症	肺炎，尿路感染症，結核
	循環器疾患	うっ血性心不全
	呼吸器疾患	気管支喘息，肺気腫
	内分泌・代謝疾患	糖尿病
	血液疾患	貧血
	腎疾患	腎不全
	脳神経疾患	脳腫瘍，脳血管障害
	精神疾患	うつ病，神経症

c.　社会的要因

　家族形態を含めた社会的環境の変化が栄養状態に大きな影響を与える．経済的困窮や行動範囲の低下は，欠食，食物の摂取不足などの悪循環を引き起こし，低栄養の要因となる．

B.　摂食・嚥下障害

　高齢者では咀嚼能力の低下，唾液，胃液などの消化液の減少，咽頭や食道の筋

表14.6　認知障害に
よる摂食行動への影響
［金子芳洋訳，認知症
と食べる障害，p.3,
医歯薬出版（2005）よ
り一部改変］

認知障害	食への影響
記憶障害に起因するもの	・前の食事をいつ食べたか覚えていない ・次の食事がいつなのかわからない ・食べるという行動の方法や手順がわからない
認知障害（失認）・空間認識障害に起因するもの	・陶器類，はし，スプーンなどの食事用具類や食物がどこにあるのか，またどこに置いたらよいのかなどわからない ・食事用具や食物を認識できない
失行に起因するもの	・はし，フォークなどをうまく使えない ・食物が口に近づいてくると口を開ける，口腔内に摂り込んだ食物を下で前後に動かすというような随意運動がうまくできない
言語障害に起因するもの	・食物の好みを言い表せない ・食事時のいろいろな指示を理解するのが困難
実行障害に起因するもの	・社会的に認められないような食事時の行動 ・早食い ・食物をどんどん口に詰め込む ・食物選択の変化

肉の萎縮，脳血管障害などさまざまな原因により，口から自力で栄養摂取ができない摂食・嚥下障害を引き起こす．

C.　認知症

　加齢とともに，記銘力や想起の力は低下してくる．認知症では，これらの能力のみではなく，失語，失行，失認，構成障害などの高次機能障害も起こってくる．認知症は，食べる技術にも有害な影響を及ぼす（表14.6）．

14.4 | 高齢期の栄養素補給

A.　低栄養の予防

　高齢者では，活動量の低下や体調不良により摂取量が低下する．また，独居や身体が不自由な場合，病状悪化などで買い物や調理が困難となり，同一食品の摂取や買い置きしやすいパンや菓子類，おにぎりなどが主食になることが多く，炭水化物の過剰摂取となる．食事の回数が1日1食や2食となるなど食事の偏りもある．1日3食を規則正しく決まった時間にとるようにし，骨格筋量維持のために，良質なタンパク質を十分に摂取するようにする．

B.　摂食嚥下障害のある場合

　嚥下機能にあわせて，食事を調整することが大切である．食形態は，むせずに摂取できるもの，口腔内でばらばらにならずまとまっているもの，適度な粘性が

表 14.7　誤嚥しやすい形態と食品

形態	食品または料理
水分状のもの	水，お茶，ジュースなど
水分の少ないもの	パン，カステラなど
小さくて硬いもの	ピーナッツ，ごまなど
繊維の多いもの	ゴボウ，タケノコ，もやし，れんこんなど
口腔内に付着しやすいもの	餅，団子，のり，わかめなど
酸味が強すぎるもの	レモン，酢の物，梅干し，オレンジジュースなど

あるものとする．誤嚥しやすい食品形態と食品を表14.7に示す．水，お茶のように，粘度の低い液体は，動きが早く誤嚥しやすいため注意が必要である．汁気のある料理には，増粘剤を使って，とろみをつけて提供することにより，飲み込みのスピードがゆっくりとなり，スムーズに飲み込むことができる．

　日本摂食・嚥下リハビリテーション学会が「嚥下調整分類2013」として，嚥下調整食の分類（表14.8）およびとろみの分類（表14.9）を示した．食事の分類では，コード0から4の5段階で分類し，とろみの分類では，3段階に分けて整理され，この範囲に該当しない薄すぎるとろみ，濃すぎるとろみは推奨していない．

C.　脱水予防

　高齢者では，食事摂取量の低下，嚥下困難などから脱水症状に陥りやすい．また，トイレに行く回数を減らすために，意識的に飲水を制限していることもある．尿量の減少に注意し，飲水として1日1,000 mL程度は摂取する．嚥下障害がある高齢者では，増粘剤を利用し，水やお茶にとろみをつける．

14.5 | 高齢期の栄養管理

　高齢者の栄養状態，特に低栄養状態は，免疫力が低下し感染症に罹患しやすく，日常生活活動ADLやQOLを低下させる．そのため，すべての高齢者において定期的なスクリーニングを行い，栄養上の問題があり介入の必要な高齢者を早期に拾い上げる必要がある．

ADL : activities of daily living

A.　栄養評価

　栄養評価は，食物・栄養に関連した履歴（FH），身体計測（AD），生化学データ，臨床検査と手順（BD），栄養に焦点を当てた身体所見（PD），個人履歴（CH）から得られた情報に分けられる．

表 14.8　日本摂食嚥下リハビリテーション学会嚥下調整食分類 2013（食事）早見表

コード		名称	形態	目的・特色	主食の例	必要な咀嚼能力	他の分類との対応
0	j	嚥下訓練食品 0j	均質で，付着性・凝集性・固さに配慮したゼリー．離水が少なく，スライス状にすくうことが可能なもの	重度の症例に対する評価・訓練用　少量をすくってそのまま丸呑み可能　残留した場合にも吸引が容易　タンパク質含有量が少ない		（若干の送り込み能力）	嚥下食ピラミッド L0　えん下困難者用食品許可基準 I
	t	嚥下訓練食品 0t	均質で，付着性・凝集性・固さに配慮したとろみ水（原則的には，中間のとろみあるいは濃いとろみ*のどちらかが適している）	重度の症例に対する評価・訓練用　少量ずつ飲むことを想定　ゼリー丸呑みで誤嚥したゼリーが口中で溶けてしまう場合　タンパク質含有量が少ない		（若干の送り込み能力）	嚥下食ピラミッド L3 の一部（とろみ水）
1	j	嚥下調整食 1j	均質で，付着性，凝集性，固さ，離水に配慮したゼリー・プリン・ムース状のもの	口腔外で既に適切な食塊状となっている（少量をすくってそのまま丸呑み可能）　送り込む際に多少意識して口蓋に舌を押し付ける必要がある 0j に比し表面のざらつきあり	おもゆゼリー，ミキサー粥のゼリー　など	（若干の食塊保持と送り込み能力）	嚥下食ピラミッド L1・L2　えん下困難者用食品許可基準 II　UDF 区分 4（ゼリー状）　（UDF：ユニバーサルデザインフード）
2	1	嚥下調整食 2-1	ピューレ・ペースト・ミキサー食など，均質でなめらかで，べたつかず，まとまりやすいもの　スプーンですくって食べることが可能なもの	口腔内の簡単な操作で食塊状になるもの（咽頭では残留，誤嚥をしにくいように配慮したもの）	粒がなく，付着性の低いペースト状のおもゆや粥	（下顎と舌の運動による食塊形成能力および食塊保持能力）	嚥下食ピラミッド L3　えん下困難者用食品許可基準 II・III　UDF 区分 4
	2	嚥下調整食 2-2	ピューレ・ペースト・ミキサー食などで，べたつかず，まとまりやすいもので不均質なものも含む　スプーンですくって食べることが可能なもの		やや不均質（粒がある）でもやわらかく，離水もなく付着性も低い粥類	（下顎と舌の運動による食塊形成能力および食塊保持能力）	
3		嚥下調整食 3	形はあるが，押しつぶしが容易，食塊形成や移送が容易，咽頭でばらけず嚥下しやすいように配慮されたもの　多量の離水がない	舌と口蓋間で押しつぶしが可能なもの　押しつぶしや送り込みの口腔操作を要し（あるいはそれらの機能を賦活し），かつ誤嚥のリスク軽減に配慮がなされているもの	離水に配慮した粥　など	舌と口蓋間の押しつぶし能力以上	嚥下食ピラミッド L4　高齢者ソフト食　UDF 区分 3
4		嚥下調整食 4	固さ・ばらけやすさ・貼りつきやすさなどのないもの　箸やスプーンで切れるやわらかさ	誤嚥と窒息のリスクを配慮して素材と調理方法を選んだもの　歯がなくても対応可能だが，上下の歯槽堤間で押しつぶあるいはすりつぶすことが必要で舌と口蓋間で押しつぶすことは困難	軟飯・全粥　など	上下の歯槽堤間の押しつぶし能力以上	嚥下食ピラミッド L4　高齢者ソフト食　UDF 区分 2 および UDF 区分 1 の一部

*「中間のとろみ・濃いとろみ」については，学会分類 2013（とろみ）を参照されたい．
学会分類 2013 は，概論・総論，学会分類 2013（食事），学会分類 2013（とろみ）から成り，それぞれの分類には早見表を作成した．本表は学会分類 2013（食事）の早見表である．本表を使用するにあたっては必ず「嚥下調整食学会分類 2013」の本文を熟読されたい．本表に該当する食事において，汁物を含む水分には原則とろみを付ける．ただし，個別に水分の嚥下評価を行って，とろみ付けが不要と判断された場合には，その原則は解除できる．他の分類との対応については，学会分類 2013 との整合性や相互の対応が完全に一致するわけではない．

表 14.9　日本摂食嚥下リハビリテーション学会嚥下調整食分類 2013（とろみ）早見表

	段階 1　薄いとろみ	段階 2　中間のとろみ	段階 3　濃いとろみ
英語表記	Mildly thick	Moderately thick	Extremely thick
性状の説明（飲んだとき）	「drink」するという表現が適切なとろみの程度 口に入れると口腔内に広がる液体の種類・味や温度によっては，とろみが付いていることがあまり気にならない場合もある 飲み込む際に大きな力を要しない ストローで容易に吸うことができる	明らかにとろみがあることを感じ，かつ「drink」するという表現が適切なとろみの程度 口腔内での動態はゆっくりですぐには広がらない 舌の上でまとめやすい ストローで吸うのは抵抗がある	明らかにとろみが付いていて，まとまりがよい 送り込むのに力が必要 スプーンで「eat」するという表現が適切なとろみの程度 ストローで吸うことは困難
性状の説明（見たとき）	スプーンを傾けるとすっと流れ落ちる フォークの歯の間から素早く流れ落ちる カップを傾け，流れ出た後には，うっすらと跡が残る程度の付着	スプーンを傾けるととろとろと流れる フォークの歯の間からゆっくりと流れ落ちる カップを傾け，流れ出た後には，全体にコーティングしたように付着	スプーンを傾けても，形状がある程度保たれ，流れにくい フォークの歯の間から流れ出ない カップを傾けても流れ出ない （ゆっくりと塊となって落ちる）
粘度（mPa·s）	50 〜 150	150 〜 300	300 〜 500
LST 値（mm）	36 〜 43	32 〜 36	30 〜 32

学会分類 2013 は，概説・総論，学会分類 2013（食事），学会分類 2013（とろみ）から成り，それぞれの分類には早見表を作成した．本表は学会分類 2013（とろみ）の早見表である．本表を使用するにあたっては必ず「嚥下調整食学会分類 2013」の本文を熟読されたい.

粘度：コーンプレート型回転粘度計を用い，測定温度 20℃，ずり速度 50 sec⁻¹ における 1 分後の粘度測定結果.

LST 値：ラインスプレッドテスト用プラスチック測定版を用いて内径 30 mm の金属製リングに試料を 20 mL 注入し，30 秒後にリングを持ち上げ，30 秒後に試料の広がり距離を 6 点測定し，その平均値を LST 値とする.

注 1　LST 値と粘度は完全に相関しない．そのため，特に境界値付近においては注意が必要である.

注 2　ニュートン流体では LST 値が高く出る傾向があるため注意が必要である.

a.　食物・栄養に関連した履歴（FH）

　高齢者は嗜好に偏りがあり，同一食品の利用や欠食が多くなり，間食が増える傾向にある．特に，動物性食品や油脂類よりも植物性食品を用いた料理を好む傾向にある．したがって，油脂類，肉類，乳類などの使用頻度が低下し，タンパク質，カルシウム，鉄，脂溶性ビタミンの不足を引き起こしやすい．また，高齢者では，全体の食事量の減少により水の摂取量が低下し脱水症状になりやすいため，飲水量の聴取が必要である.

b.　身体計測（AD）

　身長，体重から算出される BMI は，栄養評価の項目としては最重要項目である．体重，BMI の変動は栄養状態の把握に極めて重要である．高齢者の緩やかな体重減少は，高齢者自身が気付かずに進むことから，体重減少から低栄養状態とな

り生命予後悪化のリスクとなる.

c. 生化学データ，臨床検査と手順（BD）

定期的な生化学データと医学検査は，栄養状態の変動を察知するため，また栄養介入の効果を評価するうえで重要である．血清アルブミン濃度を指標とすることが多い．血清アルブミンの半減期は17～23日と比較的長い．

d. 栄養に焦点を当てた身体所見（PD）

栄養に焦点をあてた身体所見では，対象となる高齢者の消化器症状，嚥下機能，投薬内容，認知機能などを聴取する．

e. 個人履歴（CH）

急性および慢性疾患の既往歴などを把握する．

B. 栄養診断

栄養診断では，高齢期の栄養状態を具体的に判定する．その際，重要なことは，PES報告に従い，栄養診断の根拠を示すとともに，その原因についても明示する．

C. 栄養介入

栄養介入は，栄養評価で得た情報に基づく栄養診断により栄養状態に問題があると判断された場合，対象者の栄養改善のために具体的方法を計画，実施する過程である．

D. 栄養モニタリングと評価（判定）

栄養診断の結果に基づき，対象者の栄養に関するモニタリング指標を設定して，モニタリングする．栄養診断の根拠に基づきモニタリングの項目を考える（p. 96参照）．

14.6 高齢期の栄養管理・事例研究

具体的な高齢期における栄養管理の事例として，保健センターの介護予防教室に初めて参加した地域在住の72歳女性の事例について検討する．

事例

72歳，女性，無職，独居．既往歴は50歳の時，高血圧症で内服開始．65歳の時，白内障手術．服薬は降圧剤，便秘薬．介護認定なし，ADL自立，IADL自立．身長：145.0 cm，体重：46.0 kg，BMI：21.8 kg/m². 過去6か月間の体重減少率は10.9%. 血圧：128 mmHg/78 mmHg. Hb：12.5 g/dL，Alb：3.6 g/dL，TP：6.5 g/dL.

1年前に，ご主人が他界され一人暮らしである．血圧が高く，かかりつけ医に通院し，降圧薬の投与を

受けている．ここ最近，食欲がなく，体重は半年間に5kgも減っていた．食欲が落ちた理由の1つに，入れ歯の調子が悪く，うまく噛めないことがある．歯科医院に行きたいが，面倒で行っていない．常に，便秘ぎみである．食事中や薬を飲むときに，毎回むせることが多く，水分は控えるようにしている．そのせいか，早朝，口の中が乾燥していると感じることが多い．外出はほとんどせず，週1回近くのスーパーやコンビニエンスストアに出かける程度である．運動はまったくしていない．外出時に，低い段差につまずいたり，転びそうになったことが数回ある．毎日の生活に不安を感じているが，息子や娘も遠方にいることから，誰も頼ることができない．今回，近くの保健センターの介護予防教室のチラシを見て，参加を決めた．

　以前は，毎日毎食料理をしていたが，一人暮らしになってからは，ほとんどが惣菜や菓子パン，おにぎりなどの出来合いの商品を買ってきて食べている．また，日によっては，1日1食や2食で済ませることもある．

　食事調査結果：朝食：あんパン，コーヒー（ミルク，砂糖入り），昼食：スーパーで購入したお弁当（ごはん，鮭，漬物，のり），夕食：スーパーで購入した稲荷寿し2個，間食：饅頭2個．

A. 栄養評価

　栄養評価を，食物・栄養に関連した履歴（FH），身体計測（AD），生化学データ，臨床検査と手順（BD），栄養に焦点を当てた身体所見（PD），個人履歴（CH）に従って整理すると表14.10となる．

B. 栄養診断

　栄養評価各項目に基づいて栄養診断を行うと，

#1　NC-1.2　義歯の調整がされておらずうまく食物を噛めないことから（S），部分的・完全な歯の欠損による（E），噛み砕き・咀嚼障害（P）と判断（診断）できる．

#2　NC-1.1　食事中の「むせ」の回数が多いこと，口腔乾燥の症状から（S），運動機能的要因による（E）嚥下障害（P）と判断（診断）できる．

#3　NI-5.11.1　予測必要量よりもすべての食物からの推定摂取量が不足していることから（S），栄養素を含む食物を定期的に入手できない生活が原因となった（E），最適量に満たない栄養素摂取量の予測（P）と判断（診断）できる．

C. 栄養介入

　栄養診断に基づく栄養介入計画は，以下のようになる．

#1　NC-1.2　専門家による嚥下障害の検査と歯科医への受診を促す．

#2　NC-1.1　嚥下障害がある場合は，症状に対応した食事と形態（増粘剤の使用など）を理解させる．

#3　NI-5.11.1　高齢期の食生活において，重要な点を理解させる．
　①主食と主菜と副菜を毎食そろえ，3食の食事のバランスを整える．

氏名		M. K.	生年月日	19＊＊年12月10日（72歳）	性別	女性	家族構成・家族歴
職業		無職					
AD	身体計測	身長＝145.0 cm 体重＝46.0 kg BMI＝21.8 kg/m^2					独居　◎
PD	現在までの 生活活動状況	介護認定：なし　　ADL：自立　　IADL：自立					
		1年前に，ご主人が他界され一人暮らしである．血圧が高く，かかりつけ医に通院し，降圧薬の投与を受けている．ここ最近，食欲がなく，体重は半年間に5 kgも減っていた．食欲が落ちた理由の1つに，入れ歯の調子が悪く，うまく噛めないことがある．歯科医院に行きたいが，面倒で行っていない． 常に，便秘ぎみである． 食事中や薬を飲むときに，毎回むせることが多く，水分は控えるようにしている．そのせいか，早朝，口の中が乾燥していると感じることが多い． 外出はほとんどせず，週1回近くのスーパーやコンビニエンスストアに出かける程度である．運動はまったくしていない．外出時に，低い段差につまずいたり，転びそうになったことが数回ある． 毎日の生活に不安を感じているが，息子や娘も遠方にいることから，誰にも頼ることができない．今回，近くの保健センターの介護予防教室のチラシを見て，参加を決めた．					
		服薬：降圧剤，便秘薬					
BD	生化学検査など	Hb：12.5 g/dL，Alb：3.6 g/dL，TP：6.5 g/dL，血圧：128/78 mmHg					
FH	食生活状況	以前は，毎日毎食料理をしていたが，一人暮らしになってからは，ほとんどが惣菜や菓子パン，おにぎりなどの出来合いの商品を買ってきて食べている．また，日によっては，1日1食や2食で済ませることもある． 食事調査結果： 【朝】あんパン，コーヒー（ミルク，砂糖入り） 【昼】スーパーで購入したお弁当（ごはん，鮭，漬物，のり） 【夜】スーパーで購入した稲荷寿し2個　【間食】饅頭2個					
CH	個人履歴	50歳のとき，高血圧症で内服開始．65歳のとき，白内障手術					

表14.10　高齢期の栄養管理の事例

②良質のタンパク質を毎食摂取する．

③一食分を一度に食べられない場合は，回数を分けて食べる．

④脱水症回避のため適量の水やお茶を摂取する．

D.　栄養モニタリングと評価（判定）

#1　NI-1.2　咀嚼機能をモニタリングする．

#2　NI-1.1　食事中の「むせ」の回数，口腔内の状態をモニタリングする．

#3　NI-5.11.1　全体の食事量と飲水量をモニタリングする．

1）老化に伴う生体組織の変化は，臓器や組織によって異なる．

2）消化器機能は老化により低下するが，消化吸収能は維持されている．

3）骨格筋や臓器の実質細胞数減少は，基礎代謝量を低下させる．

4）体タンパク質や細胞内の水の減少により，体脂肪率が増加する．

5）食欲低下が原因で，低栄養が存在するとサルコペニアにつながり，活力低下，筋力低下，身体機能の低下を誘導し，摂取量の低下から低栄養状態を促進させる（フレイル・サイクル）．

6）高齢者では，精神・身体機能の個人差が非常に大きい．

7）高齢者の栄養管理は，個人差が大きいので，個人別の対応が必要である．

第3編
特殊栄養学

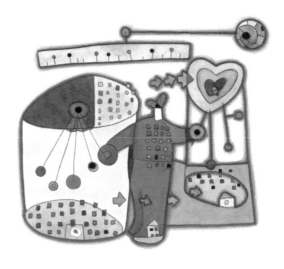

15. 運動・スポーツと栄養

15.1 運動時の生体応答とエネルギー代謝

運動時には筋収縮のためのエネルギー需要が高まり，クレアチンリン酸系，解糖系および有酸素的代謝系によりエネルギーが供給される．エネルギー供給を持続するためには，栄養素および酸素を絶えず骨格筋に供給して代謝を促し，その過程でアデノシン三リン酸（ATP）を産生する必要がある．運動強度に応じてエネルギー代謝が高まると同時に，呼吸・循環応答も高まり，呼吸数，血圧，心拍出量などが上昇する．これらの生理応答を維持するために，ホルモン分泌や神経活動が重要な役割を果たしている．また，運動後においてもエネルギー代謝の増大や自律神経活動の変動がしばらく持続する．このような運動に伴うエネルギー代謝およびその他の生理機能の変化は，体力の向上および肥満や糖尿病をはじめとする生活習慣病の予防・改善に寄与することが広く知られている．

A. エネルギー消費量測定の意義

運動中における単位時間あたりのエネルギー消費量は運動強度に応じて安静時の10倍以上にまで増大する．そのため，日常生活に運動を取り入れることによって，消費するエネルギーは劇的に高まるため，生活習慣病の予防・改善を目的とした食事指導や運動指導を行う際には，現在どのくらい（頻度，時間，強度）運動を行っているのか，運動によってどのくらいエネルギーを消費しているか把握することが重要となる．また，エネルギー消費量を把握することで，エネルギー出納を考慮した適切なエネルギー摂取量を推定することが可能となる．

B. エネルギー消費量の測定法

エネルギー消費量の測定は，大きく直接法と間接法に分けられる．直接法は単

二重標識水法

二重標識水法は，2種類の安定同位体 ^2H と ^{18}O を使用して，エネルギー消費量を推定する方法である．^2H と ^{18}O を含む水（$^2H_2{}^{18}O$）を摂取し，尿に排泄された安定同位体の量を測定する．摂取した水素は水に代謝され，酸素は水と二酸化炭素に代謝されるため，酸素の減少率が水素の減少率より大きくなる．このことにより，尿中の酸素と水素の同位体の減衰率を差し引くことで，二酸化炭素排泄量を推定できる．二酸化炭素排泄量と呼吸商から酸素消費量を求められれば，エネルギー消費量を計算することができる．試料採取や分析に労力は要するものの，エネルギー消費量を高精度に推定することができるため，「日本人の食事摂取基準（2015）」以降における身体活動レベル（PAL：physical activity level）の分類に利用されている．

位時間内に熱として放散されるエネルギー量を水などに吸着させて熱量として測定する方法である．エネルギー代謝測定室（ヒューマンカロリーメーター）を取り囲む水管の水温変化，呼気中の水蒸気の気化熱，あるいは対象者の体温変化などからエネルギー消費量を測定するが，大掛かりな設備が必要であり，身体活動も限定されるため，現在使用されることはほとんどない．一方，間接法は呼気ガス分析法，二重標識水法，心拍数記録法，生活活動記録法などがあり，精度，簡便性を考慮し，用途に応じて使い分けることができる．ここでは，精度が高く，運動時の生理応答の理解につながる呼気ガス成分から推定する方法と，特別な機器を必要とせず，生活活動内容から簡易に推定する方法について取り上げる．

a. 呼気ガス分析法

エネルギーに利用される栄養素は糖質，脂質およびタンパク質である．血中のグルコース，脂肪酸，アミノ酸は細胞内に取り込まれ，これらの代謝過程で生じたATPからエネルギーが発生する．この時，ほとんどのATPはミトコンドリアにおいて酸素を利用して二酸化炭素を排泄する細胞内呼吸において生成される．したがって，肺における酸素摂取量（$\dot{V}O_2$）および二酸化炭素排泄量（$\dot{V}CO_2$）を知ることができれば全身のエネルギー消費量を推定することが可能となる．エネルギー基質の種類によって酸素消費量と二酸化炭素排泄量が異なるため，これらの呼気中の量を測定することで栄養素燃焼比を求めることができ，精度の高いエネルギー消費量を見積もることができる．測定は，バルブをもつ呼気採集用マスクを介して外気（空気）を吸い，呼気を採取し，呼気量および呼気ガスの組成分析で得た酸素消費量からエネルギー消費量を求める方法である．従来，被験者がダグラス・バッグを背負い，一定期間の呼気ガスを採取して分析する方法が用いられてきたが，現在はブレス・バイ・ブレス法によって運動中リアルタイムで分析で

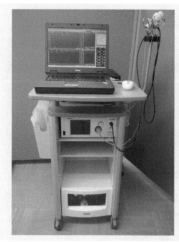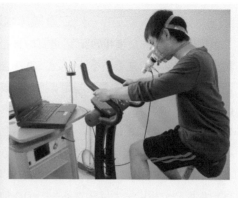

図15.1　呼気ガス分析法によるエネルギー消費量の測定

きる機器が普及している（図15.1）．また，ヒューマンカロリーメーターを用いて，同様の原理で室内のガス濃度変化から推定する方法も開発されている．

　グルコースと脂肪酸が燃焼される際，下記の反応式により起こる．

　　$C_6H_{12}O_6$（グルコース）$+ 6\,O_2\ \rightarrow\ 6\,CO_2 + 6\,H_2O$

　　$C_{57}H_{104}O_6$（トリオレイン酸）$+ 80\,O_2\ \rightarrow\ 57\,CO_2 + 52\,H_2O$

　酸素摂取量と二酸化炭素排泄量からRQ（呼吸商：二酸化炭素排泄量/酸素摂取量）を求め，栄養素の燃焼比を見積もることができる．仮に糖質のみ利用される場合1.0（6/6＝1.0）となり，脂質（脂肪酸）のみ利用される場合約0.7（57/80≒0.7）となる．このRQの値から，Zunts Schumburg-Luskの表（表15.1）より糖質と脂質に由来するエネルギー消費量を求める．このエネルギー消費量はタンパク質に由来しないNPRQ（非タンパク質呼吸商）に基づくものであり，この値にタンパク質由来のエ

RQ：respiratory quotient

NPRQ：non-protein respiratory quotient

乳酸はエネルギー源

グルコースの代謝産物である乳酸は，運動強度に伴って骨格筋細胞内で産生が高まる．生じた乳酸は直ちに水素イオン（H^+）を遊離し，イオン化（Lactate-）する．イオン化した乳酸の多くは筋細胞から血液中へ放出され，大部分は骨格筋（おもに非活動筋），心筋などに取り込まれ有酸素代謝のエネルギー基質として再利用される．また肝臓では糖新生経路による代謝を受けてグルコースに変換され，血液中へ放出される．すなわち，乳酸（Lactate-）は直接あるいは間接的にエネルギー基質として利用される．一方，乳酸から遊離した水素イオンはさまざまな緩衝システムによって中和されるが，緩衝能力を上回る水素イオンが発生した場合，筋細胞内のpH低下を引き起こし，代謝酵素活性を阻害する．

非タンパク質呼吸商	酸化割合		酸素摂取量 1 L あたりのエネルギー消費量
	糖質 (%)	脂質 (%)	
0.707	0.00	100.00	4.686
0.710	1.10	98.90	4.690
0.720	4.76	95.20	4.702
0.730	8.40	91.60	4.714
0.740	12.00	88.00	4.727
0.750	15.60	84.40	4.739
0.760	19.20	80.80	4.751
0.770	22.80	77.20	4.764
0.780	26.30	73.70	4.776
0.790	29.90	70.10	4.788
0.800	33.40	66.60	4.801
0.810	36.90	63.10	4.813
0.820	40.30	59.70	4.825
0.830	43.80	56.20	4.838
0.840	47.20	52.80	4.850
0.850	50.70	49.30	4.862
0.860	54.10	45.90	4.875
0.870	57.50	42.50	4.887
0.880	60.80	39.20	4.899
0.890	64.20	35.80	4.911
0.900	67.50	32.50	4.924
0.910	70.80	29.20	4.936
0.920	74.10	25.90	4.948
0.930	77.40	22.60	4.961
0.940	80.70	19.30	4.973
0.950	84.00	16.00	4.985
0.960	87.20	12.80	4.998
0.970	90.40	9.58	5.010
0.980	93.60	6.37	5.022
0.990	96.80	3.18	5.035
1.000	100.00	0.00	5.047

表 15.1 非タンパク質呼吸商とエネルギー消費量
[Zuntz Schumburg-Lusk table より]

ネルギー消費量を加えて全エネルギー消費量とする.

　タンパク質に由来するエネルギー消費量を算出するために，活動時間中の尿を採取して排泄窒素量を測定する．排泄される尿中窒素 1 g はタンパク質中 16% にあたることを利用して，下記の式によりタンパク質の燃焼量を求める.

　　タンパク質の燃焼量 (kcal) ＝ N (g) × 100 (g) / 16 (g) × 4.1 (kcal/g)

　タンパク質代謝由来のエネルギー産生量は，生理状態の変化によってその値は

影響を受けるものの全体の10%以下と考えられている．特に栄養状態が良好な場合，短時間運動中のタンパク質のエネルギー基質としての利用割合は極めて少ない．そのため，尿中排泄窒素量の測定を省略して糖質，脂質のみ解析を行い，エネルギー消費量を推定することができる．

また，酸素摂取量とRQがわかれば，下記の計算式（Frayn K.N., 1983）を用いて，利用されたエネルギー基質の酸化量を算出することが可能である．

$$糖質（グルコース）酸化量（mg/分）= 4.55 \times \dot{V}CO_2 - 3.21 \times \dot{V}O_2$$

$$脂質酸化量（mg/分）= 1.67 \times (\dot{V}O_2 - \dot{V}CO_2)$$

一方，酸素摂取量と呼気ガス中の二酸化炭素排泄量が体内の細胞内呼吸を反映しない場合，呼吸商はエネルギー消費量の推定に適用できない．代表的な例として，乳酸性作業閾値を超える高強度の運動時にはRQが1.0を超えることがある．運動強度に伴って解糖系に依存する代謝が亢進することにより乳酸の産生が増大する．その結果，生じた水素イオンが重炭酸イオンと反応して二酸化炭素を遊離させることがおもな原因である．呼気中への二酸化炭素排泄は体内における酸-塩基平衡を保ちアシドーシスを回避するための重要な生体応答であるが，細胞内呼吸によって生じた二酸化炭素量に上乗せされるため，RQの上昇を招く．

b. 生活活動記録法（タイムスタディ）

エネルギー消費量は運動強度と体重に依存することから，1日の生活における身体活動を記録しておけば簡易的に見積もることが可能である．運動強度の指標（単位）はいくつか存在するが，安静時代謝の何倍に相当するかという簡易なメッツ（METs）が広く用いられ，食事摂取基準や身体活動基準でも運動強度の単位として取り入れられている．たとえば普通歩行は3メッツ，やや速歩は4.3メッツ，軽いジョギングは7メッツと見積もることができる（表15.2）．

METs：metabolic equivalents

エネルギー消費量（kcal）は，メッツ×時（h）×体重（kg）で簡易的に求めることができる．たとえば体重65 kgの男性が30分間テニス（シングルス）をした場合，7.3（メッツ）×0.5（h）×65（kg）= 237.25 kcal消費したことになる．この簡易式は，おもな運動の種類のメッツと自身の体重を把握してさえいれば計算できるので，栄養および運動指導の現場や個人レベルで日常生活のエネルギー出納を見積もるうえで有用である．

15.2 健康づくりのための身体活動・運動

A. 身体活動・運動と疾病リスク

世界保健機関（WHO）は全世界の死亡に対する危険因子として身体活動不足を第

メッツ	3メッツ以上の生活活動の例	メッツ	3メッツ以上の運動の例
3.0	普通歩行（平地，67m/分），家財道具の片付け，子どもの世話（立位），台所の手伝い，大工仕事，ギター演奏（立位）	3.0	ボーリング，バレーボール，社交ダンス（ワルツ，サンバ，タンゴ），ピラティス，太極拳
3.3	掃き掃除，掃除機，配線工事，身体の動きを伴うスポーツ観戦	3.5	自転車エルゴメーター（30〜50ワット），自体重での筋力トレーニング（軽・中等度），体操（軽・中強度），ゴルフ（手引きカート使って），カヌー
3.5	歩行（平地，75〜85m/分），楽に自転車に乗る（8.9km/時），階段を下りる，軽い荷物運び，風呂掃除，釣り，バイクの運転	3.8	全身を使ったテレビゲーム
4.0	自転車に乗る（16km/時未満），階段を上る（ゆっくり），屋根の雪下ろし	4.0	卓球，パワーヨガ，ラジオ体操（第1）
4.3	やや速歩（平地，93m/分），農作業（家畜に餌を与える）	4.3	やや速歩（平地，93m/分），ゴルフ（クラブを担いで運ぶ）
4.5	耕作，家の修繕	4.5	テニス（ダブルス），水中歩行（中強度），ラジオ体操（第2）
5.0	かなり速歩（平地，107m/分）	4.8	水泳（ゆっくり背泳）
5.5	シャベルで土や泥をすくう	5.0	かなり速歩（平地，107m/分）
5.8	子どもと活発に遊ぶ，家具の移動・運搬	5.3	水泳（ゆっくり平泳ぎ）
6.0	スコップで雪かきをする	5.5	バドミントン
7.8	農作業（干し草をまとめる，納屋の掃除）	6.0	ジョギング（ゆっくり），筋力トレーニング（高強度），バスケットボール，水泳（のんびり泳ぐ）
8.0	重い荷物の運搬	6.5	山登り（0〜4.1kgの荷物を持って）
8.3	荷物を上の階へ運ぶ	6.8	自転車エルゴメーター（90〜100ワット）
8.8	階段を上る（速く）	7.0	ジョギング，サッカー，スキー，スケート，ハンドボール
		7.3	エアロビクス，テニス（シングルス），山登り（4.5〜9.0kgの荷物を持って）
		8.0	サイクリング（20km/時）
		8.3	ランニング（134m/分），水泳（クロール，普通の速さ），ラグビー
		9.0	ランニング（139m/分）
		9.8	ランニング（161m/分）
		10.0	水泳（クロール，速い）
		10.3	武道・武術（柔道，柔術，空手，キックボクシング）
		11.0	ランニング（188m/分），自転車エルゴメーター（161〜200ワット）

表15.2　3メッツ以上の身体活動とメッツの例
[資料：健康づくりのための身体活動基準2013]

4位に位置づけ，「Global recommendation on physical activity for health」（2010年）を発表し，運動普及に力を入れている．日常の身体活動量を増やすことが死亡リスク低減，生活の質向上につながることについては多くの科学的エビデンスに支持されている．その背景には，体脂肪を減量するとともに，高血糖，インスリン抵抗性を改善すること，心臓，血管機能を改善し，血圧上昇を防ぐこと，骨格筋量を維持・増強して転倒を予防し，自立度を高めること，血流を改善し，関節痛を緩和することなどが挙げられ，結果として心血管疾患，代謝性疾患，がんなど生活習慣病の発症，老化による運動機能および脳機能の低下を予防する．

B.　わが国における健康づくりのための運動・身体活動基準

日常の身体活動量が多く，体力水準が高いほど心血管疾患，代謝性疾患などの生活習慣病発症リスクが低減されることは，1980年代から欧米を中心に行われ

た疫学調査で明らかにされてきた．そのような中，わが国の身体活動・運動基準は，厚生省(当時)によって「健康づくりのための運動所要量」(1989年)および「健康づくりのための運動指針」(1993年)として策定され，健康を維持するための望ましい運動条件(50%最大酸素摂取量の強度で，10分/回以上・20分/日以上，原則毎日行うこと)が示された．

　また，2006年には厚生労働省によって「健康づくりのための運動基準2006」が策定され，運動基準が大幅に見直された．ここでは，メタボリックシンドロームを基盤とする生活習慣病を予防する目的でエネルギー消費を高めることを念頭に置いた身体活動・運動の目標値が定められている．この背景には，歩行，家事のような日常生活に伴う軽強度の身体活動であっても，健康効果が得られるという科学的根拠がある．

　さらに，健康日本21(第二次)(2013年)を推進する取り組みの一環として，身体活動不足を解消し，日本人を対象とした疫学調査結果の蓄積，がん，認知症，ロコモティブシンドローム対策の概念を盛り込んだ運動基準改定版「健康づくりのための身体活動基準2013」が策定された．この新基準では，「日常生活における歩数の増加」「運動習慣者割合の増加」といった個人の生活習慣の改善とともに，「住民が運動しやすいまちづくり・環境整備に取り組む自治体数の増加」を目標項目として設定し，社会環境の改善を目指している．同時にアクティブガイドを公表し，「プラス10」を標語として現状よりも身体活動時間を10分増やすことを啓発している．

C. 有酸素運動とレジスタンス運動

　従来より，健康づくりのための運動方法として有酸素運動が推奨され，心肺機能，エネルギー代謝能の向上を促すことの重要性が強調されてきた．一方，レジスタンス運動(筋力トレーニング)はアスリートにおけるパワー向上を目的とした鍛錬方法として認識されてきた．しかし，日常生活にレジスタンス運動を取り入れることによって，年齢を問わず，筋肉量の維持・増強を促して生活機能低下のリスクを低減し，またエネルギー代謝を改善して生活習慣病予防にも寄与することがわかってきた．これらの効果は，高重量のフリーウェイトや特別なマシンを使わなくとも，自分の体重や簡易な生活用具を用いた方法でも得られる．こうしたことを背景に，現在の運動基準ではレジスタンス運動を行うことの有効性についての内容が盛り込まれている．

D. 健康づくりのための身体活動基準2013

a. 18～64歳の身体活動の基準

　日本人を対象とした報告をもとに，生活習慣病および生活機能低下のリスクを

表 15.3　個人の健康づくりのための身体活動基準
[資料：健康づくりのための身体活動基準2013]

	身体活動（生活活動＋運動）	運動
18〜64歳	23メッツ・時/週（3メッツ以上の強度）	4メッツ・時/週（3メッツ以上の強度）
65歳以上	10メッツ・時/週（強度を問わない）	—

表 15.4　性・年代別の全身持久力の基準
[資料：健康づくりのための身体活動基準2013]

年齢	18〜39歳	40〜59歳	60〜69歳
男性	11.0メッツ	10.0メッツ	9.0メッツ
女性	9.5メッツ	8.5メッツ	7.5メッツ

低減させる効果が示される身体活動は，23メッツ・時/週（3メッツ以上の強度）と設定された（表15.3）．具体的には，歩行またはそれと同等以上の強度の身体活動を毎日60分行うことに相当する．

b. 18〜64歳の運動の基準

国内外の報告をもとに，少なくとも2.9メッツ・時/週の運動量があれば生活習慣病および生活機能低下のリスクの低減効果が示されることから，強度3メッツ以上の運動を4メッツ・時/週と設定されている（表15.3）．具体的には，息がはずみ汗をかく程度の運動を毎週60分行うことに相当する．

c. 65歳以上の身体活動の基準

65歳以上を対象とした国内外の報告をもとに，10メッツ・時/週の身体活動量があれば生活習慣病および生活機能低下のリスクの低減効果が示されることから，強度を問わず，身体活動を10メッツ・時/週と設定されている（表15.3）．具体的には，横になっても座ったままでもよく，身体活動を毎日40分行うことに相当する．また高齢者においても，可能であれば3メッツ以上の運動を含めた身体活動に取り組み，身体活動量の維持・向上を目指すことが望ましいとされている．

d. 体力（全身持久力）の基準

生活習慣病および生活機能低下のリスクの低減効果を高めるには，運動を習慣化し，体力を向上させることが重要である．リスク低減効果に関して科学的根拠のある全身持久力について基準が設定された．表15.4に示された運動強度で3分以上継続できた場合，基準を満たすと評価できる．

15.3 ｜スポーツと栄養

A. 水

水は人体のおもな構成成分であり，循環機能やエネルギー代謝における化学反応，老廃物の排泄および体温調節の維持に必要不可欠である．運動強度や環境温

表 15.5　運動の強度
と水の補給の目安
［資料：日本体育協会,
スポーツ活動中の熱中
症予防ガイドブックー
部改変］

運動の種類	運動強度	持続時間	運動前	運動中
トラック競技, バスケット, サッカーなど	75 ~ 100%	1 時間以内	250 ~ 500 mL	500 ~ 1,000 mL
マラソン, 野球など	50 ~ 90%	1 ~ 3 時間	250 ~ 500 mL	500 ~ 1,000 mL /時間
ウルトラマラソン, トライアスロンなど	50 ~ 70%	3 時間以上	250 ~ 500 mL	500 ~ 1,000 mL /時間 (必ず食塩を補給)

に依存して体温が上昇し, 熱放散のために発汗が起こるので, 多くの体液を損失する. 発汗に伴う体液量の減少および浸透圧の上昇は, 運動機能や体温調節機能および循環調節機能を低下させる. したがって, 生体の恒常性を維持し, 運動を持続するためには運動前後あるいは運動中に水を補給することが必要である. 水の補給の目安として, 運動前に 250 ~ 500 mL の水を補給すること, 運動時間が 1 時間以内の場合は 500 ~ 1,000 mL, 1 ~ 3 時間では 1 時間あたり 500 ~ 1,000 mL の水を補給することが推奨されている(表 15.5).

　汗中には水だけでなくナトリウムなどの電解質が多く含まれており, 発汗によって体内の電解質が失われる. そのため暑熱環境下や運動が長時間におよぶ場合, 水のみを摂取するだけでは体液浸透圧の低下をきたし, 抗利尿ホルモンを抑制してしまう. 結果, 飲水の停止と尿への水の排泄が起こり, 効率のよい体水分量の回復につながらない. したがって, 体液の浸透圧に近い濃度で電解質を含んだ飲料の摂取がより迅速な体水分の回復につながる. 特に細胞外液の主要な電解質であるナトリウムの摂取を確保することが重要である. ナトリウムの損失を補うには食塩濃度 0.1 ~ 0.2% の水分が適しており, 3 時間以上続く運動では 1 時間あたりにつき食塩の入った水 500 ~ 1,000 mL を補給することが推奨されている (表 15.5). 温度を 5 ~ 15℃に調整し, 1 回 200 ~ 250 mL, 1 時間に 2 ~ 4 回に分けて補給することが望ましい.

B. 脂質と糖質

　身体活動のエネルギー基質である脂質と糖質は, 食事から摂取することによって, あるいは体内のグリコーゲンの異化によって供給され, 骨格筋において代謝される. 脂質の体内供給源は脂肪組織をはじめ肝臓, 骨格筋などの臓器に蓄積された大量の中性脂肪であり, 意識して食事から摂取しなくとも通常枯渇することはない. 一方, 糖質として骨格筋および肝臓に少量含有されるグリコーゲンは, 糖質の摂取不足やスポーツ活動によって容易に枯渇してしまう. したがって, 絶えず糖質によるエネルギー供給を行うため, 毎回の食事において意識して摂取する必要がある. 筋肉および肝臓に効率的にグリコーゲンを蓄える糖質摂取方法として, グリコーゲンローディング法がよく知られている. 運動が長時間に及ぶ場合には, 運動量に応じて 3 ~ 6% の糖質を含んだ飲料を利用することが望ましい.

C. タンパク質

　筋力は，一般に筋横断面積に比例することから，筋力を高めるには筋肉を増量させることが近道となる．運動による筋タンパク質合成効果をひき出すためには，その基質となる筋内のアミノ酸プールおよび血中アミノ酸濃度を維持しておくことが重要で，食事からのタンパク質摂取量を増やし，体内の窒素出納を正にしておく必要がある．したがって，一般にエネルギー摂取量が十分な時の1日あたりのタンパク質必要量は，持久系アスリートでは1.2〜1.4 g/kg，パワー系アスリートでは1.2〜1.7 g/kg（米国スポーツ医学会Position Stand, 2009）と，運動を行わない人の摂取基準より高い．また，体内でのタンパク質利用効率を考慮して1日の必要量を数回に分割して摂取すべきこと，運動直後や就寝前のような体タンパク質合成の活発なタイミングを重要視して摂取することが効率的な筋肉づくりにつながると考えられている．したがって，量，質，摂取タイミングなどを考慮すると，理想的なタンパク質の摂取環境を継続して維持するのは負担が大きいため，不足しやすい栄養素の1つといえるであろう．

D. その他の微量栄養素

　その他ビタミンやミネラルなどの微量栄養素についても身体活動の増加とともに必要量が増す．筋細胞における糖質や脂質を分解してエネルギーを獲得する代謝過程や，アミノ酸の代謝においては補酵素としてビタミンやミネラルのはたらきは不可欠であるため，運動に伴うエネルギー必要量やタンパク質代謝の増加に応じて食事からのこれらの摂取量を増やす必要がある．特にビタミンB群は，エネルギー産生栄養素の代謝過程に深くかかわっており，アスリートにおいて不足しやすい微量栄養素と考えられる．また，ビタミンCやEなどの抗酸化ビタミンの摂取についても配慮する必要がある．運動時には筋細胞内外から活性酸素の産生が増大する．運動により生成する酸化ストレスは通常健康障害につながることはないが，運動強度や運動持続時間に依存して組織や血液中で過酸化物の生成や抗酸化因子の低下が認められる．そのため，特に激しい運動を行うアスリートは抗酸化栄養素であるビタミンC，Eやカロテノイド，ポリフェノールを適宜摂取することが望ましい．

E. サプリメント活用の有用性

　従来より，サプリメントは何らかの理由で食事から摂取困難，あるいは必要であるにもかかわらず不足しがちな栄養素を補給する目的で利用されてきた．すなわち，食品の一次機能を補助することが主たる目的とされ，スポーツ現場においても栄養素の需要増加に応じて摂取量を調整するためにサプリメントが活用され

てきた．近年，循環機能や神経機能，免疫機能など体内の諸機能の調整に寄与する可能性のある食品成分が同定され，また通常の食事から摂取することが困難なレベルの量を摂取した際にのみ得られる食品の効果についてもわかってきたため，スポーツ現場においてもコンディショニングやパフォーマンス向上の目的でさまざまな食品成分のサプリメントとしての利用価値が検討されている．しかし，いずれも科学的根拠が十分であるとはいえず，ある限られた条件でのみ効果のみられるものもあるため，個々の状況を考慮して適宜利用するのが賢明であろう．

a. 不足栄養素の補給

　スポーツ活動時にはエネルギー代謝や発汗が高まるため，水やさまざまな栄養素の需要が高まる．また，トレーニングによる適応過程においてもタンパク質をはじめとした栄養素の需要が高まるため，筋肉づくり，スタミナづくりを効率的に進めるには日常から積極的な栄養素摂取が必要である．エネルギー基質となる糖質については穀類や果実，飲料などから比較的容易に摂取することができる．一方，タンパク質やビタミン・ミネラルなどについては食事からの摂取が困難なこともあり，その場合には不足しやすい栄養素を添加した食品や粉末・錠剤，あるいはカプセルなどの形状のサプリメントを用いることもある．

b. 簡便性・携行性を利用した活用

　コンディショニングやパフォーマンスの維持・向上には，栄養素摂取のタイミングを考慮する必要がある．たとえば，体タンパク質は成長ホルモンの分泌が著しい運動直後や就寝直後に合成が高まる．そのため，運動直後および就寝前にタンパク質を摂取して骨格筋にアミノ酸を供給することの重要性が知られている．しかし，家庭ではそのような適切なタイミングで食事を用意するのは現実的に困難なことも多い．また，タンパク質食品には脂肪を含んだものが多く，就寝前の摂取は合理的でない．タンパク質やアミノ酸の粉末サプリメントは，飲料に溶かすなどで簡便に摂取することができ，また携行性に優れ，外出時においてもタイミングを意識した効率的な補給を達成しやすい．

c. 消化・吸収速度に着目した活用

　特定の栄養素を粉末や錠剤の形で摂取した時の特徴の1つに，消化および吸収が早く，血中濃度を一時的に上昇させることが挙げられる．たとえば，タンパク質やアミノ酸の粉末を摂取した場合，食品から同量のタンパク質を摂取した場合と比べて吸収が早いので，摂取後の血中アミノ酸濃度のピーク値は高くなる．また，タンパク質の供給源によっても摂取後の血中アミノ酸濃度の変化は大きく異なることが知られている．吸収の早いタンパク質は，摂取後速やかに末梢組織（骨格筋など）に達するので，タイミングを配慮したタンパク質補給が可能になるであろう．サプリメントは吸収が早いので，一時的に血中アミノ酸濃度は高くなるが，その後速やかに低下する．一方，食品は消化・吸収が穏やかなので，血中アミノ

酸濃度は長時間にわたって維持される．食形態によって食後の血中アミノ酸の動態が異なることも配慮しておく必要がある．

d. 食品の三次機能を期待した活用

　近年，天然の食品に含まれる微量成分が，さまざまな機能を有していることが明らかになってきた．それらの多くは摂取しないことによる欠乏症は認められないものの，多量に摂取することで生理機能にはたらきかける，いわゆる食品の三次機能を有するものである．そのような成分の多くは食品には微量しか含まれていないため，通常の食事から機能を得るには難しいとの理由で，高濃度含有した錠剤やカプセルの形での有用性が提案されている．特に，エネルギー代謝を活性化するもの，筋タンパク質代謝を調節するもの，炎症や酸化ストレスを軽減するものなどについては，スポーツ現場での有用性が検討されている．代表例として，骨格筋機能を維持・向上させるという観点から，アミノ酸についての研究が進められてきた．アミノ酸は体タンパク質の供給源としてだけでなく，独自の機能性成分としての生理機能を発揮しうる．特に，分枝アミノ酸（バリン，ロイシン，イソロイシン）やグルタミンについては筋タンパク質保持効果や代謝調節作用，免疫調節作用など運動時に有用性の高い成分として一定の評価がなされている．

1）運動により糖質，脂質が代謝され，エネルギーが産生される．

2）エネルギー消費量により食事から摂取すべき栄養素量を把握できる．

3）エネルギー消費量は酸素摂取量に比例する．

4）呼気中のガス濃度分析からエネルギー消費量を間接的に測定することができる．

5）「健康づくりのための身体活動基準 2013」では生活習慣病発症および生活機能低下のリスクを低減するために必要な身体活動量が示されている．

6）身体活動強度を表す指標をメッツ，身体活動量を表す指標をメッツ・時として表される．

7）コンディションを整え，運動効果を最大限に引き出すためには，量，質，摂取タイミング，食べ合わせを考慮した栄養摂取を心がける．

8）運動による体温上昇を防ぐため発汗が起こる．

9）暑熱環境下や長時間の運動時には浸透圧維持のために一定量の食塩を含んだ水の摂取に配慮する．

10）サプリメントは簡便性・携行性の特徴を生かし，不足栄養素を補給する目的において有用である．

---

16. ストレス応答と栄養

16.1 ストレスとは

　私たちは，刻々と変化する環境の中で生活しており，環境からは常にさまざまな刺激を受けている．ストレスとは，1936年，カナダのハンス・セリエによって唱えられた概念である．セリエは，生体に身体的・心理的な変化（歪み）を起こさせるような刺激をストレッサー（ストレスを生じさせる要因），その作用で生体に生じる歪みをストレスと定義した．

　しかし，ストレスという言葉は，その意味をあいまいにしたままで現代社会に定着しており，一般には，有害刺激であるストレッサーをストレスと呼び，両者は区別されていない．ストレスには，表16.1に示すようなさまざまなものがあるが，ストレスというと，怒りや不安などの精神的変化を生じさせる心理的ストレス（情動ストレス）をさすことが多い．

16.2 ストレスに対する生体の反応

　生体では，外部環境が変わってもそれに適応し，体温や体液組成などの体内の状態（内部環境）を一定にする調節（恒常性維持）が行われている．すなわち，有害刺激に対して，生体は恒常性維持機構をはたらかせて対抗し，内外の環境変化に順応しようとする．この有害なストレス刺激に対する適応の過程には，その刺激の種類にかかわらず共通した（非特異的な）一連の生体反応が起こる．この反応には自律神経，内分泌系が重要な役割を果たしている．急性期には交感神経の活動が亢進し，その後，視床下部−下垂体−副腎皮質系が活性化される．副腎髄質からはカテコールアミン類（ノルアドレナリン，アドレナリンなど）が分泌される（図16.1）．

表 16.1　ストレスの種類	身体的ストレス
	1. 物理的要因（寒冷，暑熱，騒音，火傷，発熱，外傷，手術侵襲など） 2. 化学的要因（放射線，紫外線，化学物質，酸素欠乏など） 3. 生物学的要因（細菌，ウイルスなどの感染）
	心理的ストレス
	1. 生活上の要因（自分や家族の健康不安，離婚，借金など） 2. 職業上の要因（人間関係，転勤，配置転換，昇進など） 3. その他の要因（戦争，自然災害など）

図 16.1　ストレスに対する生体の反応
CRH：corticotropin-releasing hormone，副腎皮質刺激ホルモン放出ホルモン，ACTH：adrenocorti-cotropic hormone，副腎皮質刺激ホルモン

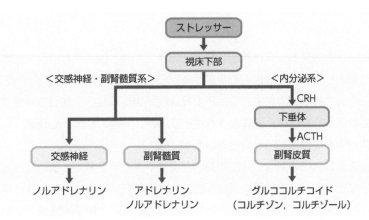

A.　汎適応症候群：ストレス学説

　セリエは，ストレス刺激に対抗する生体の反応を汎（全身）適応症候群と命名した．汎適応症候群は，ストレス刺激が加わったときの生体の反応の時間経過を示したものであり，警告反応期，抵抗期，疲はい期の3期に分けられる．

a.　警告反応期

　ストレス刺激にさらされたときの初期の反応で，まだ適応を獲得していない時期であり，ショック相と反ショック相に分けられる．

ショック相：体温，血圧，血糖の低下が見られる．神経系の活動は抑制される．筋肉の緊張は低下し，血液の濃縮が起こる．ショック相はストレス刺激の強さによって数分から1日くらい続く．

反ショック相：ストレス刺激によるショック状態から立ち直り，ショックに対する生体防衛反応が高度に出現する時期で，ショック相とは反対の反応が起こる．体温，血圧，血糖は上昇し，神経系の活動は高まり，筋肉の緊張は増す．副腎皮質ホルモンがさかんに分泌され，副腎は肥大し，胸腺リンパ節は萎縮する．

b.　抵抗期

　生体の抵抗力が増し，適応を獲得した時期である．持続するストレス刺激に抵抗している状態で，種々の症状は消失し，回復に向かう．

c. 疲はい期

さらにストレスが持続すると，適応力には限界があるため，生体はそれ以上適応状態を維持できなくなり，ついには抵抗力をなくして死に至る．この時期にはショック相と似た症状が見られる．体温は下降し，胸腺リンパ節は萎縮し，副腎皮質のはたらきも低下し，体重も減少していく．

16.3 ストレスと病気

精神的，社会的ストレスが原因で発症する病気をストレス病という．代表的なストレス病としては，神経症と心身症が挙げられる．神経症はおもに不安を特徴とする心理的，行動的障害をさし，不安神経症，強迫神経症，抑うつ神経症などに分類される．心身症は，身体症状を主とするが，発症の原因に心理的，社会的ストレスが強く影響している病態をいう(表16.2)．

心理的ストレスの刺激は，大脳皮質の感覚野や連合野を経て大脳辺縁系および視床下部に伝わる．その結果，視床下部からは副腎皮質刺激ホルモン放出ホルモン (CRH) が放出されて内分泌系の変化が起こるとともに，中枢神経系の活動も亢進する．神経症のおもな特徴である不安は，ストレスによる精神的反応として最も一般的なものであるが，脳内でノルアドレナリンの放出が高まると不安が引き起こされると考えられている．実際，神経症の治療に最もよく使われている抗不安薬はベンゾジアゼピン系の薬物で，ノルアドレナリンの放出を抑制する作用をもつ．不安に関する脳内物質は，セロトニン，ニューロペプチドYなど，ノルアドレナリン以外にもいくつかあることが知られている．

ストレス性の消化性潰瘍は最も代表的なストレス病である．ストレス潰瘍は，胃液の塩酸と消化酵素ペプシンにより消化管粘膜が攻撃されて自己消化を起こすもので，発生部位は胃液の影響がおよぶ胃や十二指腸に限られている．胃粘膜は粘液を分泌して自らを防御しているが，攻撃因子と防御因子のバランスの崩れが

表 16.2 心身症に含まれる病気

循環器系	本態性高血圧症，心臓神経症
呼吸器系	気管支喘息，過呼吸症候群
消化器系	消化性潰瘍，潰瘍性大腸炎，過敏性大腸症候群，神経性やせ症 (神経性食欲不振症)
内分泌系	肥満症，糖尿病，甲状腺機能亢進症
神経系	偏頭痛，自律神経失調症，冷え性
泌尿器系	夜尿症
骨・筋肉系	関節リウマチ，背痛，腰痛
皮膚科領域	円形脱毛症
耳鼻咽喉科領域	メニエール症候群，耳鳴り

潰瘍発生の原因であるとされる.

16.4 ストレスに対する細胞レベルの反応

HSP：heat shock protein

汎適応症候群は，ストレスに対する生体レベルの防御機構であるが，ストレスに対応する防御機構は，個々の細胞レベルでも見られる．その主役を担っているのが熱ショックタンパク質（HSP）である．HSPは細胞に熱をかけたときに誘導されてくるタンパク質として見つけられたものであるが，細胞に病的な変化を起こすようなさまざまなストレス刺激（発熱，重金属，ウイルス感染，虚血など）によっても誘導され，細胞内タンパク質の変性を阻止する．そのため，HSPは別名ストレスタンパク質ともいわれ，細胞を有害刺激から守り，細胞の恒常性を維持するうえで重要な役割を果たしていると考えられている．HSPの誘導は細胞が物理的，化学的なストレス刺激を受けたときに起こるもので，心理的ストレスでは誘導されない．

HSPは非ストレス状態においても細胞内でつくられ，細胞機能の調節にかかわる多様な機能を有している．その機能には，合成途上あるいは合成されたばかりの未成熟なタンパク質の成熟，タンパク質の膜透過や細胞内輸送，損傷を受けたタンパク質の分解など，タンパク質の誕生から死に至るまでのさまざまな過程に関与することが明らかにされている．HSPのこのような機能は，分子シャペロンと呼ばれている．

シャペロンとは，もともと社交界にデビューする若い女性の介添え後見役の女性をさす言葉であるが，ここでは未熟なタンパク質を保護するタンパク質の意味で使われている．

HSPは，分子シャペロンとしての作用をもつ代表的なHSPであるHSP70のよ

表 16.3　哺乳類の熱ショックタンパク質（HSP）とそのファミリー

ファミリー	分子の質量（kDa）	おもな機能
HSP90	100	アクチン，カルモジュリンと結合
	90	細胞内のシグナル伝達，ステロイドホルモンの核内輸送
HSP70	78	免疫グロブリンの成熟
	73	代表的な分子シャペロン，変性リボソームの保護
	72	タンパク質変性に対する耐性
HSP60	58	ミトコンドリア膜輸送
低分子 HSP	47	小胞体でのコラーゲンの成熟・輸送
	28	ストレス耐性
	8	ユビキノンに対する自己抗体
ヒストン H2B		核酸に対する自己抗体

うに，その分子の質量をキロダルトン(kDa)で表示した数字で表記され，構造上，機能上の類似性が高いものは1つのファミリーとしてまとめられている(表16.3).

16.5 酸化ストレス

　近年，活性酸素により生体膜や遺伝子が傷害され，それが種々の疾病をはじめ発がん，さらには老化にもつながることが，しだいに明らかにされてきた．薬物，金属，虚血-再灌流など種々の引き金によって生成された活性酸素を代表とするフリーラジカルは反応性が高く，生体膜の構成成分である脂質は酸化されて過酸化脂質を生成する．脂質のほかにも，タンパク質，糖質，DNAなどの生体構成成分と反応して，糖質の酸化，タンパク質の変性，酵素の失活などを引き起こすほか，DNA鎖の切断や塩基の修飾など遺伝子も傷害する．

　このように生体の傷害が活性酸素による場合を，酸化ストレスという．生体は酸化ストレスに対する防御機構を備えているが，酸化ストレス防御もHSPの誘導と同様，細胞レベルのストレス応答である．

　生体にとって有毒な活性酸素の一種であるスーパーオキシド（$O_2^{\cdot-}$）は，スーパーオキシドジスムターゼ，カタラーゼ，グルタチオンペルオキシダーゼなどの酵素やグルタチオン（グルタミン酸，システイン，グリシンからなるトリペプチド）の作用で無毒化され（図16.2），細胞をそれによる傷害から保護している．さらに，α-トコフェロール(ビタミンE)，β-カロテン，アスコルビン酸(ビタミンC)などの抗酸化ビタミンやシステイン，セルロプラスミン，トランスフェリン，尿酸，ビリルビンなどの生体成分も酸化ストレス防御に関与している．

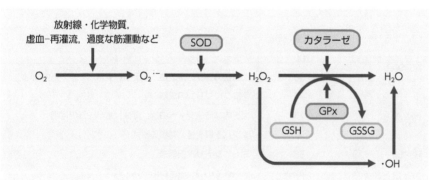

図16.2　生体内での活性酸素の生成と防御機構
SOD：スーパーオキシドジスムターゼ，GPx：グルタチオンペルオキシダーゼ，GSH：還元型グルタチオン，GSSG：酸化型グルタチオン

16.6 ストレスと栄養

　ストレス刺激にさらされると，ストレスの種類や大きさによって影響は異なるが，一般に代謝は亢進し，異化亢進状態となり，エネルギー需要は増大する．

　ストレス時には，交感神経系の活動が亢進し，交感神経末端や副腎髄質からノルアドレナリンやアドレナリンが分泌される．これらのカテコールアミンはサイクリックAMPを介してリパーゼの活性を高め，脂肪細胞中のトリアシルグリセロールの分解を促進する．その結果生じた遊離脂肪酸は血中へ放出される．

　血中インスリン濃度は減少し，血糖上昇作用をもつ成長ホルモン，副腎皮質刺激ホルモン（ACTH），副腎皮質ホルモンが増加する．これらのホルモンも脂肪分解作用を有し，ストレスによりエネルギー要求量が増大した状態では，体内の貯蔵脂肪がエネルギー源として供給される．

　ストレスによる交感神経系の活動亢進は，消化液の分泌を減少させ，消化管の運動も低下させる．その結果，消化吸収機能は低下し，食欲は低下することが多い．そのため，食事内容を工夫するなどして，エネルギーの補給を十分に行う必要がある．

　ストレスによりタンパク質の分解はさかんになり，窒素出納は負の方向に傾く．これはグルココルチコイドの作用による．ストレスの侵襲（しんしゅう）が加わった場合には，生体は体タンパク質を分解してアミノ酸を動員し，恒常性を維持するための生体反応に必要な各種タンパク質の合成を行う．そのため侵襲時には生体は異化に傾くこととなる．尿中窒素排泄量は，発熱，火傷（やけど），外科手術などで大きく増加する（図16.3）．尿中窒素排泄量の増加は，身体的ストレスのみでなく，精神的ストレスにおいても認められる．

フリーラジカル

　酸素は生体にとって有益なものと考えられていたが，1969年に$O_2^{\cdot-}$を特異的に分解する酵素スーパーオキシドジスムターゼ（SOD）が発見されて以来，酸素のもつ毒性が明らかにされてきた．フリーラジカルとは，分子または原子の最外殻電子軌道に不対電子（通常の安定な化合物では，電子2個ずつが対になって安定しているが，対をなさない電子が入っている場合もあり，これを不対電子という）をもつ不安定な化合物を総称している．生体で問題になるのは酸素原子か酸素分子に不対電子をもつ活性酸素であるため，これをフリーラジカルと呼ぶ場合が多い．

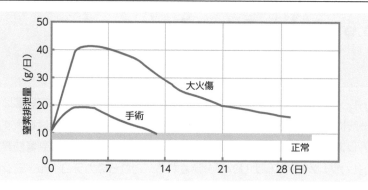

図 16.3　ストレスに
よる尿中窒素排泄量の
増加

　筋肉は人体における重要なタンパク質プールであるが，グルココルチコイドの
タンパク質異化作用は，おもに筋タンパク質の分解によるものである．筋タンパ
ク質の分解によって動員されるアミノ酸のうち分枝アミノ酸（BCAA）は，炭素骨
格が筋組織で直接分解されてエネルギー源として利用される．

BCAA : branched
chain amino acid

　各種のストレスにさらされると血中のビタミンC濃度は低下する．ビタミンC
を多量に摂取していた人では，ビタミンCの減少が阻止されることが知られてい
る．ビタミンCは，組織中では副腎，肝臓，下垂体などに多い．このうちストレ
スと関係の深い臓器は副腎である．ストレスにより副腎皮質のビタミンCは減少
することから，ビタミンCは副腎皮質ホルモン，特にグルココルチコイドの生成
に関与しているものと見られている．また，ストレスを受けると，副腎髄質から
はカテコールアミンが分泌される．ビタミンCはこの合成にも関与している．

　以上のことから，ストレスの著しいときには，エネルギーとともにタンパク質
やビタミンCを十分に摂取する必要がある．さらに代謝亢進に伴ってビタミンB
群の必要量が増加するため，それらの補給も十分に行う．酸化ストレス防御のた
めには，抗酸化ビタミンの補給も重要である．

1) 生体に身体的・心理的な変化（歪み）を起こさせるような刺激をストレッ
　サー，その作用で生体に生じる歪みをストレスという．
2) ストレス時の生体反応は警告反応期，抵抗期，疲はい期の3期に分けら
　れる．
3) 代表的なストレス病として，神経症，心身症，ストレス潰瘍がある．
4) ストレスに対する細胞レベルの防御に熱ショックタンパク質が機能する．
5) 生体の障害が活性酸素による場合を，酸化ストレスという．
6) ストレス時には，異化代謝が亢進しエネルギー需要は増加する．
7) ストレス時にはエネルギー，タンパク質，ビタミンC，抗酸化ビタミン
　を補給する．

17. 高温・低温環境と栄養

17.1 体温調節

A. 体温

　ヒトの体温分布は全身均一ではない．重要な臓器が存在する頭部や胸腹部は熱産生がさかんに行われ，放熱されにくいために，温度の高い状態が維持されている．通常，体温といえば，この中心部の温度（核心温といわれる）のことであり，ほぼ37℃で安定している（図17.1）．

　しかし，体熱の放散の行われる皮膚などの体表面組織や四肢などの温度は，環境温度の影響を受けやすく，変動する．これを外殻温といい，一般に核心温に比

図 17.1　寒冷時と暑熱時における体温分布

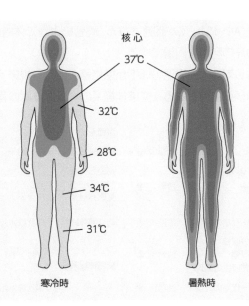

核心
37℃

32℃

28℃

34℃

31℃

寒冷時　　　　　暑熱時

べ低温である．核心温の指標としては直腸温（平均37.1℃），口腔温（または舌下温：平均36.7℃），腋窩温（平均36.1℃）が適用され，外殻温としては皮膚温が用いられる．

恒温動物であるヒトにとって，体温調節は生命の源ともなる恒常性維持の一つである．生命の維持は体内で行われる化学反応に依存しており，その反応速度は温度に依存している．したがって，体温を37℃と一定に保つことにより，生体反応が円滑かつ恒常的に行われる．

B.　体温調節のメカニズム

体温は，体内での化学反応による熱産生（産熱）と物理的機序による体外への熱放出（放熱）の動的平衡によって保持されている．

環境温度が低下すると，体表からの放熱が増し，体温が低下するので，放熱を抑制し，産熱を促進して，体温を保持する．環境温度の上昇の場合には，これとまったく逆の論理が成り立つ．放熱の増減には皮膚血管，汗腺，呼吸器の機能的変化が起こり，産熱には肝臓と筋肉が大きく関与する．これら器官のはたらきは自律神経系と内分泌系により制御されているので，両系統の中枢である視床下部が体温調節の中枢とされている．体温調節のしくみとして対暑反応と対寒反応の概要を表17.1に示した．

暑さに対しては，視床下部の冷中枢が交感神経系を刺激し，発汗や，呼吸数を増加させ，また，副交感神経系を刺激することによる皮膚血管の拡張などで放熱が促進される．副交感神経系の興奮はさらに肝臓での熱産生を抑制する．多量の発汗があるときは体内の水・電解質の調節が問題となる．これに対して，脳下垂体前葉から分泌される副腎皮質刺激ホルモン（ACTH）を介して副腎皮質ホルモン（アルドステロン）の分泌が高まり，体内のNa^+貯留にはたらく．脳下垂体後葉からは抗利尿ホルモン（ADH）の分泌が促進される．両者によって体内に水が維持され，体温調節のための汗の利用を円滑にする．

一方，寒さに対しては，皮膚温の低下が感覚器を通じて視床下部に伝わり，その熱中枢が交感神経系を刺激する．交感神経系の興奮は皮膚血管の収縮（皮膚の血

表17.1　体温調節のしくみ

	反応系		調節系	
	作用性	制御の方向	自律神経系	内分泌系
対暑反応	皮膚血管の拡張	放熱 ↑	副交感神経系	
	発汗の増加 呼吸亢進		交感神経系	
	エネルギー代謝の抑制	産熱 ↓	副交感神経系	甲状腺ホルモン（T_3, T_4）↓
対寒反応	皮膚血管の収縮 起毛筋の収縮 非ふるえ熱産生の発現	放熱 ↓	交感神経系	ノルアドレナリン
	エネルギー代謝の亢進	産熱 ↑		甲状腺ホルモン（T_3, T_4）↑

流量減少)や起毛筋の収縮(立毛)に始まり，骨格筋の無意識の収縮(ふるえ)や肝臓での熱産生を増加させる．このような調節作用によって放熱は抑制され，産熱が促進される．交感神経系の興奮はさらに内分泌系を刺激し，副腎からのアドレナリン，ノルアドレナリンの分泌を高める．交感神経終末から放出されるノルアドレナリンは褐色脂肪組織を刺激して多量の熱産生を促進する．この反応は非ふるえ熱産生(NST)といわれ，寒冷環境下における代謝亢進の重要な部分を占める．また，寒冷刺激によって下垂体前葉からの甲状腺刺激ホルモンの分泌が増加し，結果として甲状腺ホルモンの上昇が起こり，代謝は亢進する．

NST : nonshivering thermogenesis

17.2 高温環境と栄養

A. 暑熱順化

高温環境下での体温調節では発汗が最も重要な因子となる．汗は皮膚表面から蒸発するときに，1Lあたり580 kcalの気化熱を奪う．発汗機能の順化は，発汗開始までの時間の短縮と発汗量の増加にある．時間の短縮とは，体温が低いレベルでも発汗が起こることにほかならないが，発汗量の増加にはさまざまな要因が関係している．たとえば，①末梢の汗腺の反応性が増加する，②汗腺1個1個の分泌能が高まる*，③温熱刺激によって分泌機能を発揮する能動汗腺の数の増加などである．このような順化は，日本人においては夏季にみられ，地球上では熱帯に住む人々の間に成立している．

* つまり汗腺の形態的変化により，機能的に多量の汗が分泌できるようになる．このとき，塩分の少ない汗を分泌する機能も発達する

発汗機能と相互して，熱産生抑制すなわち基礎代謝量の減少が高温環境下でのもう1つの適応反応としてはたらく．この順化を，最も具体的に示す一例として，日本人の基礎代謝量における季節変動(冬に高く，夏に低い)が挙げられる(図17.2)．1年間を通して10%の変動がみられる．

図 17.2 基礎代謝量の季節変動
[中山昭雄・入来正躬，1987 による]

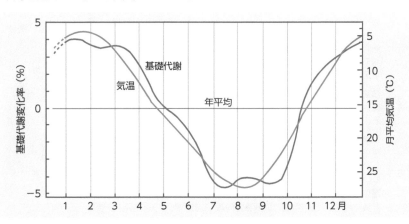

B. 暑熱による疾患と防御

高温環境下に長時間さらされたり，高温多湿環境下で筋肉作業や運動を行ったとき，熱中症が多発する．熱中症は暑熱障害による症状の総称で，熱失神，熱けいれん，熱疲労（熱疲はい），熱射病を含む．その発症に対する感受性あるいは抵抗性は個人によって異なり，年齢も大きく関係する．高齢者（健常者）は気温の変化を感じとる感覚器の反応性が減弱化しており，衣替えなどの対処が遅れたり，一連の体温調節機能が劣ってくるため，体温の異常をきたしやすい．これらは，いずれも産熱量が放熱量を上回って生じる体温上昇によるもので，その後どのような生理機能が障害されるかによって異なる症状を呈する（表17.2）．

a. 熱射病，日射病

熱射病は暑熱障害の中で最も多発し，重篤（じゅうとく）な状態を招く．まず，体温上昇によって，体全体がうつ熱状態となる．そして，高体温（40℃以上）の状態が続くことにより，全身の諸臓器が機能障害を起こす．体温調節中枢の障害が最も特徴的に現れる．症状としては，頭痛，悪心（おしん），めまい，意識喪失，ショック状態などが認められる．これと同じ症状を示す日射病は頭部に直射日光を受け，脳温が上昇したときに発生する．これらの応急処置としては，涼しい所に寝かせ，体に水をかけ，とにかく体温を下げることである．そのほかに生理食塩水などの補給も行う．

b. 熱疲はい（熱疲労）

長時間の発汗により，水不足による脱水が生じたとき，激しい口渇（こうかつ），食欲不振，倦怠感（けんたい）などの症状がみられる．この段階は熱疲はいといわれ，これに塩分（ナトリウムなど）不足が加わると，頭痛，めまい，悪心などが認められるようになる．高温環境下では熱射病に移行することがある．したがって早い段階で水と食塩の補給が必要である．そのほか，エネルギー源としてグルコース液の補給を行う．

分類	症状	症状から見た診断
I度	めまい，失神：「立ちくらみ」という状態で，脳への血流が瞬間的に不十分になったことを示し，"熱失神"とも呼ばれる． 筋肉痛，筋肉の硬直：筋肉の「こむら返り」で，その部分の痛みを伴う．発汗に伴う塩分（ナトリウムなど）の欠乏により生じる． 手足のしびれ・気分の不快	熱ストレス（総称） 熱失神 熱けいれん
II度	頭痛，吐き気，嘔吐，倦怠感，虚脱感：体がぐったりする，力が入らないなどがあり，「いつもと様子が違う」程度のごく軽い意識障害を認めることがある．	熱疲労 （熱疲はい）
III度	［II度の症状に加え］ 意識障害，けいれん，手足の運動障害：呼びかけや刺激への反応がおかしい，体にガクガクとひきつけがある（全身のけいれん），真直ぐ走れない・歩けないなど 高体温：体に触ると熱いという感触 肝機能異常，腎機能障害，血液凝固障害：医療機関での採血により判明	熱射病

表17.2 熱中症の症状と重症度分類
［熱中症環境保健マニュアル］

c. 熱けいれん

発汗により，水とともにナトリウムイオンも失われる．その際，水のみを補給すると血液中のナトリウムイオン濃度が低下し，血液の浸透圧を維持するために体液が失われ二次的脱水が起こる．そして，体の各所にある随意筋がけいれんを起こす，いわゆる熱けいれんの症状を呈する．このときも，涼しい所に寝かせ，適量の生理食塩水の補給が必要である．

高温環境下では発汗によるミネラルの損失が大きいので，これらの補給を心がける．

17.3 低温環境と栄養

A. 寒冷順化

環境温度の低下に反応して人体は物理的機序を変化させて放熱の抑制を図る．それは，皮膚血管の収縮→血流の抑制→外殻層の増加→体表面からの放熱の抑制といったシステムにより達成される．したがって，長期間，寒冷環境にさらされると順化反応の1つとして皮膚血管の緊張性が高まる．これは，自律神経機能や内分泌機能の増進にほかならない．また，暑熱順化と反対に発汗能力は低下する．

寒冷順化においては，産熱を促進させることが主体となることから，物理的機能に比べて化学的調節系すなわち代謝的機能が重要な部分を占める．

(1) 基礎代謝量　日本人の基礎代謝は，図17.2に示すように冬季に高く，夏季に低く，環境温度（気温）によって左右される．また，食生活の違いによって左右されやすい．

(2) 甲状腺機能と摂取栄養素　高脂肪食は低温環境下，高温環境下においても甲状腺機能を亢進させるが，特に低温環境下においてその効果が大きいといわれる．甲状腺機能が亢進すると代謝が亢進するので産熱に有利である．

(3) 脂質代謝　寒帯に居住する人々は温帯や熱帯に住む人々に比べて，多くのエネルギーを消費している．特に，脂質は栄養素の中で最も効率のよいエネルギー源である．また，高脂肪食が甲状腺機能を亢進させて，耐寒性を養うことからも，脂質代謝の向上は寒冷順化の適応反応の1つとして重要な位置を占める．

寒冷順化した動物の交感神経系の興奮は刺激に対して敏感となり，アドレナリンやノルアドレナリンの分泌を高める．ノルアドレナリンは脂肪組織からの遊離脂肪酸の動員を促進し，熱産生を高める．すなわち，非ふるえ熱産生（NST）が熱産生の主体をなすようになる．そのほか，甲状腺ホルモン，グルカゴンなども関与し，ノルアドレナリンのそれに匹敵するほどの非ふるえ熱産生を発現する．

(4) その他の栄養素代謝　低温環境下では，糖質，脂質，タンパク質のすべての代謝が亢進するため，十分な栄養分の補給が必要である．特にエネルギー代謝が亢進するため，ビタミンB_1，ビタミンB_2，ナイアシン，ビタミンCなどの摂取が必要である．日本人のような高糖質食生活者は寒冷環境時に食塩に対する嗜好が増し，熱産生が増加することが知られている．これは，北国の住民にとって，耐寒性の確保という意味では有利であるが，高血圧発症との関連性において注意を要する問題である．

B.　寒冷による疾患と防御

　寒冷障害は全身性のものと局所に発生するものの2つに分けられる．前者では，偶発性低体温を呈する全身低体温症（凍ご）といわれる状態になり，そのまま進行すると凍死に至る．局所性の障害としては凍傷および凍瘡(しもやけ)が挙げられる．

a.　全身低体温症（凍ご）

　長時間，極寒の環境にさらされたとき，たとえば冬山や冬の海で遭難したような場合に発生する．体温が35℃未満になる状態をさし，最大戦慄（35℃）から意識混濁（32℃），呼吸数減少（30℃），自発的動作停止（27℃）を経て，体温が20℃以下になると心臓が停止する．凍ごの発生には環境側の要因とともに低栄養，疾病など生体側の因子も大いに関与する．

b.　凍傷および凍瘡

　氷点下の外気にさらされたとき，放熱量の大きい末梢部位(手指，耳たぶ，鼻尖部)の組織が浮腫，うっ血状態を経て，凍結，壊死状態となる．壊死が深部にまで進むと筋肉や骨部まで侵される．応急処置としては凍結患部を40℃くらいのお湯に浸し，ゆっくりと融解状態にもっていく．

　凍瘡は，湿気を帯びた寒冷刺激(5〜10℃)が長時間にわたり作用したとき，手，足などにうっ血や腫脹をきたす状態をいう．学童期，思春期において患者が多く，成人では自律神経失調時に起こりやすい．

---

1) 人体の温度は中心部で約37℃で安定，体表面温度は約1℃低い．
2) 体温の調節は神経系と内分泌系による放熱と熱産生の制御を通じて行われる．
3) 高温環境下では，熱中症［熱射病（日射病），熱疲はい，熱けいれん］が多発する．
4) 寒冷順化においては，産熱促進が主体となり代謝的機能が重要になる．
5) 低温環境下では糖質，脂質，タンパク質すべての代謝が亢進される．
6) 寒冷障害は全身性（凍ご，凍死）と局所性（凍傷，凍瘡）に分けられる．

---

18. 高圧・低圧環境と栄養

18.1 高圧（潜水）環境と栄養

　私たちの日常生活では普段，大気圧を感じることはなく，意識することはまれであるが，大気圧は上方の空気の重みを示す圧力である．通常の平地では面積 1 cm² あたり約 1 kg（13.6×10^{-3} kg/cm³ × 76.0 cm³ ≒ 1.03 kg：水の場合，高さ約 10 m に相当）の力が加わっている．標準大気圧（1気圧）は海面上で 1013.25 hPa（ヘクトパスカル）＝ 760 mmHg ＝ 1 atm と表記される*.

　水の中では，この大気圧に加えて水の重みが水深ごとに加わるので，水深 10 m ごとに 1 気圧に相当する圧力（水圧）が加わる（表18.1）．1 気圧よりも高い圧力が加わる環境を高圧環境という．一般に，水（液体）や固体は圧力が変化しても体積はほとんど変わらないが，ガス（気体）は圧力が大きくなると，体積は小さくなる．そのため，人体内の組織や体液は，水深が深くなった高圧環境下でもその体積が大きく変化することはないが，体腔などにある人体内のガスを含む部分（肺，気管，中耳，副鼻腔，消化管，その他ガスがある臓器）は，水圧により強く圧縮され，人体そのものおよび生理機能が強い影響を受けることになる．

* 1 cm² の海面上には，13.6×10^{-3} kg/cm³ × 76.0 cm³ × 9.80 m/s² ＝ 10.13 N（＝kg・m/s²）の力がはたらくため，1.013×10^5 Pa（＝N/m²）＝760 mmHg ＝ 1 atm

表 18.1　水中深度と圧力

注：1 気圧 ＝ 1013.25 hPa（ヘクトパスカル）＝ 760 Torr（トル）≒ 760 mmHg（ミリメートルエイチジー）

	深度（m）	0	10	20	30	40	50
圧力	（気圧）	1	2	3	4	5	6
	（mmHg）	760	1,520	2,280	3,040	3,800	4,560
呼吸ガス分圧	O_2（mmHg）	160	320	480	640	800	960
	N_2（mmHg）	600	1,200	1,800	2,400	3,000	3,600

A. 高圧環境への対応（環境圧・大気圧潜水）

　高圧である特殊環境としては，おもに水中，潜水時が考えられる．水深10 m ごとに1気圧上昇することや，呼吸換気の継続からも一般に息こらえ潜水（閉息潜水）ともいわれる素潜りの最大深度は水深20 mほどであり，3気圧程度の圧力を受けている*．潜水者が潜水深度に応じた水圧（環境圧）を直接受けて潜水することを環境圧潜水という．20 m超の深度に潜水する場合，異常環境として生体が順応できずに種々の問題が生じるため，40 ～ 60 mほどまで潜水するには周囲の水圧に応じた高圧ガスを潜水者に供給する必要がある．潜水方法として自給携行型呼吸装置*（SCUBA）では，潜水者が携行するボンベからの給気を受ける．SCUBAの場合，携行ボンベの容量に制限があるものの，フーカ式潜水器ではボンベなどを船の上などに置き，潜水者に空気を供給するため，長時間の作業も可能となる．また，海上の船や沿岸部から連続的に潜水者のヘルメットに加圧ガスを給気する方法（ヘルメット潜水）などもあり，海中工事などで用いられる．

　一方，潜水艦や潜水艇は，深く潜っても周囲の水圧に潰されない強度に設計されており，船体内部は1気圧に保たれている．この大気圧と同様の環境下での潜水を大気圧潜水といい，この場合，人体に大きな問題は生じず，船外に出ることはできないが，調査活動などを円滑に行える．深海潜水艇は深度1万mを超えるものも開発されている．

B. 高圧環境・高圧ガスの生理的影響

　前述のように環境圧潜水では周囲の圧力（水圧）に応じて潜水者に供給するガス圧を高める必要がある．しかし，圧縮された空気のガス圧を高めれば高めるほど，その酸素分圧，窒素分圧も高くなっていき，酸素分圧が高い（高濃度の酸素）ガスを吸入した場合に生じる酸素中毒や同様の機序で起こる窒素中毒を引き起こす場合がある．また，潜水後に浮上し，通常気圧に戻る場合に生じる減圧症などが生体へのリスクとして生じる．

a. 酸素中毒

　通常の大気中の酸素（O_2）の分圧は160 mmHgであるが，20 m以上の潜水の場合，酸素分圧はこの3倍以上の500 mmHg以上となる．このとき慢性型の酸素中毒を発症し，徐脈，脈圧減少，疲労，胸痛，咳，肺・気管支炎症，うっ血，浮腫などの症状が報告されている．酸素分圧が1,500 mmHg以上の場合に起こる急性型の酸素中毒では，脳血管収縮や中枢神経系を侵し，全身けいれん，吐き気，発作，めまい，視力障害，しびれ感などの症状が生じる．そのため，環境圧潜水では，20 m以上の潜水の場合は酸素濃度を10%以下，50 m以上では5%以下などに酸素濃度を下げた混合ガスを用いて，酸素中毒を防ぐ必要がある．

*　フランスの潜水士ジャック・マイヨールは100 m深水を達成しているが極めて稀な例である

*　self contained underwater breathing apparatus

b. 窒素中毒（窒素麻酔）

空気中の窒素（N_2）は，常圧で生理的に不活性のガスであるが，潜水時に窒素・酸素高圧混合ガスを用いた場合，高圧下（水深30 m以上など）では窒素分圧の上昇により種々の麻酔効果をもつ窒素麻酔といわれる症状（注意散漫, 判断力・思考力低下, 知覚異常, 高揚感, うつ状態, 意識障害など）が生じる．窒素麻酔はアルコール酩酊状態のような神経系統に及ぼす身体的中毒症状に似ている特徴がある．このため，水深が深く，潜水が長時間になる場合などでは，麻酔効果が低いヘリウム・酸素高圧混合ガスの利用が望ましい．高圧環境では，ガス密度が上昇し，呼吸時の気道（気流）抵抗が強くなり，最大換気量が著しく減少するが，分子の小さいヘリウムはガス密度が低いため，ヘリウム・酸素高圧混合ガスでは，換気量の低下も抑制することができる．しかし，ヘリウムガスの特色として，甲高い音色の声の発生（ドナルドダック効果）や熱伝導率が高いため，体表面や呼気ガスからの体熱の放散が大きく，体温調節が難しくなる低体温症や高圧神経症候群のリスクがあり，空気に比べて高価であるデメリットもある．

c. 減圧症（ケイソン病，潜函病）

水深深くの高圧環境下から急速に浮上し，通常気圧近くまで減圧すると，高圧条件下で血液や組織に溶解していた過剰の窒素（N_2）が，急速な減圧のため体外へ排除できないまま血管内，組織や体液中で気泡化することがある．この気泡が肺，心臓，脳血管などに塞栓を形成することにより起こる障害・症状を減圧症という．おもに胸部圧迫感，筋肉・関節の痛み，身体麻痺などの症状がみられる．

急性の場合は，四肢の関節痛，圧痛，しびれ感，大理石紋様の発疹，皮膚のかゆみ，しびれ感，頭痛，めまい，けいれんなどが特徴的な症状としてある．ほとんどの場合一過性であり，発症後の早期の治療が勧められ，高気圧酸素治療などが行われる場合がある．

慢性の場合には，筋中や骨にも気泡ができ，種々の運動麻痺を起こし，骨の無菌性壊死が生じるとの報告もある．慢性減圧症は長期化すると障害を残すことがあり，注意が必要である．

減圧症の予防には，高深度・高圧環境下からの急浮上を避け，ゆっくりと決められた手順に従い，少しずつ圧力の変化に体を慣らしていくことが求められる．

C. 高圧環境と栄養

現在，高圧環境下の栄養管理については，明確な基準が定められていない．しかし，海中に人間の活動圏を拡大していく場合には直面する問題であり，海底生物・資源調査などに従事するものや潜水士などが高圧環境に比較的長期間滞在する場合には，その特性を考慮した栄養管理が今後より必要となるだろう．

高圧環境下は基本的に潜水時など水中であり，低温環境でもあるため，人体か

らの熱損失は著しく大きい．また，窒素中毒の項目で述べたようにヘリウム・酸素高圧混合ガスを用いた場合は熱伝導率が高いため，人体からの熱損失はよりいっそう大きくなる．そのため，体温維持のためなどエネルギー消費量を補給する高エネルギー摂取や良質のたんぱく質，疲労回復を助けるビタミンB群，抗酸化作用をもつビタミンC，ビタミンEなどの栄養補給が有効と考えられている．

18.2 低圧環境と栄養

平地では1気圧（1,013 hPa，760 mmHg）であるが，大気圧は上方の空気の重みを示す圧力であるから高所へいくほど低下する．標高が1,000 m高くなるごとに約0.1気圧弱の減少があり，富士山頂（標高3,776 m）で約0.6～0.7気圧，高度5,500 mで約0.5気圧，標高8,848 mのエベレストの頂上では約0.3気圧になる（表18.2）．また標高が1,000 m高くなるごとに気温は約6.5℃低下するなどが高所環境の特徴である．気圧の低下に伴う酸素分圧の低下などが，人体に影響を及ぼす．高地登山や気圧調節ができない飛行機で低圧環境に曝露されることがある．

A. 低圧環境の生理的影響

ヒトは酸素（O_2）を含んだ空気を吸気し，肺から組織・細胞へ動脈血を介してO_2を供給する．末梢組織などで産生された二酸化炭素（CO_2）は，静脈血から肺に戻って，ガス交換し，呼気となる．この肺と各臓器・末梢組織へのO_2運搬をヘモグロビンが担っている．ヘモグロビン(Hb)の酸素飽和度はヘモグロビンが酸素と結合している割合を表すが，酸素分圧が高いほど酸素飽和度は高くなり，酸素分圧100 mmHgで100%に近づく．この関係を表したものがヘモグロビン酸素飽和曲線であり，S字上の曲線を描く（図18.1）．平地では動脈血酸素飽和度は約97%である．高度3,000 mでは，動脈血酸素飽和度はまだ90%程度であり末梢への酸素供給に支障を生じず，ほとんど症状はみられない．高度0～3,000 m

高度（m）	気圧（mmHg）	大気酸素分圧（mmHg）	高度（m）	気圧（mmHg）	大気酸素分圧（mmHg）
0	760	159	6,000	377	79
1,000	681	142	7,000	332	69
2,000	608	127	8,000	292	61
3,000	542	113	9,000	256	53
4,000	481	101	10,000	223	47
5,000	427	89			

表18.2 高度と気圧の関係

図 18.1　ヘモグロビ
ン酸素解離曲線

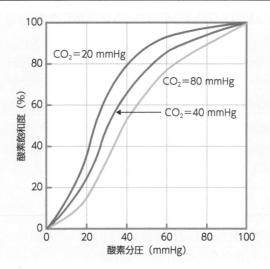

を生理的高度区分で不関域ともいう.

　高度3,000 mを超えると酸素分圧はさらに低下する. 高度4,500 mでは, 動脈血酸素飽和度を約80%に保つことができ, 循環機能亢進により安静時心拍出量が増加し, 末梢への血流が増加するなど, 酸素の運搬機能を低下させないような代償作用により, 酸素欠乏状態による人体への障害を抑制している. この領域(3,000 m～4,500 m)を代償域ともいう.

　高度4,500 mを超えると, 動脈血酸素飽和度80%を維持できなくなり, 全身の組織に酸素が十分に供給できなくなる(低酸素状態). 頭痛, めまい, 心悸亢進・呼吸困難, 食欲不振, 吐き気, 睡眠障害, 倦怠感, 脱力感などの症状や思考力低下, 知覚異常, チアノーゼなどの中枢神経症状など障害を生じる. この種々の症状を高山病ともいい, 重症時には死に至ることもあるので, 細心の注意が必要である. この4,500～6,000 mの範囲を障害域ともいう.

　高度6,000 m以上になると動脈血酸素飽和度が70%を下回り, 著しい酸素欠乏状態となる. 意識が喪失し, ショック状態となり, 生命に危険が及ぶ. ヒマラヤ山脈などは高度6,000 m以上になるが, この領域を危険域という.

B.　高所順化・高所トレーニング

　前項で述べているように, 低地の住人が高地に移動すると, 生理機能的に代償作用を生じ, 低圧・低酸素環境に応答する. また, 高地にて数週間滞在すると, さまざまな方法により酸素運搬機能を向上させるなどして低圧環境, 酸素欠乏に耐性をもつようになるが, これを高所順化という. より具体的には, 肺換気量の増大, 赤血球数, ヘモグロビン濃度, 循環血液量の増大, エリスロポエチン(EPO)の上昇, 赤血球中の2,3-ジホスホグリセリン酸の上昇などが見られる. 2,3-ジ

ホスホグリセリン酸の上昇は，ヘモグロビン酸素飽和曲線を右方向に移動させ，低い酸素分圧でも末梢組織での酸素の放出を可能にする．また，人類進化の過程でアンデス，チベット，エチオピアの高地住民は，遺伝的に低圧・低酸素環境への適応を獲得したと考えられている．近年では，細胞レベルで低酸素に対処するための遺伝子発現のコントロールとして低酸素誘導因子（HIF*）というタンパク質などを誘導する機構の研究が進んでいる．マラソンなどの陸上長距離選手がオリンピックの大会前などに競技のパフォーマンスを向上させるために，高所順化を利用して，高所トレーニングを行っている．

* Hypoxia induc-
ible factor

C. 高山病

普段平地にいる住人が，比較的短時間で2,500〜3,500 m以上の山に登り，酸素欠乏状態に陥った場合，悪心，頭痛，吐気，めまい，脱力感や，手足のむくみ，呼吸困難などの症状が現れる．これは急性高山病といわれ，その症状は高所順化によって軽減され，2〜3日で徐々になくなる．しかし，重症時には生命に危険が生じるため，応急処置として安静と酸素補給，安全で速やかな低地への移動が求められる．高い山に登山する時は徐々に体が順応できるように時間をかけて登ることが必要である．また，逆にアンデスなどの高所に住み，すでに高所順化を獲得している高地住人が高所順化を喪失し，頭痛，めまい，呼吸困難，咳，チアノーゼ，疲労感，記憶障害などの症状がみられることがある．これを慢性高山病*といい，症状を軽減するには低地に移動しなければならない．

* モンジュ病ともいう．1928年にモンジュがアンデス住民への調査より報告

D. 低圧環境と栄養

a. エネルギーと糖質，脂質，タンパク質

高所への登山では，身体活動のためのエネルギーと低圧・低温環境に対応するため，1日に約4,500 kcalのエネルギーが必要である．しかし，3,000 m以上など高度が上昇するにつれて食欲が減退し，1日の摂食量が減少する．そのため，エネルギー不足になることが多く，肝臓・筋肉でのグリコーゲン蓄積の減少，体脂肪および体タンパクの分解，さらに脱水も加わって体重が減少する．低圧・低酸素環境下では，酸素が必要な酸化的エネルギー産生は抑制されると，解糖系の反応が亢進し，血中および骨格筋の乳酸値は著しく増加する．

b. 水分・電解質（ミネラル）

高所では湿度が低下しており，登山中の身体活動による発汗や呼気からの不感蒸泄が多くなるなど体水分の損失が大きく，また，低圧環境での口渇感の鈍化により，登山者は脱水状態に陥りやすい．尿量は著しく減少し，pHは酸性側に傾く．正常な尿量を保持するためには1日3〜4Lの水分補給と適切なミネラル供給が必要である．また，低カリウム血症や換気量増大による二酸化炭素の排出過

238   18. 高圧・低圧環境と栄養

剰による呼吸性アルカローシスがみられることがある.

c. 登山用の食事

　登山に伴う代謝変化や食欲減退を考慮し，栄養バランスが取れており，少量でも赤血球の増加に必要なタンパク質を補給できる栄養価の高い食事が推奨される．食欲が減退し，コーヒーなどの嗜好品や高糖質・低脂肪食を好むようになるので，エネルギー源として重要な糖質の供給と甘味料なども有効と考えられる．抗酸化作用のあるビタミンC，ビタミンEおよびカロテノイドを摂取したいが，新鮮な野菜や果物の摂取は登山時は難しいので，総合ビタミン剤が利用される．形状としてゼリー系で消化吸収がよいものであったり，栄養以外の要素として軽量で保存性が高く，短時間で調理できることが求められる．

1）高圧環境での栄養管理に明確な基準はないが，比較的長期間滞在する場合には，その特性を考慮した栄養管理が必要である．

2）高圧環境の水中は低温環境でもあり，人体からの熱損失は大きく，体温維持のために高エネルギー摂取が重要．

3）高圧環境では減圧症（ケイソン病・潜函病），酸素中毒，窒素中毒に注意しなければならない．

4）高所登山などで低圧環境に曝露されると，酸素欠乏により，頭痛，嘔吐，心悸亢進など高山病の症状を呈することがある．

5）ヒトは低圧環境，低酸素環境に対して高所順化で対応する．

6）低圧環境では食欲の減退や，窒素出納が負，体重減少がみられるため登山用の食事は十分なエネルギー，少量でも栄養価の高い食事が推奨される．

---

19. | 無重力環境と栄養

　ヒトは地上で生活する限り，１Gの重力（重力加速度）下で生活することを強いられており，生体もそれに適応する形で進化してきた．しかし1961年のユーリ・ガガーリンによる初の有人宇宙飛行以来，数百人の宇宙飛行士が衛星軌道上での作業に従事し，その最長のものは400日を超えて宇宙に滞在している．これだけの長期間にわたって無重力（微小重力）環境下に置かれると，生体にはさまざまな影響がみられるようになる．

19.1 | 無重力と健康障害

A. 体組織の減少

a. 筋・脂肪組織の減少

　宇宙飛行士には一般的に体重減少がみられる．最初のころはおもに水分減少が原因と考えられるが，やがて筋・脂肪組織の減少も認められるようになる．原因としては食欲の減退による食事摂取量の減少が考えられている．国際宇宙ステーション（ISS）では，宇宙飛行士の食事摂取量は「NASA–FSAの食事摂取基準」（表19.1参照）の80%程度にとどまっているとの報告がある．食欲減退の原因については宇宙酔い，無重力環境による消化管運動の低下，宇宙食への拒否反応，ストレスなどが考えられるが，明らかになっていない点も多い．また筋組織に関しては無重力による廃用性萎縮の進行の影響も大きい（後述）．

ISS：International Space Station

b. 骨量の減少

　宇宙飛行によって骨量が減少することは初期のころから知られていた．骨は支持組織として１Gの重力環境下で体を支えるのに重要なはたらきをしているが，無重力環境下では骨形成と骨吸収のバランスが崩れ，急速に骨損失が起こり，骨中のカルシウムやリンは尿や便中に過剰排泄される．骨損失量は個人差が大きい

が，1か月間の宇宙滞在で腰椎で0.9％，大腿骨頸部で1.4％の骨量低下がみられたという報告がある．骨損失によって骨密度は低下し，骨折の危険性が増大する．また過剰なカルシウム排泄が長期にわたって続くと，腎臓結石などの危険性も高まる．

B. 循環機能の障害

a. 体液の移動

地上では血液をはじめとする体液は，重力の影響を受け下半身に引かれた状態になっているが，無重力環境下では重力の影響がなくなるため体液は頭部方向へ移動し，地上とは異なる分布状態となる．この結果，頭部には浮腫がみられ，目を中心とした腫れ，頭部静脈の怒張，眉が上がるなどの症状が現れる．反対に下半身，特に下肢は細くなる．体液移動は宇宙飛行の初期に顕著にみられ，宇宙での滞在が長くなると軽減する．

b. 循環血流量の変化および赤血球の減少

ADH : anti-diuretic hormone, ANP : atrial natriuretic peptide

体液移動の結果，生体は循環血流量が増大したと判断し，抗利尿ホルモン（ADH）の分泌抑制，心房性ナトリウム利尿ペプチド（ANP）の分泌増大により利尿作用が起こり，水と電解質の損失が増大する．血漿量は宇宙飛行開始後1日で約15％減少する．逆に腎血流量は利尿作用の結果増加し，エリスロポエチンの分泌が抑制され，赤血球の生成は減少する．また脾臓の血流量も増加し，赤血球の破壊が亢進する．これらが相まって赤血球が減少すると考えられる．3か月程度の宇宙飛行で約15％の赤血球減少がみられる．

c. 心機能の変化

重力の消失および循環血流量の減少により心臓の負荷が軽減し，心臓の容積そのものが減少して心機能の低下をきたす．その結果安静時心拍数は増加し，有酸素的運動能力や肺活量の減少もみられる．

これらの現象は無重力環境への適応とも考えることができるが，地上へ帰還した際に上半身へ移動していた体液が急激に下半身に移動し，さらに起立耐性の低下から起立時に血圧低下による失神をきたす場合もある．これを防ぐために下半身をカプセルに入れて陰圧負荷をかけ，あらかじめ上半身の体液を下半身に移動

LBNP : lower body negative pressure

させたり（下半身陰圧負荷：LBNP），宇宙からの帰還直前に等張性の飲み物（塩の錠剤とジュースなど）を1L程度摂取するなどの対策が取られている．

C. 筋萎縮

無重力環境下では筋肉にほとんど負担がかからないので，急速に廃用性萎縮を起こす．特に下半身，腰部や下肢の抗重力筋での筋肉量，筋力の低下が著しい．ロシアの宇宙ステーション「ミール」での長期間（1年間）のミッションでは，下腿

筋肉容積が20%低下したと報告されている．特徴としてⅡ型筋繊維の減少が大きい．そのため，初期の宇宙飛行士の中には地上に帰還後，立ち上がることのできない者もみられた．この影響を抑えるためISSでは，抵抗運動機器を用いた運動による筋力トレーニングを1日45分，週6日行っている．

また筋組織が萎縮するということは，それだけタンパク質が失われるということであり，窒素出納が負に傾く．これに対応するため適切なエネルギー，タンパク質摂取が重要となる．

D. 宇宙酔い

無重力状態になって数分から数時間のうちに，宇宙酔いが60〜70%の宇宙飛行士に出現する．症状は空間認知・把握の錯覚，めまい，食欲不振，吐き気，思考力の低下，冷や汗，唾液分泌の増加などである．これらの症状は2〜4日でほぼ収まる．原因としては，無重力環境下では平衡感覚器である前庭や三半規管に情報が入らなくなり，視覚から得られる情報，筋肉や腱などからの深部情報と平衡感覚器の間に混乱が生ずるためとする「感覚混乱説」が有力である．そのほかに先に述べた体液移動による脳のむくみが原因のひとつとする説もある．宇宙酔いは比較的短期間に収まるとはいえ苦痛が大きく，栄養素摂取に大きく影響する要因である．

E. その他

無重力環境下では腸内細菌叢の変化により，異常発酵が起こる場合もある．また免疫機能の低下や睡眠障害などがみられる場合もある．さらに無重力が原因ではないが，宇宙飛行中の宇宙放射線被曝は宇宙飛行士の健康を考えるうえで重要な問題である．

19.2 ┃無重力と栄養

19.1節に挙げたような問題に対応するため，無重力環境下においては独自の食事摂取基準が必要である．無重力環境下，すなわち宇宙飛行時の食事摂取基準については，現在のところ有人宇宙飛行先進国である米国とロシアが作成したものが基本となっている．ここでは米国航空宇宙局（NASA）とロシア連邦宇宙局（FSA）によりISS計画に向けて策定された宇宙長期滞在時の食事摂取基準を示す（表19.1）．

a. エネルギー

宇宙飛行時には血中，尿中のコルチゾールは上昇することが認められており，

表 19.1 NASA–FSA による ISS ミッション（360 日以内）の食事摂取基準
* 2004 年 ISS FOOD PLAN による.
NASA–FSA : National Aeronautics and Space Administration–Federal Space Agency

エネルギー*	男性：（18 ～ 30 歳）1.7×（5.3×体重（kg）+679） （30 ～ 60 歳）1.7×（11.6×体重（kg）+879） 女性：（18 ～ 30 歳）1.6×（14.7×体重（kg）+496） （30 ～ 60 歳）1.6×（8.7×体重（kg）+829）		
栄養素	食事摂取基準	栄養素	食事摂取基準
タンパク質	エネルギー比率　10 ～ 15%	ビオチン	100 μg
炭水化物	エネルギー比率　50 ～ 55%	パントテン酸	5 mg
脂質	エネルギー比率　30 ～ 35%	カルシウム	1,000 ～ 1,200 mg
水分	1.0 ～ 1.5 mL/kcal 1 日最低 2,000 mL	リン	1,000 ～ 1,200 mg（カルシウム摂取の 1.5 倍を超えない）
ビタミン A	1,000 μg レチノール当量	マグネシウム	350 mg
ビタミン D	10 μg	ナトリウム	1,500 ～ 3,500 mg
ビタミン E	20 mg α-トコフェロール当量	カリウム	3,500 mg
ビタミン K	80 μg	鉄	10 mg
ビタミン C	100 mg	銅	1.5 ～ 3.0 mg
ビタミン B$_{12}$	2 μg	マグネシウム	2.0 ～ 5.0 mg
ビタミン B$_6$	2 mg	フッ素	4 mg
ビタミン B$_1$（チアミン）	1.5 mg	亜鉛	15 mg
ビタミン B$_2$（リボフラビン）	2 mg	セレン	70 μg
葉酸	400 μg	ヨウ素	150 μg
ナイアシン	20 mg ナイアシン当量	クロム	100 ～ 200 μg
		食物繊維	10 ～ 25 g

また交感神経の活動も活発になることから，エネルギー消費は宇宙にいるときのほうが高くなっている．そのため，エネルギー摂取基準は WHO の示す活動度で "moderate"（中程度）として算定されている．なお船外活動（EVA）時には，1 日 500 kcal の上乗せが必要とされている．それでも窒素出納が負の傾向にあることから，積極的なエネルギー摂取が必要であると考えられる.

EVA : extravehicular activity

b. タンパク質

タンパク質は最も主要な生体構成成分であり，その摂取量は体組織の減少や筋萎縮にも直接的な影響を及ぼす．さらにタンパク質摂取が不足するとカルシウム吸収も低下し，骨量の減少にも影響すると考えられる．逆にタンパク質の過剰摂取は腎臓結石のリスクを増大させる．以上のようにタンパク質の適切な摂取は極めて重要である．宇宙飛行における基準は全エネルギーの 10 ～ 15% とされている.

c. 炭水化物

炭水化物は最も主要なエネルギー源であり，それは宇宙飛行においても変わりがない．その比率は全エネルギーの 50 ～ 55% とされており，日本人の食事摂

取基準と比較するとやや低い数値であるが，これは米国，およびロシアの地上における食事摂取基準を反映したためである．

d. 脂質

宇宙滞在中の食事摂取基準は全エネルギーの30～35％とやや高くなっているが，これは炭水化物と同様，米国，ロシアの地上での数値を反映したためである．今後宇宙飛行士においても血中脂質の状態に配慮することが必要である．

e. 水

過去の経験から無重力環境下ではのどが渇きにくくなり，あまり水を摂取しようとはしなくなることが知られている．一方，利尿作用によって水の排泄はさかんになる．そのため宇宙飛行の初期には水の不足による体重減少が起きやすい．また水の不足は脱水症はもとより尿路結石の危険性も増加させる．これらのことから，日本人の食事摂取基準にはみられない水の摂取量の項目が設けられ，1日2,000 mLの水の摂取が勧められている．

f. カルシウム，リン

19.1節に述べたように，宇宙飛行時には骨のカルシウムが失われ，尿中への排泄が増大する．これは骨量の減少による骨折，尿路結石のリスク増加につながる重要な問題である．そのためカルシウム摂取量は1,000～1,200 mgと日本の食事摂取基準と比べてかなり多くなっている．またリンはカルシウムの吸収を妨げないようにカルシウム摂取の1.5倍以内という基準が設けられている．さらにビタミンDはカルシウム吸収を促進するため10 μg（400 IU）と日本の食事摂取基準のほぼ2倍となっている．

g. 鉄

無重力環境下では赤血球数は減少し，ヘモグロビン濃度も低下して貧血状態となる．しかしほとんど自覚症状はない上に血清フェリチン濃度，血清鉄濃度は上昇する．そのため鉄不足よりも過剰症の危険性が高く，食事摂取基準は10 mgに設定されている．

h. その他

太陽や銀河宇宙からの放射線による細胞の損傷に対する危険の軽減を期待してビタミンC，ビタミンEなどの抗酸化ビタミン，葉酸などはアメリカの食事摂取基準と比較してやや高めに設定されている．

ここに示した食事摂取基準はあくまでNASAとFSAの間で決められたもので，地上における欧米人の栄養摂取基準が基本となっており，日本で用いられている食事摂取基準とはやや根拠となる数値が異なる面がある．今後日本人が積極的に宇宙開発に参加するにあたって，日本人に適した独自の食事摂取基準を策定することが必要である．

1) 体液は頭部方向へ移動し，地上とは異なる分布状態となる.

2) 筋肉への負担が軽減するので，急速に廃用性萎縮を起こす.

3) 口が渇きにくくなり，あまり水を摂取しなくなる.

4) 急速に骨損失が起こり，骨中のカルシウムやリンは尿や便中に過剰排泄される.

5) 赤血球が減少し，ヘモグロビン濃度も低下して貧血状態になる.

20. 災害時の栄養

阪神・淡路大震災(1995年)以降，東日本大震災(2011年)，関東・東北豪雨災害(2015年)，熊本地震(2016年)，令和元年東日本台風(2019年)など，多くの自然災害が発生している．今後，首都直下型地震，南海トラフ巨大地震などいつ起きても不思議ではないと予想されており，私たちが地震などの自然災害から免れることは不可能と言っても過言ではない．

災害(disaster)とは，S.W.A. Gunnにより「人間とそれを取り巻く環境や生態系の巨大な破壊が生じた結果，重大かつ急激な発生のために，被災地域が対策に非常な努力を必要とするか，ときには外部や国際的な援助を必要とするほどの大規模な非常事態」といわれている．災害時には適切な危機管理*が重要である．

食と栄養に関する危機管理においても，平時に備えておくべき防災・減災対策や災害発生時の被災者への迅速な支援体制などが重要である．

＊「国民の生命，身体又は財産に重大な被害が生じ又は生じるおそれがある緊急の事態への対処及び当該事態の発生の防止」(内閣法第15条)

20.1 災害弱者（要配慮者）とは

災害発生時には何らかの配慮を要する人たちへの支援は，これまで必ずしも十分とはいえなかった．避難生活において配給された食事が固くて食べられない，アレルギー食，栄養剤など個々の状態に応じた物資の不足や避難所でのバリアフリー化がなされていないなど，災害弱者（要配慮者）に対してさまざまな問題が発生し，その対応が求められてきた．

災害弱者とは，内閣府の防災白書(1987年)において，「地震，風水害，火山災害，火災などの災害が発生した場合には，人的な被害を最小限に抑えるために，必要な情報を迅速かつ的確に把握し，災害から自らを守るために安全な場所に避難するなどの行動をとる必要がある．こうした災害時の一連の行動に対してハンディを負う人々，または困難といった問題を抱えている人々が災害弱者と考えられる．」と記されている．表20.1のうちひとつでも該当する項目がある場合を，「災

表 20.1　災害弱者としての該当項目	①自分の身に危険が差し迫った場合，それを察知する能力がない，または困難
	②自分の身に危険が差し迫った場合，それを察知しても救助者に伝えることができない，または困難
	③危険を知らせる情報を受けることができない，または困難
	④危険を知らせる情報が送られても，それに対して行動することができない，または困難

表 20.2　災害弱者「CHECTP」	C：child　子ども
	H：handicapped　障害者
	E：elderly people　高齢者
	C：chronically ill　慢性疾患（透析・糖尿病など）の患者
	T：tourist　旅行者（言葉の通じない人）
	P：pregnant　妊婦

＊ここでは災害弱者という用語を使用しているが，同じ概念として「災害時要配慮者」または「要配慮者」という用語を災害対策基本法や国の取り組み指針などでも使用しているため，本章では「要配慮者」も同義として用いることとした.

害弱者」*としている.

　「災害対策基本法」（第8条2の15）では，「要配慮者」を「高齢者，障害者，乳幼児その他の特に配慮を要する者」と定義し，「国及び地方公共団体は，災害の発生を予防し，または災害の拡大を防止するため，要配慮者に対する防災上必要な措置に関する事項の実施に努めなければならない」こととしている.

　これまで災害弱者（要配慮者）は，CWAPとしてC（child）子ども，W（woman）女性，A（aged people）老人，P（poor or patient）貧困者・病人と区分されていたが，最近では災害弱者（要配慮者）とは表20.2に示すように，「CHECTP」として区分される. 特に栄養と食に関しては，災害時（災害発生から平常の生活に戻るまでの間）に被災地（避難所，仮設住宅など）で生活する際に何らかの配慮が必要な人に対しての支援が災害関連死を防ぐうえで重要である.

20.2 ｜災害弱者（要配慮者）における栄養上の注意点

　災害弱者（要配慮者）に対してしっかりと栄養評価を行い，その対応に必要なモノ（特に要配慮者に必要な特殊栄養食品など）を確保し，必要な人に必要なモノを適切かつ迅速に提供し，栄養管理を行い，栄養状態の悪化による災害関連死の危険性のある災害弱者（要配慮者）を1人でも減らす取り組みが必要である.

A. 子ども（C：child）

　子ども，特に乳児については一生の中で最も発育，発達する時期でもあり，成長は栄養の影響を強く受ける. 当然，災害による栄養不良などはその後の成長に大きな影響を及ぼす. 災害時であっても母乳栄養が原則ではあるが，母親の精神

的ストレスなどにより母乳が一時的に出にくくなるケースもあり，それらへの対応が必要である．人工栄養児の場合の母乳代替食品（乳児用調製粉乳・乳児用調製液状乳）の対応においても，調製粉乳そのものの確保だけでなく，同時に安全な調乳水の確保，煮沸の可否，ほ乳瓶・乳首の洗浄・滅菌など，一連の調乳から哺乳までの衛生的な取り扱いが適切に行われなければならない．また，液体ミルクにおいても，賞味期限遵守や保管方法など，適切な取り扱いが重要である．不適切な取り扱いなどにより下痢や脱水症，感染症，便秘などを引き起こすことは，災害時にはよりリスクが高く危険を伴う．また，アレルギー対応ミルク，乳糖除去ミルクや先天性代謝異常症などに対応する特殊ミルクなどの入手，また離乳期から幼児期における離乳食，幼児食に適した食材，食物アレルギー児への対応などが災害時には困難となる．そのため，これら食物アレルギー児らのための食材の確保を優先しなければならない．

B. 障害者（H：handicapped）

障害者においては，個々の障害の程度や介護の状況に応じて対応すべきである．栄養評価を実施し，栄養上の問題に対応することが重要である．災害時に配給される食事が障害者にとって摂取されやすいものとは限らず，提供されるものは食べ慣れない硬い食品が多く，ペースト食や刻み食，特殊栄養食品の必要性もあるため，個別対応を優先する．場合によっては，福祉避難所など適切な施設につなぐことも考慮し，医療や福祉関係者と連携し，より適切な対応を図るべきである．

C. 高齢者（E：elderly people）

高齢者でも障害者同様，栄養評価をしっかりと行うことが重要である．特に高齢者は消化吸収機能の低下，摂食・嚥下機能の低下，ストレスによる生体免疫機能低下，感染症への罹患，義歯の有無などの問題があり，栄養摂取が十分に確保できないこともあるため，水分補給，経腸栄養剤やとろみ剤，お粥などの高齢者向けのやわらかい食事などを提供することによって低栄養・栄養欠乏状態に陥ることを防止する必要がある．避難生活が長期化すると持病の悪化を招いたり，食欲低下に伴う摂取量の減少，低栄養，サルコペニア，活動度の減少などによりフレイル（高齢者の虚弱）の悪循環となる．

D. 慢性疾患（透析・糖尿病など）の患者（C：chronically ill）

食事療法の必要な慢性疾患のある被災者には，不適切な食事がより疾病に影響するため，それぞれの病態に応じた対応が必要である．災害発生直後にはおにぎり，菓子パンなど，炭水化物中心の食事が配給されることにより，糖尿病患者は，避難所で提供される食事を個々で調整し，摂取することが重要である．毎日，摂

取した食事内容を記録し，管理栄養士などに相談しながら適正量を摂取する．

　また，高血圧症患者は避難所生活では寒さや睡眠不足，ストレスなどで血圧が高くなりやすく，そのうえ，配給される食品は塩分を多く含むものが多く，塩分の過剰摂取などへの注意が必要である．腎臓病などの患者も同様に平素からの食事内容にできるだけ準じることと，場合によっては病態別の特殊栄養食品（例．減塩食品，低タンパク食品など）の入手により対応する必要がある．しかしそういった特殊栄養食品は災害時においては非常に入手が困難であることから，必要な食品は自ら備蓄しておくことも重要である．

E.　旅行者（言葉の通じない人）（T：tourist）

　旅行者は，地理的条件や地域の情報が十分に理解できないため，一時的には要配慮者となる．また，外国人で言葉が通じない場合は，情報が伝わらず対応することが困難なため要配慮者として区分される．特に食物アレルギーや宗教上の理由により食べてはいけない食物について，十分な配慮が必要である．外国人用に英語，中国語，韓国語などで食物アレルギーの表示や宗教上の食べられない食物の有無を確認できるよう事前に表記の準備をしておくことが必要である．

F.　妊婦（P：pregnant）

　妊産婦（授乳婦も含む）については，母体にみられる生理的現象の特徴を理解し，身体的，精神的に支援することが必要である．特に妊娠期の栄養状態は母体だけでなく胎児にも影響するため，各栄養素を平時と同様に偏りなくバランスよく摂取できるよう配慮すべきである．当然，妊娠期および授乳期は母体と胎児，乳児の需要に応じた付加量を考慮した食事の摂取が災害時であっても必要である．

20.3　災害時の緊急対応

A.　災害時のフェーズと栄養補給活動

　災害発生時はとにかく自分の身の安全を図ることが重要である．その後，被災者や施設などの入所者のために，まず安心・安全な食事の提供に努めるとともに，徹底した衛生管理を行う．

　災害時の栄養と食を考える際は，図20.1に示すように災害時の各フェーズ（段階）に応じた栄養などを考慮した食事の提供を考える必要がある．発災直後は水とエネルギーの補給が重要であり，避難所に支援物資が配給されるまでの間は，非常食品の使用により，水とエネルギーの補給を最優先に考える．水の不足は脱

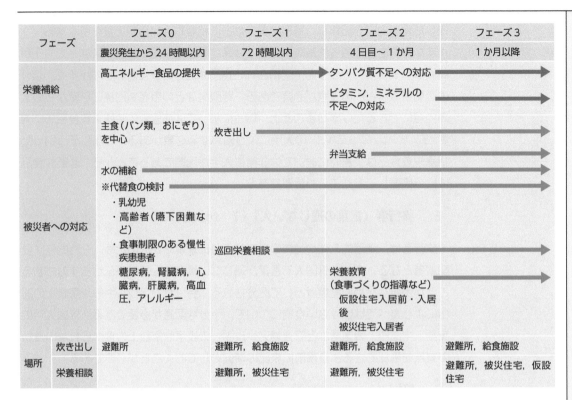

図 20.1 災害時の食事や栄養補給の活動のながれ
[（独）国立健康・栄養研究所，（公）日本栄養士会，災害時の栄養・食生活支援マニュアル　2011，一部改変]

水症や便秘，エコノミークラス症候群などを生じる原因となるため，積極的な水の補給が必要である．エネルギーの補給については，これまでの経験から，発災直後のフェーズ0〜1はおにぎり，カップラーメン，菓子パンなどの炭水化物中心の物資が供給されるケースが多く，栄養の偏りが続くこともある．フェーズ2の段階に入るとタンパク質不足への対応，ビタミン，ミネラルの補給などについて早急な対応が求められる．特に「被災」というストレスにさらされることにより，災害時にはエネルギーとともにタンパク質やビタミンCなどの抗酸化ビタミンを補給する必要がある．

　しかしながら，災害の種類，規模などによって栄養と食の状況は大きく異なるため，対応がずれ込み，すべてのフェーズで問題が発生することを考えて対処すべきである．災害救助法（災害救助法による救助の程度，方法および期間ならびに実費弁償の基準，厚生労働省告示第164号）に基づき被災者への食事は提供されるが，より食事の改善を求め，場合によっては食費の一般基準のかさあげ，期間延長を提言するなど，各フェーズの経過とともに食事提供の状況をしっかりと把握して対応することが望まれる．

　災害時にはヒト・モノ・カネ・情報・時間（時期）など，いずれが欠けても適切な食事提供ができない．管理栄養士・栄養士といった栄養と食の専門職により迅速な栄養評価を行い，被災者や避難所の状況を把握（ポピュレーションアプローチ）し，

エネルギー	2,000 kcal
タンパク質	55 g
ビタミンB$_1$	1.1 mg
ビタミンB$_2$	1.2 mg
ビタミンC	100 mg

日本人の食事摂取基準(2010年版)で示されているエネルギーおよび各栄養素の摂取基準値をもとに，平成17年国勢調査結果で得られた性・年齢階級別の人口構成を用いて加重平均により算出．なお，エネルギーは身体活動レベルⅠおよびⅡの中間値を用いて算出．

特に前述した災害弱者(要配慮者)に対して積極的な介入(ハイリスクアプローチ)を行うことが重要である．

B. 東日本大震災における栄養量

　東日本大震災の際には厚生労働省から「避難所における食事提供の"計画"・評価のために当面の目標とする栄養の参照量(震災後1～3か月)」(表20.3，表20.4)として，摂取して欲しい栄養素の量の目安が示された．これらは日本人の食事摂取基準(2010年版)で示されているエネルギーおよび各栄養素の摂取基準値をもとに算定されている．また，「避難所における食事提供の"評価"・計画のための栄養の参照量—エネルギーおよび主な栄養素について(震災後3か月～)」(表20.5)さらに「対象特性に応じて配慮が必要な栄養素について」，栄養素の摂取不足の回避を目的に，カルシウム，ビタミンA，鉄，および生活習慣病の発症予防のためにナトリウム(食塩)といった栄養素について配慮すべき事項(表20.6)として，食事の充足を評価するための栄養の参照量も示された．

　さらに，厚生労働省HP掲載「避難生活での栄養・食生活支援について」など，さまざまな情報に基づき，被災者に対して適切な栄養と食の支援を行い，災害時の栄養に関する緊急対応を行うことが重要である．

	対象特性別(1人1日あたり)			
	幼児 (1～5歳)	成長期Ⅰ (6～14歳)	成長期Ⅱ・成人 (15～69歳)	高齢者 (70歳以上)
エネルギー(kcal)	1,200	1,900	2,100	1,800
タンパク質(g)	25	45	55	55
ビタミンB$_1$(mg)	0.6	1.0	1.1	0.9
ビタミンB$_2$(mg)	0.7	1.1	1.3	1.1
ビタミンC(mg)	45	80	100	100

日本人の食事摂取基準(2010年版)で示されているエネルギーおよび各栄養素の摂取基準値をもとに，該当の年齢区分ごとに，平成17年国勢調査結果で得られた性・年齢階級別の人口構成を用いて加重平均により算出．なお，エネルギーは身体活動レベルⅠおよびⅡの中間値を用いて算出．

目的	エネルギー・栄養素	1歳以上，1人1日あたり
エネルギー摂取の過不足の回避	エネルギー	1,800 ～ 2,200 kcal
栄養素の摂取不足の回避	タンパク質	55 g 以上
	ビタミン B₁	0.9 mg 以上
	ビタミン B₂	1.0 mg 以上
	ビタミン C	80 mg 以上

表 20.5　避難所における食事提供の評価・計画のための栄養の参照量―エネルギーおよびおもな栄養素について―
［避難所における食事提供に係る適切な栄養管理の実際について（事務連絡），平成 23 年 6 月 14 日，厚生労働省健康局］

日本人の食事摂取基準（2010 年版）で示されているエネルギーおよび各栄養素の値をもとに，平成 17 年国勢調査結果で得られた性・年齢階級別の人口構成を用いて加重平均により算出.

目的	栄養素	配慮事項
栄養素の摂取不足の回避	カルシウム	骨量が最も蓄積される思春期に十分な摂取量を確保する観点から，特に 6 ～ 14 歳においては，600 mg/日を目安とし，牛乳・乳製品，豆類，緑黄色野菜，小魚など多様な食品の摂取に留意すること
	ビタミン A	欠乏による発育阻害や骨および神経系の発達抑制を回避する観点から，成長期の子ども，特に 1 ～ 5 歳においては，300 μg RE/日を下回らないよう主菜や副菜（緑黄色野菜）の摂取に留意すること
	鉄	月経がある場合には，十分な摂取に留意するとともに，特に貧血の既往があるなど個別の配慮を要する場合は，医師・管理栄養士などによる専門的評価を受けること
生活習慣病の一次予防	ナトリウム（食塩）	高血圧の予防の観点から，成人においては，目標量（食塩相当量として，男性 9.0 g 未満/日，女性 7.5 g 未満/日）を参考に，過剰摂取を避けること

表 20.6　避難所における食事提供の評価・計画のための栄養の参照量―対象特性に応じて配慮が必要な栄養素について―
［避難所における食事提供に係る適切な栄養管理の実際について（事務連絡），平成 23 年 6 月 14 日，厚生労働省健康局より一部改変］

C.　日本栄養士会災害支援チーム（JDA-DAT）

　災害時の緊急対応を行ううえで，栄養の専門職である管理栄養士・栄養士の役割は重要である．日本栄養士会では東日本大震災の経験から，管理栄養士・栄養士を災害時に派遣し，栄養と食の支援活動を行うため，「災害発生地域において栄養に関する支援活動ができる専門的トレーニングを受けた栄養支援チーム」として，日本栄養士会災害支援チーム（JDA-DAT）を立ち上げた．

　JDA-DAT は，災害支援管理栄養士など 2 ～ 3 人と被災地管理栄養士など 1 人で構成され，国内外で大規模災害が発生した地域において，避難所，施設，自宅，仮設住宅などで被災者（特に要配慮者）に対する栄養に関する支援活動ができる専門的なトレーニングを受けた栄養支援チームである．

JDA-DAT：The Japan Dietetic Association-Disaster Assistance Team. ジェイディエー・ダットと読む.

D.　自助，共助，公助

　いつ発生するか予測し難いものの，いったん発生すれば広範な地域で国民に甚大な健康被害をもたらす災害に際し，災害発生時の対応だけでなく平時における栄養対策として，自助，共助，公助（表 20.7）をふまえた栄養と食の面での対策を

表 20.7　自助，共助，公助

自助	自らの身は自らが守る	家庭で日頃から災害に備えたり，災害時には事前に避難するなど，自分で自分・家族・財産を守ること．自分を守るのは「自助の力」
共助	地域のことは地域で守る	地域の災害時要援護者の避難に協力したり，地域の人々と消火活動を行うなど，近隣の人たちと助け合うこと．自分ひとりで対応できない状況になった時に頼るのが「共助の力」
公助	行政機関による救助活動や支援物資の提供	行政機関が個人や地域の取り組みを支援したり，自助・共助で対応できない大枠の活動や組織づくり・支援のこと．地域全体の状況を安定させ，復旧・復興に向かうための動きが「公助の力」

備えておくべきである．

　自助，共助，公助を栄養と食の対策に置き換えてみると，自助は個人の非常食など備蓄の確保である．発災直後において食糧を迅速に配布することは難しく，各自治体においても住民による備蓄を推進している．施設においても自らの施設は自らが守るということより，施設の規模にもよるが最低3日間～6日間の非常食の備蓄が必要とされている．非常食の備蓄の量については，当該施設の入所者（入院患者）だけでなく，職員などの支援者や近隣住民が施設に避難してくることを想定し準備しておくことも必要である．

　共助においては地域のことは地域で守ることより，平時から地域の自治会，婦人会などの組織間や病院や特別養護老人ホームなど近隣の施設間で連携し，いざという時にお互いに助け合うことが重要である．各地域単位で災害時に備えた訓練などを行うことも防災意識を高めるには効果的である．

　公助については，非常食などの備蓄を行い，行政の立場から地域の防災体制の組織づくりへの取り組みの支援などを行う．

　いずれにせよ，平時からそれぞれが地域で顔の見える関係づくりを行い，個々の防災意識の醸成を図ることが重要である．

非常食

非常時に，患者や入所者，職員あるいは避難してきた地域住民に食事提供ができるよう，常温で長期保管ができる食品を確保する．非常食はライフラインが閉ざされた場合も，提供できる食品を選択することが必要である．
●常温で長期保存に耐えるもの，●調理に手間がかからないもの，●持ち運びに便利なもの，●必要最低限のエネルギーや栄養素が確保できるもの，●それぞれの要配慮者の特徴に見合ったもの
また，飲料水の確保も重要である．

1) 災害弱者とは，子ども（C），障害者（H），高齢者（E），慢性疾患患者（C），旅行者（T），妊婦（P）をいう．
2) 災害の種類，規模などによって，栄養と食の状況は大きく異なる．
3) 災害時には，ヒト・モノ・カネ・情報・時間など，いずれが欠けても適切な食事提供はできない．
4) 平時における栄養対策として，自助，共助，公助をふまえた栄養と食の面での対応が必要である．

付録 日本人の食事摂取基準（2020年版）

使用期間は，2020（令和2）年度から2024（令和6）年度の5年間である．

策定の目的

日本人の食事摂取基準は，「健康増進法」（平成14年法律103号）第16条の2に基づき厚生労働大臣が定めるものとされ，国民の健康の保持・増進を図る上で摂取することが望ましいエネルギー及び栄養素の量の基準を示すものである．

策定方針

日本人の食事摂取基準（2020年版）の策定に当たっては，更なる高齢化の進展や糖尿病等有病者数の増加等を踏まえ，栄養に関連した身体・代謝機能の低下の回避の観点から，健康の保持・増進，生活習慣病の発症予防及び重症化予防に加え，高齢者の低栄養予防やフレイル予防も視野に入れて算定を行うこととした．このため，関連する各種疾患ガイドラインとも調和を図っていくこととした．

策定の基本的事項

1. エネルギーの指標と概要

エネルギーについては，エネルギーの摂取量及び消費量のバランス（エネルギー収支バランス）の維持を示す指標として，BMIを用いた．このため，成人における観察疫学研究において報告された総死亡率が最も低かったBMIの範囲，日本人のBMIの実態などを総合的に検証し，目標とするBMIの範囲を提示した（付表1）．なお，BMIは，健康の保持・増進，生活習慣病の発症予防，さらには，加齢によるフレイルを回避するための要素の一つとして扱うことに留めるべきである．

生活習慣病の食事指導では，体重当たりの推定エネルギー必要量（kcal/kg体重/日）が用いられることが多いので，付表3を基に，18歳以上の年齢層について付表2にまとめた．

付表1 目標とするBMIの範囲（18歳以上）[1, 2]

年齢（歳）	目標とするBMI（kg/m²）
18 ～ 49	18.5 ～ 24.9
50 ～ 64	20.0 ～ 24.9
65 ～ 74[3]	21.5 ～ 24.9
75 以上[3]	21.5 ～ 24.9

[1] 男女共通．あくまでも参考として使用すべきである．
[2] 観察疫学研究において報告された総死亡率が最も低かったBMIを基に，疾患別の発症率とBMIの関連，死因とBMIとの関連，喫煙や疾患の合併によるBMIや死亡リスクへの影響，日本人のBMIの実態に配慮し，総合的に判断し目標とする範囲を設定．
[3] 高齢者では，フレイルの予防及び生活習慣病の発症予防の両者に配慮する必要があることも踏まえ，当面目標とするBMIの範囲を21.5 ～ 24.9 kg/m²とした．

付表2 体重当たりの推定エネルギー必要量

性　別	男　性			女　性		
身体活動レベル	Ⅰ（低い）	Ⅱ（ふつう）	Ⅲ（高い）	Ⅰ（低い）	Ⅱ（ふつう）	Ⅲ（高い）
18 ～ 29（歳）	35.5	41.5	47.4	33.2	38.7	44.2
30 ～ 49（歳）	33.7	39.3	44.9	32.9	38.4	43.9
50 ～ 64（歳）	32.7	38.2	43.6	31.1	36.2	41.4
65 ～ 74（歳）	31.3	36.7	42.1	30.0	35.2	40.4
75 以上（歳）	30.1	35.5	－	29.0	34.2	－

付表 3 推定エネルギー必要量（kcal/日）

性　別	男　性			女　性		
身体活動レベル[*1]	Ⅰ	Ⅱ	Ⅲ	Ⅰ	Ⅱ	Ⅲ
0〜 5 (月)	−	550	−	−	500	−
6〜 8 (月)	−	650	−	−	600	−
9〜11 (月)	−	700	−	−	650	−
1〜 2 (歳)	−	950	−	−	900	−
3〜 5 (歳)		1,300			1,250	
6〜 7 (歳)	1,350	1,550	1,750	1,250	1,450	1,650
8〜 9 (歳)	1,600	1,850	2,100	1,500	1,700	1,900
10〜11 (歳)	1,950	2,250	2,500	1,850	2,100	2,350
12〜14 (歳)	2,300	2,600	2,900	2,150	2,400	2,700
15〜17 (歳)	2,500	2,800	3,150	2,050	2,300	2,550
18〜29 (歳)	2,300	2,650	3,050	1,700	2,000	2,300
30〜49 (歳)	2,300	2,700	3,050	1,750	2,050	2,350
50〜64 (歳)	2,200	2,600	2,950	1,650	1,950	2,250
65〜74 (歳)	2,050	2,400	2,750	1,550	1,850	2,100
75 以上 (歳)[*2]	1,800	2,100		1,400	1,650	−
妊婦（付加量）[*3]　初期				+50	+50	+50
中期				+250	+250	+250
後期				+450	+450	+450
授乳婦（付加量）				+350	+350	+350

* 1　身体活動レベルは，低い，ふつう，高いの 3 つのレベルとして，それぞれⅠ，Ⅱ，Ⅲで示した．
* 2　レベルⅡは自立している者，レベルⅠは自宅にいてほとんど外出しない者に相当する．レベルⅠは高齢者施設で自立に近い状態で過ごしている者にも適用できる値である．
* 3　妊婦個々の体格や妊娠中の体重増加量及び胎児の発育状況の評価を行うことが必要である．
注 1：活用に当たっては，食事摂取状況のアセスメント，体重及び BMI の把握を行い，エネルギーの過不足は体重の変化又は BMI を用いて評価すること．
注 2：身体活動レベルⅠの場合，少ないエネルギー消費量に見合った少ないエネルギー摂取量を維持することになるため，健康の保持・増進の観点からは，身体活動量を増加させる必要がある．

2. エネルギー（付表 4）

付表 4 エネルギー産生栄養素バランス（%エネルギー）

性別	男　性				女　性			
	目標量[*1, 2]				目標量[*1, 2]			
年齢等	タンパク質[*3]	脂　質[*4]		炭水化物[*5, 6]	タンパク質[*3]	脂　質[*4]		炭水化物[*5, 6]
		脂　質	飽和脂肪酸			脂　質	飽和脂肪酸	
0〜11 (月)	−	−		−	−	−		−
1〜 2 (歳)	13〜20	20〜30	−	50〜65	13〜20	20〜30	−	50〜65
3〜 5 (歳)	13〜20	20〜30	10 以下	50〜65	13〜20	20〜30	10 以下	50〜65
6〜 7 (歳)	13〜20	20〜30	10 以下	50〜65	13〜20	20〜30	10 以下	50〜65
8〜 9 (歳)	13〜20	20〜30	10 以下	50〜65	13〜20	20〜30	10 以下	50〜65
10〜11 (歳)	13〜20	20〜30	10 以下	50〜65	13〜20	20〜30	10 以下	50〜65
12〜14 (歳)	13〜20	20〜30	10 以下	50〜65	13〜20	20〜30	10 以下	50〜65
15〜17 (歳)	13〜20	20〜30	8 以下	50〜65	13〜20	20〜30	8 以下	50〜65
18〜29 (歳)	13〜20	20〜30	7 以下	50〜65	13〜20	20〜30	7 以下	50〜65
30〜49 (歳)	13〜20	20〜30	7 以下	50〜65	13〜20	20〜30	7 以下	50〜65
50〜64 (歳)	14〜20	20〜30	7 以下	50〜65	14〜20	20〜30	7 以下	50〜65
65〜74 (歳)	15〜20	20〜30	7 以下	50〜65	15〜20	20〜30	7 以下	50〜65
75 以上 (歳)	15〜20	20〜30	7 以下	50〜65	15〜20	20〜30	7 以下	50〜65
妊婦　初期					13〜20			
中期					13〜20	20〜30	7 以下	50〜65
後期					15〜20			
授乳婦					15〜20			

* 1　必要なエネルギー量を確保した上でのバランスとすること．
* 2　範囲に関しては，おおむねの値を示したものであり，弾力的に運用すること．
* 3　65 歳以上の高齢者について，フレイル予防を目的とした量を定めることは難しいが，身長・体重が参照体位に比べて小さい者や，特に 75歳以上であって加齢に伴い身体活動量が大きく低下した者など，必要エネルギー摂取量が低い者では，下限が推奨量を下回る場合があり得る．この場合でも，下限は推奨量以上とすることが望ましい．
* 4　脂質については，その構成成分である飽和脂肪酸など，質への配慮を十分に行う必要がある．
* 5　アルコールを含む．ただし，アルコールの摂取を勧めるものではない．
* 6　食物繊維の目標量を十分に注意すること．

3. 対象とする個人及び集団の範囲

　食事摂取基準の対象は，健康な個人及び健康な者を中心として構成されている集団とし，生活習慣病等に関する危険因子を有していたり，また，高齢者においてはフレイル*に関する危険因子を有していたりしても，おおむね自立した日常生活を営んでいる者及びこのような者を中心として構成されている集団は含むものとする．

　疾患を有していたり，疾患に関する高いリスクを有していたりする個人及び集団に対して，治療を目的とする場合は，食事摂取基準におけるエネルギー及び栄養素の摂取に関する基本的な考え方を理解した上で，その疾患に関連する治療ガイドライン等の栄養管理指針を用いることになる．

*フレイルについては，健康状態と要介護状態の中間的な段階に位置づける考え方を採用する．

4. 年齢区分（付表5）

付表5　年齢区分

0～ 5（月）*	1～ 2（歳）	8～ 9（歳）	15～17（歳）	50～64（歳）
6～11（月）*	3～ 5（歳）	10～11（歳）	18～29（歳）	65～74（歳）
	6～ 7（歳）	12～14（歳）	30～49（歳）	75以上（歳）

*エネルギー及びタンパク質については，「0～5か月」，「6～8か月」，「9～11か月」の3区分．

5. 参照体位（身長・体重）

　性及び年齢に応じ，日本人として平均的な体位を持った者を想定し，健全な発育及び健康の保持・増進，生活習慣病の予防を考える上での参照値として提示した（付表6）

付表6　参照体位（参照身長，参照体重）*1

性　別	男　性		女　性*2	
年齢等	参照身長（cm）	参照体重（kg）	参照身長（cm）	参照体重（kg）
0～ 5（月）	61.5	6.3	60.1	5.9
6～11（月）	71.6	8.8	70.2	8.1
6～ 8（月）	69.8	8.4	68.3	7.8
9～11（月）	73.2	9.1	71.9	8.4
1～ 2（歳）	85.8	11.5	84.6	11.0
3～ 5（歳）	103.6	16.5	103.2	16.1
6～ 7（歳）	119.5	22.2	118.3	21.9
8～ 9（歳）	130.4	28.0	130.4	27.4
10～11（歳）	142.0	35.6	144.0	36.3
12～14（歳）	160.5	49.0	155.1	47.5
15～17（歳）	170.1	59.7	157.7	51.9
18～29（歳）	171.0	64.5	158.0	50.3
30～49（歳）	171.0	68.1	158.0	53.0
50～64（歳）	169.0	68.0	155.8	53.8
65～74（歳）	165.2	65.0	152.0	52.1
75以上（歳）	160.8	59.6	148.0	48.8

*1　0～17歳は，日本小児内分泌学会・日本成長学会合同標準値委員会による小児の体格評価に用いる身長，体重の標準値を基に，年齢区分に応じて，当該月齢及び年齢区分の中央時点における中央値を引用した．ただし，公表数値が年齢区分と合致しない場合は，同様の方法で算出した値を用いた．18歳以上は，平成28年国民健康・栄養調査における当該の性及び年齢区分における身長・体重の中央値を用いた．
*2　妊婦，授乳婦を除く．

付表7 妊婦・授乳婦の食事摂取基準

		妊婦				授乳婦			
エネルギー	(kcal/日)	推定エネルギー必要量*1*2							
		(初期) +50				+350			
		(中期) +250							
		(後期) +450							
栄養素		推定平均必要量*3	推奨量*3	目安量	目標量	推定平均必要量*3	推奨量*3	目安量	目標量
タンパク質	(g/日)	(初期) +0	+0	−	−	+15	+20	−	−
		(中期) +5	+5	−	−				
		(後期) +20	+25	−	−				
	(%エネルギー)	(初期) −	−	−	13〜20*4	−	−	−	15〜20*4
		(中期) −	−	−	13〜20*4				
		(後期) −	−	−	15〜20*4				
脂質	脂質 (%エネルギー)	−	−	−	20〜30*4	−	−	−	20〜30*4
	飽和脂肪酸 (%エネルギー)	−	−	−	7以下*4	−	−	−	7以下*4
	n−6系脂肪酸 (g/日)	−	−	9	−	−	−	10	−
	n−3系脂肪酸 (g/日)	−	−	1.6	−	−	−	1.8	−
炭水化物	炭水化物 (%エネルギー)	−	−	−	50〜65*4	−	−	−	50〜65*4
	食物繊維 (g/日)	−	−	−	18以上	−	−	−	18以上
ビタミン 脂溶性	ビタミンA (µgRAE/日)*5	(初期・中期) +0	+0	−	−	+300	+450	−	−
		(後期) +60	+80	−	−				
	ビタミンD (µg/日)	−	−	8.5	−	−	−	8.5	−
	ビタミンE (mg/日)*6	−	−	6.5	−	−	−	7.0	−
	ビタミンK (µg/日)	−	−	150	−	−	−	150	−
ビタミン 水溶性	ビタミンB1 (mg/日)	+0.2	+0.2	−	−	+0.2	+0.2	−	−
	ビタミンB2 (mg/日)	+0.2	+0.3	−	−	+0.5	+0.6	−	−
	ナイアシン (mgNE/日)	+0	+0	−	−	+3	+3	−	−
	ビタミンB6 (mg/日)	+0.2	+0.2	−	−	+0.3	+0.3	−	−
	ビタミンB12 (µg/日)	+0.3	+0.4	−	−	+0.7	+0.8	−	−
	葉酸 (µg/日)*7,*8	+200	+240	−	−	+80	+100	−	−
	パントテン酸 (mg/日)	−	−	5	−	−	−	6	−
	ビオチン (µg/日)	−	−	50	−	−	−	50	−
	ビタミンC (mg/日)	+10	+10	−	−	+40	+45	−	−
ミネラル 多量	ナトリウム (mg/日)	600	−	−	−	600	−	−	−
	(食塩相当量) (g/日)	1.5	−	−	6.5未満	1.5	−	−	6.5未満
	カリウム (mg/日)	−	−	2,000	2,600以上	−	−	2,200	2,600以上
	カルシウム (mg/日)	+0	+0	−	−	+0	+0	−	−
	マグネシウム (mg/日)	+30	+40	−	−	+0	+0	−	−
	リン (mg/日)	−	−	800	−	−	−	800	−
ミネラル 微量	鉄 (mg/日)	(初期) +2.0	+2.5	−	−	+2.0	+2.5	−	−
		(中期・後期) +8.0	+9.5	−	−				
	亜鉛 (mg/日)	+1	+2	−	−	+3	+4	−	−
	銅 (mg/日)	+0.1	+0.1	−	−	+0.5	+0.6	−	−
	マンガン (mg/日)	−	−	3.5	−	−	−	3.5	−
	ヨウ素 (µg/日)*9	+75	+110	−	−	+100	+140	−	−
	セレン (µg/日)	+5	+5	−	−	+15	+20	−	−
	クロム (µg/日)	−	−	10	−	−	−	10	−
	モリブデン (µg/日)	+0	+0	−	−	+3	+3	−	−

*1 エネルギーの項の参考表に示した付加量である. *2 妊婦個々の体格や妊娠中の体重増加量および胎児の発育状況の評価を行うことが必要である. *3 ナトリウム（食塩相当量）を除き，付加量である. *4 範囲に関しては，おおむねの値を示したものであり，弾力的に運用すること. *5 プロビタミンAカロテノイドを含む. *6 α-トコフェロールについて算定した. α-トコフェロール以外のビタミンEは含んでいない. *7 妊娠を計画している女性，妊娠の可能性がある女性および妊娠初期の妊婦は，胎児の神経管閉鎖障害のリスク低減のために，通常の食品以外の食品に含まれる葉酸（狭義の葉酸）を400µg/日摂取することが望まれる. *8 付加量は，中期および後期にのみ設定した. *9 妊婦および授乳婦の耐容上限量は，2,000µg/日とした.

付表 8　乳児の食事摂取基準

エネルギー・栄養素			月齢	0〜5(月)		6〜8(月)		9〜11(月)	
			策定項目	男児	女児	男児	女児	男児	女児
エネルギー		(kcal/日)	推定エネルギー必要量	550	500	650	600	700	650
タンパク質		(g/日)	目安量	10		15		25	
脂質	脂質	(%エネルギー)	目安量	50		40			
	飽和脂肪酸	(%エネルギー)	−	−		−			
	n−6 系脂肪酸	(g/日)	目安量	4		4			
	n−3 系脂肪酸	(g/日)	目安量	0.9		0.8			
炭水化物	炭水化物	(%エネルギー)	−	−		−			
	食物繊維	(g/日)	−	−		−			
ビタミン	脂溶性	ビタミン A	(μgRAE/日)[*1]	目安量	300		400			
				耐容上限量	600		600			
		ビタミン D	(μg/日)	目安量	5.0		5.0			
				耐容上限量	25		25			
		ビタミン E	(mg/日)	目安量	3.0		4.0			
		ビタミン K	(μg/日)	目安量	4		7			
	水溶性	ビタミン B₁	(mg/日)	目安量	0.1		0.2			
		ビタミン B₂	(mg/日)	目安量	0.3		0.4			
		ナイアシン	(mgNE/日)[*2]	目安量	2		3			
		ビタミン B₆	(mg/日)	目安量	0.2		0.3			
		ビタミン B₁₂	(μg/日)	目安量	0.4		0.5			
		葉酸	(μg/日)	目安量	40		60			
		パントテン酸	(mg/日)	目安量	4		5			
		ビオチン	(μg/日)	目安量	4		5			
		ビタミン C	(mg/日)	目安量	40		40			
ミネラル	多量	ナトリウム	(mg/日)	目安量	100		600			
		（食塩相当量）	(g/日)	目安量	0.3		1.5			
		カリウム	(mg/日)	目安量	400		700			
		カルシウム	(mg/日)	目安量	200		250			
		マグネシウム	(mg/日)	目安量	20		60			
		リン	(mg/日)	目安量	120		260			
	微量	鉄	(mg/日)[*3]	目安量	0.5		−			
				推定平均必要量	−		3.5	3.5	3.5	3.5
				推奨量	−		5.0	4.5	5.0	4.5
		亜鉛	(mg/日)	目安量	2		3			
		銅	(mg/日)	目安量	0.3		0.3			
		マンガン	(mg/日)	目安量	0.01		0.5			
		ヨウ素	(μg/日)	目安量	100		130			
				耐容上限量	250		250			
		セレン	(μg/日)	目安量	15		15			
		クロム	(μg/日)	目安量	0.8		1.0			
		モリブデン	(μg/日)	目安量	2		3			

＊1　プロビタミン A カロテノイドを含まない.
＊2　0〜5 か月児の目安量の単位は mg/ 日.
＊3　6〜11 か月は 1 つの月齢区分として男女別に算定した.

付表9　小児（1〜2歳）の食事摂取基準

			男児					女児				
身体活動レベル			I	II	III			I	II	III		
推定エネルギー必要量	（kcal/日）		−	950	−			−	900	−		
栄養素			推定平均必要量	推奨量	目安量	耐容上限量	目標量	推定平均必要量	推奨量	目安量	耐容上限量	目標量
タンパク質		（g/日）	15	20	−	−	−	15	20	−	−	−
		（%エネルギー）	−	−	−	−	13〜20[*1]	−	−	−	−	13〜20[*1]
脂質	脂質	（%エネルギー）	−	−	−	−	20〜30[*1]	−	−	−	−	20〜30[*1]
	飽和脂肪酸	（%エネルギー）	−	−	−	−	−	−	−	−	−	−
	n−6系脂肪酸	（g/日）	−	−	4	−	−	−	−	4	−	−
	n−3系脂肪酸	（g/日）	−	−	0.7	−	−	−	−	0.8	−	−
炭水化物	炭水化物	（%エネルギー）	−	−	−	−	50〜65[*1]	−	−	−	−	50〜65[*1]
	食物繊維	（g/日）	−	−	−	−	−	−	−	−	−	−
ビタミン	脂溶性 ビタミンA	（μgRAE/日）[*2]	300	400	−	600	−	250	350	−	600	−
	ビタミンD	（μg/日）	−	−	3.0	20	−	−	−	3.5	20	−
	ビタミンE	（mg/日）[*3]	−	−	3.0	150	−	−	−	3.0	150	−
	ビタミンK	（μg/日）	−	−	50	−	−	−	−	60	−	−
	水溶性 ビタミンB₁	（mg/日）	0.4	0.5	−	−	−	0.4	0.5	−	−	−
	ビタミンB₂	（mg/日）	0.5	0.6	−	−	−	0.5	0.5	−	−	−
	ナイアシン	（mgNE/日）[*4]	5	6	−	60（15）	−	4	5	−	60（15）	−
	ビタミンB₆	（mg/日）	0.4	0.5	−	10	−	0.4	0.5	−	10	−
	ビタミンB₁₂	（μg/日）	0.8	0.9	−	−	−	0.8	0.9	−	−	−
	葉酸	（μg/日）	80	90	−	200	−	90	90	−	200	−
	パントテン酸	（mg/日）	−	−	3	−	−	−	−	4	−	−
	ビオチン	（μg/日）	−	−	20	−	−	−	−	20	−	−
	ビタミンC	（mg/日）	35	40	−	−	−	35	40	−	−	−
ミネラル	多量 ナトリウム	（mg/日）	−	−	−	−	−	−	−	−	−	−
	（食塩相当量）	（g/日）	−	−	−	−	3.0未満	−	−	−	−	3.0未満
	カリウム	（mg/日）	−	−	900	−	−	−	−	900	−	−
	カルシウム	（mg/日）	350	450	−	−	−	350	400	−	−	−
	マグネシウム	（mg/日）[*5]	60	70	−	−	−	60	70	−	−	−
	リン	（mg/日）	−	−	500	−	−	−	−	500	−	−
	微量 鉄	（mg/日）	3.0	4.5	−	25	−	3.0	4.5	−	20	−
	亜鉛	（mg/日）	3	3	−	−	−	2	3	−	−	−
	銅	（mg/日）	0.3	0.3	−	−	−	0.2	0.3	−	−	−
	マンガン	（mg/日）	−	−	1.5	−	−	−	−	1.5	−	−
	ヨウ素	（μg/日）	35	50	−	300	−	35	50	−	300	−
	セレン	（μg/日）	10	10	−	100	−	10	10	−	100	−
	クロム	（μg/日）	−	−	−	−	−	−	−	−	−	−
	モリブデン	（μg/日）	10	10	−	−	−	10	10	−	−	−

＊1　範囲に関しては，おおむねの値を示したものであり，弾力的に運用すること.
＊2　推定平均必要量，推奨量はプロビタミンAカロテノイドを含む．耐容上限量は，プロビタミンAカロテノイドを含まない.
＊3　α−トコフェロールについて算定した．α−トコフェロール以外のビタミンEは含んでいない.
＊4　耐容上限量は，ニコチンアミドの重量（mg/日），（　）内はニコチン酸の重量（mg/日）.
＊5　通常の食品以外からの摂取量の耐容上限量は，小児では5mg/kg体重/日とした．通常の食品からの摂取の場合，耐容上限量は設定しない.

付表 10　小児（3 〜 5 歳）の食事摂取基準

			男児					女児				
身体活動レベル			I	II	III			I	II	III		
推定エネルギー必要量		(kcal/日)	−	1,300	−			−	1,250	−		
栄養素			推定平均必要量	推奨量	目安量	耐容上限量	目標量	推定平均必要量	推奨量	目安量	耐容上限量	目標量
タンパク質		(g/日)	20	25	−	−	−	20	25	−	−	−
		(%エネルギー)	−	−	−	−	13〜20*1	−	−	−	−	13〜20*1
脂質	脂質	(%エネルギー)	−	−	−	−	20〜30*1	−	−	−	−	20〜30*1
	飽和脂肪酸	(%エネルギー)	−	−	−	−	10 以下*1	−	−	−	−	10 以下*1
	n−6 系脂肪酸	(g/日)	−	−	6	−	−	−	−	6	−	−
	n−3 系脂肪酸	(g/日)	−	−	1.1	−	−	−	−	1.0	−	−
炭水化物	炭水化物	(%エネルギー)	−	−	−	−	50〜65*1	−	−	−	−	50〜65*1
	食物繊維	(g/日)	−	−	−	−	8 以上	−	−	−	−	8 以上
ビタミン	脂溶性 ビタミンA	(µgRAE/日)*2	350	450	−	700	−	350	500	−	850	−
	ビタミンD	(µg/日)	−	−	3.5	30	−	−	−	4.0	30	−
	ビタミンE	(mg/日)*3	−	−	4.0	200	−	−	−	4.0	200	−
	ビタミンK	(µg/日)	−	−	60	−	−	−	−	70	−	−
	水溶性 ビタミンB1	(mg/日)	0.6	0.7	−	−	−	0.6	0.7	−	−	−
	ビタミンB2	(mg/日)	0.7	0.8	−	−	−	0.6	0.8	−	−	−
	ナイアシン	(mgNE/日)*4	6	8	−	80（20）	−	6	7	−	80（20）	−
	ビタミンB6	(mg/日)	0.5	0.6	−	15	−	0.5	0.6	−	15	−
	ビタミンB12	(µg/日)	0.9	1.1	−	−	−	0.9	1.1	−	−	−
	葉酸	(µg/日)	90	110	−	300	−	90	110	−	300	−
	パントテン酸	(mg/日)	−	−	4	−	−	−	−	4	−	−
	ビオチン	(µg/日)	−	−	20	−	−	−	−	20	−	−
	ビタミンC	(mg/日)	40	50	−	−	−	40	50	−	−	−
ミネラル	多量 ナトリウム	(mg/日)	−	−	−	−	−	−	−	−	−	−
	（食塩相当量）	(g/日)	−	−	−	−	3.5 未満	−	−	−	−	3.5 未満
	カリウム	(mg/日)	−	−	1,000	−	1,400 以上	−	−	1,000	−	1,400 以上
	カルシウム	(mg/日)	500	600	−	−	−	450	550	−	−	−
	マグネシウム	(mg/日)*5	80	100	−	−	−	80	100	−	−	−
	リン	(mg/日)	−	−	700	−	−	−	−	700	−	−
	微量 鉄	(mg/日)	4.0	5.5	−	25	−	4.0	5.5	−	25	−
	亜鉛	(mg/日)	3	4	−	−	−	3	3	−	−	−
	銅	(mg/日)	0.3	0.4	−	−	−	0.3	0.3	−	−	−
	マンガン	(mg/日)	−	−	1.5	−	−	−	−	1.5	−	−
	ヨウ素	(µg/日)	45	60	−	400	−	45	60	−	400	−
	セレン	(µg/日)	10	15	−	100	−	10	10	−	100	−
	クロム	(µg/日)	−	−	−	−	−	−	−	−	−	−
	モリブデン	(µg/日)	10	10	−	−	−	10	10	−	−	−

＊1　範囲に関しては，おおむねの値を示したものであり，弾力的に運用すること．
＊2　推定平均必要量，推奨量はプロビタミン A カロテノイドを含む．耐容上限量は，プロビタミン A カロテノイドを含まない．
＊3　α−トコフェロールについて算定した．α−トコフェロール以外のビタミン E は含んでいない．
＊4　耐容上限量は，ニコチンアミドの重量（mg/日），（ ）内はニコチン酸の重量（mg/日）．
＊5　通常の食品以外からの摂取量の耐容上限量は，小児では 5 mg/kg 体重/日とした．通常の食品からの摂取の場合，耐容 上限量は設定しない．

付表 11　小児（6〜7歳）の食事摂取基準

		男児					女児				
身体活動レベル		I	II	III			I	II	III		
推定エネルギー必要量 (kcal/日)		1,350	1,550	1,750			1,250	1,450	1,650		
栄養素		推定平均必要量	推奨量	目安量	耐容上限量	目標量	推定平均必要量	推奨量	目安量	耐容上限量	目標量
タンパク質	(g/日)	25	35	−	−	−	25	30	−	−	−
	(%エネルギー)	−	−	−	−	13〜20[*1]	−	−	−	−	13〜20[*1]
脂質　脂質	(%エネルギー)	−	−	−	−	20〜30[*1]	−	−	−	−	20〜30[*1]
飽和脂肪酸	(%エネルギー)	−	−	−	−	10 以下[*1]	−	−	−	−	10 以下[*1]
n−6 系脂肪酸	(g/日)	−	−	8	−	−	−	−	7	−	−
n−3 系脂肪酸	(g/日)	−	−	1.5	−	−	−	−	1.3	−	−
炭水化物　炭水化物	(%エネルギー)	−	−	−	−	50〜65[*1]	−	−	−	−	50〜65[*1]
食物繊維	(g/日)	−	−	−	−	10 以上	−	−	−	−	10 以上
ビタミン　脂溶性　ビタミン A	(μgRAE/日)[*2]	300	400	−	950	−	300	400	−	1,200	−
ビタミン D	(μg/日)	−	−	4.5	30	−	−	−	5.0	30	−
ビタミン E	(mg/日)[*3]	−	−	5.0	300	−	−	−	5.0	300	−
ビタミン K	(μg/日)	−	−	80	−	−	−	−	90	−	−
水溶性　ビタミン B1	(mg/日)	0.7	0.8	−	−	−	0.7	0.8	−	−	−
ビタミン B2	(mg/日)	0.8	0.9	−	−	−	0.7	0.9	−	−	−
ナイアシン	(mgNE/日)[*4]	7	9	−	100 (30)	−	7	8	−	100 (30)	−
ビタミン B6	(mg/日)	0.7	0.8	−	20	−	0.6	0.7	−	20	−
ビタミン B12	(μg/日)	1.1	1.3	−	−	−	1.1	1.3	−	−	−
葉酸	(μg/日)	110	140	−	400	−	110	140	−	400	−
パントテン酸	(mg/日)	−	−	5	−	−	−	−	5	−	−
ビオチン	(μg/日)	−	−	30	−	−	−	−	30	−	−
ビタミン C	(mg/日)	50	60	−	−	−	50	60	−	−	−
ミネラル　多量　ナトリウム	(mg/日)	−	−	−	−	−	−	−	−	−	−
(食塩相当量)	(g/日)	−	−	−	−	4.5 未満	−	−	−	−	4.5 未満
カリウム	(mg/日)	−	−	1,300	−	1,800 以上	−	−	1,200	−	1,800 以上
カルシウム	(mg/日)	500	600	−	−	−	450	550	−	−	−
マグネシウム	(mg/日)[*5]	110	130	−	−	−	110	130	−	−	−
リン	(mg/日)	−	−	900	−	−	−	−	800	−	−
微量　鉄	(mg/日)	5.0	5.5	−	30	−	4.5	5.5	−	30	−
亜鉛	(mg/日)	4	5	−	−	−	3	4	−	−	−
銅	(mg/日)	0.4	0.4	−	−	−	0.4	0.4	−	−	−
マンガン	(mg/日)	−	−	2.0	−	−	−	−	2.0	−	−
ヨウ素	(μg/日)	55	75	−	550	−	55	75	−	550	−
セレン	(μg/日)	15	15	−	150	−	15	15	−	150	−
クロム	(μg/日)	−	−	−	−	−	−	−	−	−	−
モリブデン	(μg/日)	10	15	−	−	−	10	15	−	−	−

＊1　範囲に関しては，おおむねの値を示したものであり，弾力的に運用すること.
＊2　推定平均必要量，推奨量はプロビタミン A カロテノイドを含む. 耐容上限量は，プロビタミン A カロテノイドを含まない.
＊3　α−トコフェロールについて算定した. α−トコフェロール以外のビタミン E は含んでいない.
＊4　耐容上限量は，ニコチンアミドの重量（mg/日），（　）内はニコチン酸の重量（mg/日）.
＊5　通常の食品以外からの摂取量の耐容上限量は，小児では 5 mg/kg 体重/日とした. 通常の食品からの摂取の場合，耐容 上限量は設定しない.

付表 12　小児（8 〜 9 歳）の食事摂取基準

			男児					女児				
身体活動レベル			Ⅰ	Ⅱ	Ⅲ			Ⅰ	Ⅱ	Ⅲ		
推定エネルギー必要量　（kcal/日）			1,600	1,850	2,100			1,500	1,700	1,900		
栄養素			推定平均必要量	推奨量	目安量	耐容上限量	目標量	推定平均必要量	推奨量	目安量	耐容上限量	目標量
タンパク質		（g/日）	30	40	−	−	−	30	40	−	−	−
		（%エネルギー）	−	−	−	−	13〜20[*1]	−	−	−	−	13〜20[*1]
脂質	脂質	（%エネルギー）	−	−	−	−	20〜30[*1]	−	−	−	−	20〜30[*1]
	飽和脂肪酸	（%エネルギー）	−	−	−	−	10 以下[*1]	−	−	−	−	10 以下[*1]
	n−6 系脂肪酸	（g/日）	−	−	8	−	−	−	−	7	−	−
	n−3 系脂肪酸	（g/日）	−	−	1.5	−	−	−	−	1.3	−	−
炭水化物	炭水化物	（%エネルギー）	−	−	−	−	50〜65[*1]	−	−	−	−	50〜65[*1]
	食物繊維	（g/日）	−	−	−	−	11 以上	−	−	−	−	11 以上
ビタミン	脂溶性	ビタミン A　（μgRAE/日）[*2]	350	500	−	1,200	−	350	500	−	1,500	−
		ビタミン D　（μg/日）	−	−	5.0	40	−	−	−	6.0	40	−
		ビタミン E　（mg/日）[*3]	−	−	5.0	350	−	−	−	5.0	350	−
		ビタミン K　（μg/日）	−	−	90	−	−	−	−	110	−	−
	水溶性	ビタミン B1　（mg/日）	0.8	1.0	−	−	−	0.8	0.9	−	−	−
		ビタミン B2　（mg/日）	0.9	1.1	−	−	−	0.9	1.0	−	−	−
		ナイアシン　（mgNE/日）[*4]	9	11	−	150(35)	−	8	10	−	150(35)	−
		ビタミン B6　（mg/日）	0.8	0.9	−	25	−	0.8	0.9	−	25	−
		ビタミン B12　（μg/日）	1.3	1.6	−	−	−	1.3	1.6	−	−	−
		葉酸　（μg/日）	130	160	−	500	−	130	160	−	500	−
		パントテン酸　（mg/日）	−	−	6	−	−	−	−	5	−	−
		ビオチン　（μg/日）	−	−	30	−	−	−	−	30	−	−
		ビタミン C　（mg/日）	60	70	−	−	−	60	70	−	−	−
ミネラル	多量	ナトリウム　（mg/日）	−	−	−	−	−	−	−	−	−	−
		（食塩相当量）　（g/日）	−	−	−	−	5.0 未満	−	−	−	−	5.0 未満
		カリウム　（mg/日）	−	−	1,500	−	2,000 以上	−	−	1,500	−	2,000 以上
		カルシウム　（mg/日）	550	650	−	−	−	600	750	−	−	−
		マグネシウム　（mg/日）[*5]	140	170	−	−	−	140	160	−	−	−
		リン　（mg/日）	−	−	1,000	−	−	−	−	1,000	−	−
	微量	鉄　（mg/日）	6.0	7.0	−	35	−	6.0	7.5	−	35	−
		亜鉛　（mg/日）	5	6	−	−	−	4	5	−	−	−
		銅　（mg/日）	0.4	0.5	−	−	−	0.4	0.5	−	−	−
		マンガン　（mg/日）	−	−	2.5	−	−	−	−	2.5	−	−
		ヨウ素　（μg/日）	65	90	−	700	−	65	90	−	700	−
		セレン　（μg/日）	15	20	−	200	−	15	20	−	200	−
		クロム　（μg/日）	−	−	−	−	−	−	−	−	−	−
		モリブデン　（μg/日）	15	20	−	−	−	15	15	−	−	−

＊1　範囲に関しては，おおむねの値を示したものであり，弾力的に運用すること.
＊2　推定平均必要量，推奨量はプロビタミン A カロテノイドを含む. 耐容上限量は，プロビタミン A カロテノイドを含まない.
＊3　α−トコフェロールについて算定した. α−トコフェロール以外のビタミン E は含んでいない.
＊4　耐容上限量は，ニコチンアミドの重量（mg/ 日），（ ）内はニコチン酸の重量（mg/ 日）.
＊5　通常の食品以外からの摂取量の耐容上限量は，小児では 5 mg/kg 体重 / 日とした. 通常の食品からの摂取の場合，耐容 上限量は設定しない.

付表 13 小児（10 〜 11 歳）の食事摂取基準

			男児					女児				
身体活動レベル			Ⅰ	Ⅱ		Ⅲ		Ⅰ	Ⅱ		Ⅲ	
推定エネルギー必要量	（kcal/日）		1,950	2,250		2,500		1,850	2,100		2,350	
栄養素			推定平均必要量	推奨量	目安量	耐容上限量	目標量	推定平均必要量	推奨量	目安量	耐容上限量	目標量
タンパク質		（g/日）	40	45	–	–	–	40	50	–	–	–
		（%エネルギー）	–	–	–	–	13〜20[*1]	–	–	–	–	13〜20[*1]
脂質	脂質	（%エネルギー）	–	–	–	–	20〜30[*1]	–	–	–	–	20〜30[*1]
	飽和脂肪酸	（%エネルギー）	–	–	–	–	10 以下[*1]	–	–	–	–	10 以下[*1]
	n−6 系脂肪酸	（g/日）	–	–	10	–	–	–	–	8	–	–
	n−3 系脂肪酸	（g/日）	–	–	1.6	–	–	–	–	1.6	–	–
炭水化物	炭水化物	（%エネルギー）	–	–	–	–	50〜65[*1]	–	–	–	–	50〜65[*1]
	食物繊維	（g/日）	–	–	–	–	13 以上	–	–	–	–	13 以上
ビタミン	脂溶性	ビタミン A （μgRAE/日）[*2]	450	600	–	1,500	–	400	600	–	1,900	–
		ビタミン D （μg/日）	–	–	6.5	60	–	–	–	8.0	60	–
		ビタミン E （mg/日）[*3]	–	–	5.5	450	–	–	–	5.5	450	–
		ビタミン K （μg/日）	–	–	110	–	–	–	–	140	–	–
	水溶性	ビタミン B₁ （mg/日）	1.0	1.2	–	–	–	0.9	1.1	–	–	–
		ビタミン B₂ （mg/日）	1.1	1.4	–	–	–	1.0	1.3	–	–	–
		ナイアシン （mgNE/日）[*4]	11	13	–	200 (45)	–	10	10	–	150 (45)	–
		ビタミン B₆ （mg/日）	1.0	1.1	–	30	–	1.0	1.1	–	30	–
		ビタミン B₁₂ （μg/日）	1.6	1.9	–	–	–	1.6	1.9	–	–	–
		葉酸 （μg/日）	160	190	–	700	–	160	190	–	700	–
		パントテン酸 （mg/日）	–	–	6	–	–	–	–	6	–	–
		ビオチン （μg/日）	–	–	40	–	–	–	–	40	–	–
		ビタミン C （mg/日）	70	85	–	–	–	70	85	–	–	–
ミネラル	多量	ナトリウム （mg/日）	–	–	–	–	–	–	–	–	–	–
		（食塩相当量） （g/日）	–	–	–	–	6.0 未満	–	–	–	–	6.0 未満
		カリウム （mg/日）	–	–	1,800	–	2,200 以上	–	–	1,800	–	2,000 以上
		カルシウム （mg/日）	600	700	–	–	–	600	750	–	–	–
		マグネシウム （mg/日）[*5]	180	210	–	–	–	180	220	–	–	–
		リン （mg/日）	–	–	1,100	–	–	–	–	1,000	–	–
	微量	鉄 （mg/日）[*6]	7.0	8.5	–	35	–	7.0 (10.0)	8.5 (12.0)	–	35	–
		亜鉛 （mg/日）	6	7	–	–	–	5	6	–	–	–
		銅 （mg/日）	0.5	0.6	–	–	–	0.5	0.6	–	–	–
		マンガン （mg/日）	–	–	3.0	–	–	–	–	3.0	–	–
		ヨウ素 （μg/日）	80	110	–	900	–	80	110	–	900	–
		セレン （μg/日）	20	25	–	250	–	20	25	–	250	–
		クロム （μg/日）	–	–	–	–	–	–	–	–	–	–
		モリブデン （μg/日）	15	20	–	–	–	15	20	–	–	–

＊1 範囲に関しては，おおむねの値を示したものであり，弾力的に運用すること.
＊2 推定平均必要量，推奨量はプロビタミン A カロテノイドを含む．耐容上限量は，プロビタミン A カロテノイドを含まない.
＊3 α−トコフェロールについて算定した．α−トコフェロール以外のビタミン E は含んでいない.
＊4 耐容上限量は，ニコチンアミドの重量（mg/日），（ ）内はニコチン酸の重量（mg/日）.
＊5 通常の食品以外からの摂取量の耐容上限量は，小児では 5 mg/kg 体重/日とした．通常の食品からの摂取の場合，耐容上限量は設定しない.
＊6 女児の推定平均必要量，推奨量の（ ）内は，月経血ありの値である.

付表 14　小児（12 〜 14 歳）の食事摂取基準

			男児					女児				
身体活動レベル			I	II		III		I	II		III	
推定エネルギー必要量	（kcal/日）		2,300	2,600		2,900		2,150	2,400		2,700	
栄養素			推定平均必要量	推奨量	目安量	耐容上限量	目標量	推定平均必要量	推奨量	目安量	耐容上限量	目標量
タンパク質		（g/日）	50	60	−	−	−	45	55	−	−	−
		（%エネルギー）	−	−	−	−	13〜20[*1]	−	−	−	−	13〜20[*1]
脂質	脂質	（%エネルギー）	−	−	−	−	20〜30[*1]	−	−	−	−	20〜30[*1]
	飽和脂肪酸	（%エネルギー）	−	−	−	−	10 以下[*1]	−	−	−	−	10 以下[*1]
	n−6 系脂肪酸	（g/日）	−	−	11	−	−	−	−	9	−	−
	n−3 系脂肪酸	（g/日）	−	−	1.9	−	−	−	−	1.6	−	−
炭水化物	炭水化物	（%エネルギー）	−	−	−	−	50〜65[*1]	−	−	−	−	50〜65[*1]
	食物繊維	（g/日）	−	−	−	−	17 以上	−	−	−	−	17 以上
ビタミン	脂溶性	ビタミン A （μgRAE/日）[*2]	550	800	−	2,100	−	500	700	−	2,500	−
		ビタミン D （μg/日）	−	−	8.0	80	−	−	−	9.5	80	−
		ビタミン E （mg/日）[*3]	−	−	6.5	650	−	−	−	6.0	600	−
		ビタミン K （μg/日）	−	−	140	−	−	−	−	170	−	−
	水溶性	ビタミン B1 （mg/日）	1.2	1.4	−	−	−	1.1	1.3	−	−	−
		ビタミン B2 （mg/日）	1.3	1.6	−	−	−	1.2	1.4	−	−	−
		ナイアシン （mgNE/日）[*4]	12	15	−	250 (60)	−	12	14	−	250 (60)	−
		ビタミン B6 （mg/日）[*5]	1.2	1.4	−	40	−	1.1	1.3	−	40	−
		ビタミン B12 （μg/日）	2.0	2.4	−	−	−	2.0	2.4	−	−	−
		葉酸 （μg/日）[*6]	200	240	−	900	−	200	240	−	900	−
		パントテン酸 （mg/日）	−	−	7	−	−	−	−	6	−	−
		ビオチン （μg/日）	−	−	50	−	−	−	−	50	−	−
		ビタミン C （mg/日）	85	100	−	−	−	85	100	−	−	−
ミネラル	多量	ナトリウム （mg/日）	−	−	−	−	−	−	−	−	−	−
		（食塩相当量） （g/日）	−	−	−	−	7.0 未満	−	−	−	−	6.5 未満
		カリウム （mg/日）	−	−	2,300	−	2,400 以上	−	−	1,900	−	2,400 以上
		カルシウム （mg/日）	850	1,000	−	−	−	700	800	−	−	−
		マグネシウム （mg/日）[*7]	250	290	−	−	−	240	290	−	−	−
		リン （mg/日）	−	−	1,200	−	−	−	−	1,000	−	−
	微量	鉄 （mg/日）[*8]	8.0	10.0	−	40	−	7.0 (10.0)	8.5 (12.0)	−	40	−
		亜鉛 （mg/日）	9	10	−	−	−	7	8	−	−	−
		銅 （mg/日）	0.7	0.8	−	−	−	0.6	0.8	−	−	−
		マンガン （mg/日）	−	−	4.0	−	−	−	−	4.0	−	−
		ヨウ素 （μg/日）	95	140	−	2,000	−	95	140	−	2,000	−
		セレン （μg/日）	25	30	−	350	−	25	30	−	300	−
		クロム （μg/日）	−	−	−	−	−	−	−	−	−	−
		モリブデン （μg/日）	20	25	−	−	−	20	25	−	−	−

＊1　範囲に関しては，おおむねの値を示したものであり，弾力的に運用すること.
＊2　推定平均必要量，推奨量はプロビタミン A カロテノイドを含む. 耐容上限量は，プロビタミン A カロテノイドを含まない.
＊3　α-トコフェロールについて算定した. α-トコフェロール以外のビタミン E は含んでいない.
＊4　耐容上限量は，ニコチンアミドの重量（mg/日），（ ）内はニコチン酸の重量（mg/日）.
＊5　通常の食品以外からの摂取量の耐容上限量は，小児では 5 mg/kg 体重/日とした. 通常の食品からの摂取の場合，耐容上限量は設定しない.
＊6　女児の推定平均必要量，推奨量の（ ）内は，月経血ありの値である.

付表 15　小児（15 〜 17 歳）の食事摂取基準

			男児					女児				
身体活動レベル			Ⅰ		Ⅱ		Ⅲ	Ⅰ		Ⅱ		Ⅲ
推定エネルギー必要量	（kcal/日）		2,500		2,800		3,150	2,050		2,300		2,550
栄養素			推定平均必要量	推奨量	目安量	耐容上限量	目標量	推定平均必要量	推奨量	目安量	耐容上限量	目標量
タンパク質		（g/日）	50	65	−	−	−	45	55	−	−	−
		（%エネルギー）	−	−	−	−	13〜20*1	−	−	−	−	13〜20*1
脂質	脂質	（%エネルギー）	−	−	−	−	20〜30*1	−	−	−	−	20〜30*1
	飽和脂肪酸	（%エネルギー）	−	−	−	−	8以下*1	−	−	−	−	8以下*1
	n−6 系脂肪酸	（g/日）	−	−	13	−	−	−	−	9	−	−
	n−3 系脂肪酸	（g/日）	−	−	2.1	−	−	−	−	1.6	−	−
炭水化物	炭水化物	（%エネルギー）	−	−	−	−	50〜65*1	−	−	−	−	50〜65*1
	食物繊維	（g/日）	−	−	−	−	19 以上	−	−	−	−	18 以上
ビタミン	脂溶性	ビタミン A （μgRAE/日）*2	650	900	−	2,500	−	500	650	−	2,800	−
		ビタミン D （μg/日）	−	−	9.0	90	−	−	−	8.5	90	−
		ビタミン E （mg/日）*3	−	−	7.0	750	−	−	−	5.5	650	−
		ビタミン K （μg/日）	−	−	160	−	−	−	−	150	−	−
	水溶性	ビタミン B1 （mg/日）	1.3	1.5	−	−	−	1.0	1.2	−	−	−
		ビタミン B2 （mg/日）	1.4	1.7	−	−	−	1.2	1.4	−	−	−
		ナイアシン （mgNE/日）*4	14	17	−	300 (70)	−	11	13	−	250 (65)	−
		ビタミン B6 （mg/日）*5	1.2	1.5	−	50	−	1.0	1.3	−	45	−
		ビタミン B12 （μg/日）	2.0	2.4	−	−	−	2.0	2.4	−	−	−
		葉酸 （μg/日）*6	220	240	−	900	−	200	240	−	900	−
		パントテン酸 （mg/日）	−	−	7	−	−	−	−	6	−	−
		ビオチン （μg/日）	−	−	50	−	−	−	−	50	−	−
		ビタミン C （mg/日）	85	100	−	−	−	85	100	−	−	−
ミネラル	多量	ナトリウム （mg/日）	−	−	−	−	−	−	−	−	−	−
		（食塩相当量） （g/日）	−	−	−	−	7.5 未満	−	−	−	−	6.5 未満
		カリウム （mg/日）	−	−	2,700	−	3,000 以上	−	−	2,000	−	2,600 以上
		カルシウム （mg/日）	650	800	−	−	−	550	650	−	−	−
		マグネシウム （mg/日）*7	300	360	−	−	−	260	310	−	−	−
		リン （mg/日）	−	−	1,200	−	−	−	−	900	−	−
	微量	鉄 （mg/日）*8	8.0	10.0	−	50	−	5.5 (8.5)	7.0 (10.5)	−	40	−
		亜鉛 （mg/日）	10	12	−	−	−	7	8	−	−	−
		銅 （mg/日）	0.8	0.9	−	−	−	0.6	0.7	−	−	−
		マンガン （mg/日）	−	−	4.5	−	−	−	−	3.5	−	−
		ヨウ素 （μg/日）	100	140	−	3,000	−	100	140	−	3,000	−
		セレン （μg/日）	30	35	−	400	−	20	25	−	350	−
		クロム （μg/日）	−	−	−	−	−	−	−	−	−	−
		モリブデン （μg/日）	25	30	−	−	−	20	25	−	−	−

＊1　範囲に関しては，おおむねの値を示したものであり，弾力的に運用すること．
＊2　推定平均必要量，推奨量はプロビタミン A カロテノイドを含む．耐容上限量は，プロビタミン A カロテノイドを含まない．
＊3　α−トコフェロールについて算定した．α−トコフェロール以外のビタミン E は含んでいない．
＊4　耐容上限量は，ニコチンアミドの重量（mg/ 日），（ ）内はニコチン酸の重量（mg/ 日）．
＊5　通常の食品以外からの摂取量の耐容上限量は，小児では 5 mg/kg 体重 / 日とした．通常の食品からの摂取の場合，耐容上限量は設定しない．
＊6　女児の推定平均必要量，推奨量の（ ）内は，月経血ありの値である．

付表 16　18 ～ 29 歳の食事摂取基準

			男性					女性				
身体活動レベル			I	II	III			I	II	III		
推定エネルギー必要量	（kcal/日）		2,300	2,650	3,050			1,700	2,000	2,300		
栄養素		推定平均必要量	推奨量	目安量	耐容上限量	目標量	推定平均必要量	推奨量	目安量	耐容上限量	目標量
タンパク質	（g/日）	50	65	−	−	−	40	50	−	−	−
	（%エネルギー）	−	−	−	−	13〜20[*1]	−	−	−	−	13〜20[*1]
脂質 脂質	（%エネルギー）	−	−	−	−	20〜30[*1]	−	−	−	−	20〜30[*1]
飽和脂肪酸	（%エネルギー）	−	−	−	−	7 以下	−	−	−	−	7 以下
n−6 系脂肪酸	（g/日）	−	−	11	−	−	−	−	8	−	−
n−3 系脂肪酸	（g/日）	−	−	2.0	−	−	−	−	1.6	−	−
炭水化物 炭水化物	（%エネルギー）	−	−	−	−	50〜65[*1,2]	−	−	−	−	50〜65[*1,2]
食物繊維	（g/日）	−	−	−	−	21 以上	−	−	−	−	18 以上
ビタミン 脂溶性 ビタミン A	（μgRAE/日）	600[*3]	850[*3]	−	2,700[*4]	−	450[*3]	650[*3]	−	2,700[*4]	−
ビタミン D	（μg/日）	−	−	8.5	100	−	−	−	8.5	100	−
ビタミン E	（mg/日）[*5]	−	−	6.0	850	−	−	−	5.0	650	−
ビタミン K	（μg/日）	−	−	150	−	−	−	−	150	−	−
水溶性 ビタミン B1	（mg/日）[*6]	1.2[*7]	1.4	−	−	−	0.9	1.1	−	−	−
ビタミン B2	（mg/日）[*6]	1.3[*8]	1.6	−	−	−	1.0	1.2	−	−	−
ナイアシン	（mgNE/日）[*6]	13	15	−	300 (80)[*9]	−	9	11	−	250 (65)[*9]	−
ビタミン B6	（mg/日）[*10]	1.1	1.4	−	55[*11]	−	1.0	1.1	−	45[*11]	−
ビタミン B12	（μg/日）	2.0	2.4	−	−	−	2.0	2.4	−	−	−
葉酸	（μg/日）[*12]	200	240	−	900[*13]	−	200	240	−	900[*13]	−
パントテン酸	（mg/日）	−	−	5	−	−	−	−	5	−	−
ビオチン	（μg/日）	−	−	50	−	−	−	−	50	−	−
ビタミン C	（mg/日）	85[*14]	100	−	−	−	85[*14]	100	−	−	−
ミネラル 多量 ナトリウム	（mg/日）	600	−	−	−	−	600	−	−	−	−
（食塩相当量）	（g/日）	1.5	−	−	−	7.5 未満	1.5	−	−	−	6.5 未満
カリウム	（mg/日）	−	−	2,500	−	3,000 以上	−	−	2,000	−	2,600 以上
カルシウム	（mg/日）	650	800	−	2,500	−	550	650	−	2,500	−
マグネシウム	（mg/日）[*15]	280	340	−	−	−	230	270	−	−	−
リン	（mg/日）	−	−	1,000	3,000	−	−	−	800	3,000	−
微量 鉄	（mg/日）[*16]	6.5	7.5	−	50	−	5.5 (8.5)	6.5 (10.5)	−	40	−
亜鉛	（mg/日）	9	11	−	40	−	7	8	−	35	−
銅	（mg/日）	0.7	0.9	−	7	−	0.6	0.7	−	7	−
マンガン	（mg/日）	−	−	4.0	11	−	−	−	3.5	11	−
ヨウ素	（μg/日）	95	130	−	3,000	−	95	130	−	3,000	−
セレン	（μg/日）	25	30	−	450	−	20	25	−	350	−
クロム	（μg/日）	−	−	10	500	−	−	−	10	500	−
モリブデン	（μg/日）	20	30	−	600	−	20	25	−	500	−

*1 範囲に関しては，おおむねの値を示したものであり，弾力的に運用すること．
*2 アルコールを含む．ただし，アルコールの摂取を勧めるものではない．
*3 プロビタミン A カロテノイドを含む．
*4 プロビタミン A カロテノイドを含まない．
*5 α-トコフェロールについて算定した．α-トコフェロール以外のビタミン E は含んでいない．
*6 身体活動レベル II の推定エネルギー必要量を用いて算定した．
*7 ビタミン B1 の欠乏症である脚気を予防するに足る最小必要量からではなく，尿中にビタミン B1 の排泄量が増大し始める摂取量（体内飽和量）から算定．
*8 ビタミン B2 の欠乏症である口唇炎，口角炎，舌炎などの皮膚炎を予防するに足る最小摂取量から求めた値ではなく，尿中にビタミン B2 の排泄量が増大し始める摂取量（体内飽和量）から算定．
*9 ニコチンアミドの mg 量，（ ）内はニコチン酸の mg 量．
*10 タンパク質食事摂取基準の推奨量を用いて算定した．
*11 食事性ビタミン B6 の量ではなく，ピリドキシンとしての量である．
*12 妊娠を計画している女性，妊娠の可能性がある女性および妊娠初期の妊婦は，神経管閉鎖障害のリスクの低減のために，付加的に 400 μg/日のプテロイルモノグルタミン酸の摂取が望まれる．
*13 通常の食品以外の食品に含まれる葉酸や（狭義の葉酸）に適用する．
*14 壊血病を予防するに足る最小量からではなく，心臓血管系の疾病予防効果および抗酸化作用効果の観点から算定．
*15 通常の食品以外からの摂取の耐容上限量は，成人の場合 350 mg/日，小児では 5 mg/kg 体重/日とした．それ以外の通常の食品からの摂取の場合，耐容上限量は設定しない．
*16 女性の推定平均必要量，推奨量の（ ）内は，月経血ありの値である．

		男性					女性				
身体活動レベル		I	II	III			I	II	III		
推定エネルギー必要量　（kcal/日）		2,300	2,700	3,050			1,750	2,050	2,350		
栄養素		推定平均必要量	推奨量	目安量	耐容上限量	目標量	推定平均必要量	推奨量	目安量	耐容上限量	目標量
タンパク質	(g/日)	50	65	−	−	−	40	50	−	−	−
	(%エネルギー)	−	−	−	−	13〜20[*1]	−	−	−	−	13〜20[*1]
脂質	脂質 (%エネルギー)	−	−	−	−	20〜30[*1]	−	−	−	−	20〜30[*1]
	飽和脂肪酸 (%エネルギー)	−	−	−	−	7以下	−	−	−	−	7以下
	n−6 系脂肪酸 (g/日)	−	−	10	−	−	−	−	8	−	−
	n−3 系脂肪酸 (g/日)	−	−	2.0	−	−	−	−	1.6	−	−
炭水化物	炭水化物 (%エネルギー)	−	−	−	−	50〜65[*1,2]	−	−	−	−	50〜65[*1,2]
	食物繊維 (g/日)	−	−	−	−	21 以上	−	−	−	−	18 以上
ビタミン 脂溶性	ビタミン A (μgRAE/日)	650[*3]	900[*3]	−	2,700[*4]	−	500[*3]	700[*3]	−	2,700[*4]	−
	ビタミン D (μg/日)	−	−	8.5	100	−	−	−	8.5	100	−
	ビタミン E (mg/日)[*5]	−	−	6.0	900	−	−	−	5.5	700	−
	ビタミン K (μg/日)	−	−	150	−	−	−	−	150	−	−
ビタミン 水溶性	ビタミン B₁ (mg/日)[*6]	1.2[*7]	1.4	−	−	−	0.9	1.1	−	−	−
	ビタミン B₂ (mg/日)[*6]	1.3[*8]	1.6	−	−	−	1.0	1.2	−	−	−
	ナイアシン (mgNE/日)[*6]	13	15	−	350 (85)[*9]	−	10	12	−	250 (65)[*9]	−
	ビタミン B₆ (mg/日)[*10]	1.1	1.4	−	60[*11]	−	1.0	1.1	−	45[*11]	−
	ビタミン B₁₂ (μg/日)	2.0	2.4	−	−	−	2.0	2.4	−	−	−
	葉酸 (μg/日)[*12]	200	240	−	1,000[*13]	−	200	240	−	1,000[*13]	−
	パントテン酸 (mg/日)	−	−	5	−	−	−	−	5	−	−
	ビオチン (μg/日)	−	−	50	−	−	−	−	50	−	−
	ビタミン C (mg/日)	85[*14]	100	−	−	−	85[*14]	100	−	−	−
ミネラル 多量	ナトリウム (mg/日)	600	−	−	−	−	600	−	−	−	−
	（食塩相当量） (g/日)	1.5	−	−	−	7.5 未満	1.5	−	−	−	6.5 未満
	カリウム (mg/日)	−	−	2,500	−	3,000 以上	−	−	2,000	−	2,600 以上
	カルシウム (mg/日)	600	750	−	2,500	−	550	650	−	2,500	−
	マグネシウム (mg/日)[*15]	310	370	−	−	−	240	290	−	−	−
	リン (mg/日)	−	−	1,000	3,000	−	−	−	800	3,000	−
ミネラル 微量	鉄 (mg/日)[*16]	6.5	7.5	−	50	−	5.5 (9.0)	6.5 (10.5)	−	40	−
	亜鉛 (mg/日)	9	11	−	45	−	7	8	−	35	−
	銅 (mg/日)	0.7	0.9	−	7	−	0.6	0.7	−	7	−
	マンガン (mg/日)	−	−	4.0	11	−	−	−	3.5	11	−
	ヨウ素 (μg/日)	95	130	−	3,000	−	95	130	−	3,000	−
	セレン (μg/日)	25	30	−	450	−	20	25	−	350	−
	クロム (μg/日)	−	−	10	500	−	−	−	10	500	−
	モリブデン (μg/日)	25	30	−	600	−	20	25	−	500	−

＊1　範囲に関しては，おおむねの値を示したものであり，弾力的に運用すること．
＊2　アルコールを含む．ただし，アルコールの摂取を勧めるものではない．
＊3　プロビタミン A カロテノイドを含む．
＊4　プロビタミン A カロテノイドを含まない．
＊5　α−トコフェロールについて算定した．α−トコフェロール以外のビタミン E は含んでいない．
＊6　身体活動レベル II の推定エネルギー必要量を用いて算定した．
＊7　ビタミン B₁ の欠乏症である脚気を予防するに足る最小必要量からではなく，尿中にビタミン B₁ の排泄量が増大し始める摂取量（体内飽和量）から算定．
＊8　ビタミン B₂ の欠乏症である口唇炎，口角炎，舌炎などの皮膚炎を予防するに足る最小摂取量から求めた値ではなく，尿中にビタミン B₂ の排泄量が増大し始める摂取量（体内飽和量）から算定．
＊9　ニコチンアミドの mg 量，（ ）内はニコチン酸の mg 量．
＊10　タンパク質食事摂取基準の推奨量を用いて算定した．
＊11　食事性ビタミン B₆ の量ではなく，ピリドキシンとしての量である．
＊12　妊娠を計画している女性，妊娠の可能性がある女性および妊娠初期の妊婦は，神経管閉鎖障害のリスクの低減のために，付加的に 400 μg/日のプテロイルモノグルタミン酸の摂取が望まれる．
＊13　通常の食品以外の食品に含まれる葉酸（狭義の葉酸）に適用する．
＊14　壊血病を予防するに足る最小量からではなく，心臓血管系の疾病予防効果および抗酸化作用効果の観点から算定．
＊15　通常の食品以外からの摂取量の耐容上限量は，成人の場合 350 mg/日，小児では 5 mg/kg 体重/日とした．それ以外の通常の食品からの摂取の場合，耐容上限量は設定しない．
＊16　女性の推定平均必要量，推奨量の（ ）内は，月経血ありの値である．

付表 18　50 〜 64 歳の食事摂取基準

栄養素		男性 推定平均必要量	推奨量	目安量	耐容上限量	目標量	女性 推定平均必要量	推奨量	目安量	耐容上限量	目標量
身体活動レベル		I	II	III			I	II	III		
推定エネルギー必要量　(kcal/日)		2,200	2,600	2,950			1,650	1,950	2,250		
タンパク質	(g/日)	50	65	−	−	−	40	50	−	−	−
	(%エネルギー)	−	−	−	−	14〜20*1	−	−	−	−	14〜20*1
脂質　脂質	(%エネルギー)	−	−	−	−	20〜30*1	−	−	−	−	20〜30*1
飽和脂肪酸	(%エネルギー)	−	−	−	−	7以下	−	−	−	−	7以下
n−6 系脂肪酸	(g/日)	−	−	10	−	−	−	−	8	−	−
n−3 系脂肪酸	(g/日)	−	−	2.2	−	−	−	−	1.9	−	−
炭水化物　炭水化物	(%エネルギー)	−	−	−	−	50〜65*1,2	−	−	−	−	50〜65*1,2
食物繊維	(g/日)	−	−	−	−	21 以上	−	−	−	−	18 以上
ビタミン　脂溶性　ビタミン A	(μgRAE/日)	650*3	900*3	−	2,700*4	−	500*3	700*3	−	2,700*4	−
ビタミン D	(μg/日)	−	−	8.5	100	−	−	−	8.5	100	−
ビタミン E	(mg/日)*5	−	−	7.0	850	−	−	−	6.0	700	−
ビタミン K	(μg/日)	−	−	150	−	−	−	−	150	−	−
水溶性　ビタミン B1	(mg/日)*6	1.1*7	1.3	−	−	−	0.9	1.1	−	−	−
ビタミン B2	(mg/日)*6	1.2*8	1.5	−	−	−	1.0	1.2	−	−	−
ナイアシン	(mgNE/日)*6	12	14	−	350 (85)*9	−	9	11	−	250 (65)*9	−
ビタミン B6	(mg/日)*10	1.1	1.4	−	55*11	−	1.0	1.1	−	45*11	−
ビタミン B12	(μg/日)	2.0	2.4	−	−	−	2.0	2.4	−	−	−
葉酸	(μg/日)*12	200	240	−	1,000*13	−	200	240	−	1,000*13	−
パントテン酸	(mg/日)	−	−	6	−	−	−	−	5	−	−
ビオチン	(μg/日)	−	−	50	−	−	−	−	50	−	−
ビタミン C	(mg/日)	85*14	100	−	−	−	85*14	100	−	−	−
ミネラル　多量　ナトリウム	(mg/日)	600	−	−	−	−	600	−	−	−	−
(食塩相当量)	(g/日)	1.5	−	−	−	7.5 未満	1.5	−	−	−	6.5 未満
カリウム	(mg/日)	−	−	2,500	−	3,000 以上	−	−	2,000	−	2,600 以上
カルシウム	(mg/日)	600	750	−	2,500	−	550	650	−	2,500	−
マグネシウム	(mg/日)*15	310	370	−	−	−	240	290	−	−	−
リン	(mg/日)	−	−	1,000	3,000	−	−	−	800	3,000	−
微量　鉄	(mg/日)*16	6.5	7.5	−	50	−	5.5 (9.0)	6.5 (11.0)	−	40	−
亜鉛	(mg/日)	9	11	−	45	−	7	8	−	35	−
銅	(mg/日)	0.7	0.9	−	7	−	0.6	0.7	−	7	−
マンガン	(mg/日)	−	−	4.0	11	−	−	−	3.5	11	−
ヨウ素	(μg/日)	95	130	−	3,000	−	95	130	−	3,000	−
セレン	(μg/日)	25	30	−	450	−	20	25	−	350	−
クロム	(μg/日)	−	−	10	500	−	−	−	10	500	−
モリブデン	(μg/日)	25	30	−	600	−	20	25	−	450	−

*1　範囲に関しては，おおむねの値を示したものであり，弾力的に運用すること．
*2　アルコールを含む．ただし，アルコールの摂取を勧めるものではない．
*3　プロビタミン A カロテノイドを含む．
*4　プロビタミン A カロテノイドを含まない．
*5　α−トコフェロールについて算定した．α−トコフェロール以外のビタミン E は含んでいない．
*6　身体活動レベル II の推定エネルギー必要量を用いて算定した．
*7　ビタミン B1 の欠乏症である脚気を予防するに足る最小必要量からではなく，尿中にビタミン B1 の排泄量が増大し始める摂取量（体内飽和量）から算定．
*8　ビタミン B2 の欠乏症である口唇炎，口角炎，舌炎などの皮膚炎を予防するに足る最小摂取量から求めた値ではなく，尿中にビタミン B2 の排泄量が増大し始める摂取量（体内飽和量）から算定．
*9　ニコチンアミドの mg 量，（　）内はニコチン酸の mg 量．
*10　タンパク質食事摂取基準の推奨量を用いて算定した．
*11　食事性ビタミン B6 の量ではなく，ピリドキシンとしての量である．
*12　妊娠を計画している女性，妊娠の可能性がある女性および妊娠初期の妊婦は，神経管閉鎖障害のリスクの低減のために，付加的に 400 μg/日のプテロイルモノグルタミン酸の摂取が望まれる．
*13　通常の食品以外の食品に含まれる葉酸や（狭義の葉酸）に適用する．
*14　壊血病を予防するに足る最小量からではなく，心臓血管系の疾病予防効果および抗酸化作用効果の観点から算定．
*15　通常の食品以外からの摂取量の耐容上限量は，成人の場合 350 mg/日，小児では 5 mg/kg 体重/日とした．それ以外の通常の食品からの摂取の場合，耐容上限量は設定しない．
*16　女性の推定平均必要量，推奨量の（　）内は，月経血ありの値である．

			男性					女性				
身体活動レベル			I	II		III		I	II		III	
推定エネルギー必要量		（kcal/日）	2,050	2,400		2,750		1,550	1,850		2,100	
	栄養素		推定平均必要量	推奨量	目安量	耐容上限量	目標量	推定平均必要量	推奨量	目安量	耐容上限量	目標量
タンパク質		（g/日）*1	50	60	−	−	−	40	50	−	−	−
		（％エネルギー）	−	−	−	−	15〜20*2	−	−	−	−	15〜20*2
脂質	脂質	（％エネルギー）	−	−	−	−	20〜30*2	−	−	−	−	20〜30*2
	飽和脂肪酸	（％エネルギー）	−	−	−	−	7以下*2	−	−	−	−	7以下*2
	n−6系脂肪酸	（g/日）	−	−	9	−	−	−	−	8	−	−
	n−3系脂肪酸	（g/日）	−	−	2.2	−	−	−	−	2.0	−	−
炭水化物	炭水化物	（％エネルギー）	−	−	−	−	50〜65*2	−	−	−	−	50〜65*2
	食物繊維	（g/日）	−	−	−	−	20以上	−	−	−	−	17以上
ビタミン	脂溶性 ビタミンA	（μgRAE/日）*3	600	850	−	2,700	−	500	700	−	2,700	−
	ビタミンD	（μg/日）	−	−	8.5	100	−	−	−	8.5	100	−
	ビタミンE	（mg/日）*4	−	−	7.0	850	−	−	−	6.5	650	−
	ビタミンK	（μg/日）	−	−	150	−	−	−	−	150	−	−
	水溶性 ビタミンB1	（mg/日）	1.1	1.3	−	−	−	0.9	1.1	−	−	−
	ビタミンB2	（mg/日）	1.2	1.5	−	−	−	1.0	1.2	−	−	−
	ナイアシン	（mgNE/日）*5	12	14	−	300 (80)	−	9	11	−	250 (65)	−
	ビタミンB6	（mg/日）	1.1	1.4	−	50	−	1.0	1.1	−	40	−
	ビタミンB12	（μg/日）	2.0	2.4	−	−	−	2.0	2.4	−	−	−
	葉酸	（μg/日）	200	240	−	900	−	200	240	−	900	−
	パントテン酸	（mg/日）	−	−	6	−	−	−	−	5	−	−
	ビオチン	（μg/日）	−	−	50	−	−	−	−	50	−	−
	ビタミンC	（mg/日）	80	100	−	−	−	80	100	−	−	−
ミネラル	多量 ナトリウム	（mg/日）	600	−	−	−	−	600	−	−	−	−
	（食塩相当量）	（g/日）	1.5	−	−	−	7.5未満	1.5	−	−	−	6.5未満
	カリウム	（mg/日）	−	−	2,500	−	3,000以上	−	−	2,000	−	2,600以上
	カルシウム	（mg/日）	600	750	−	2,500	−	550	650	−	2,500	−
	マグネシウム	（mg/日）*6	290	350	−	−	−	230	280	−	−	−
	リン	（mg/日）	−	−	1,000	3,000	−	−	−	800	3,000	−
	微量 鉄	（mg/日）	6.0	7.5	−	50	−	5.0	6.0	−	40	−
	亜鉛	（mg/日）	9	11	−	40	−	7	8	−	35	−
	銅	（mg/日）	0.7	0.9	−	7	−	0.6	0.7	−	7	−
	マンガン	（mg/日）	−	−	4.0	11	−	−	−	3.5	11	−
	ヨウ素	（μg/日）	95	130	−	3,000	−	95	130	−	3,000	−
	セレン	（μg/日）	25	30	−	450	−	20	25	−	350	−
	クロム	（μg/日）	−	−	10	500	−	−	−	10	500	−
	モリブデン	（μg/日）	20	25	−	600	−	20	25	−	500	−

*1　65歳以上の高齢者について，フレイル予防を目的とした量を定めることは難しいが，身長・体重が参照体位に比べて小さい者や，特に75歳以上であって加齢に伴い身体活動量が大きく低下した者など，必要エネルギー摂取量が低い者では，下限が推奨量を下回る場合があり得る．この場合でも，下限は推奨量以上とすることが望ましい．
*2　範囲に関しては，おおむねの値を示したものであり，弾力的に運用すること．
*3　推定平均必要量，推奨量はプロビタミンAカロテノイドを含む．耐容上限量は，プロビタミンAカロテノイドを含まない．
*4　α−トコフェロールについて算定した．α−トコフェロール以外のビタミンEは含んでいない．
*5　耐容上限量はニコチンアミドの重量（mg/日），（ ）内はニコチン酸の重量（mg/日）．
*6　通常の食品以外からの摂取量の耐容上限量は，成人の場合350 mg/日とした．通常の食品からの摂取の場合，耐容上限量は設定しない．

付表 20 高齢者（75 歳以上）の食事摂取基準

			男性					女性				
身体活動レベル*1			Ⅰ	Ⅱ	Ⅲ			Ⅰ	Ⅱ	Ⅲ		
推定エネルギー必要量		(kcal/日)	1,800		2,100		−	1,400		1,650		−
	栄養素		推定平均必要量	推奨量	目安量	耐容上限量	目標量	推定平均必要量	推奨量	目安量	耐容上限量	目標量
タンパク質		(g/日)*2	50	60	−	−	−	40	50	−	−	−
		(%エネルギー)	−	−	−	−	15〜20*3	−	−	−	−	15〜20*3
脂質	脂質	(%エネルギー)	−	−	−	−	20〜30*3	−	−	−	−	20〜30*3
	飽和脂肪酸	(%エネルギー)	−	−	−	−	7以下*3	−	−	−	−	7以下*3
	n−6系脂肪酸	(g/日)	−	−	8	−	−	−	−	7	−	−
	n−3系脂肪酸	(g/日)	−	−	2.1	−	−	−	−	1.8	−	−
炭水化物	炭水化物	(%エネルギー)	−	−	−	−	50〜65*3	−	−	−	−	50〜65*3
	食物繊維	(g/日)	−	−	−	−	20以上	−	−	−	−	17以上
ビタミン	脂溶性	ビタミンA (µgRAE/日)*4	550	800	−	2,700	−	450	650	−	2,700	−
		ビタミンD (µg/日)	−	−	8.5	100	−	−	−	8.5	100	−
		ビタミンE (mg/日)*5	−	−	6.5	750	−	−	−	6.5	650	−
		ビタミンK (µg/日)	−	−	150	−	−	−	−	150	−	−
	水溶性	ビタミンB1 (mg/日)	1.0	1.2	−	−	−	0.8	0.9	−	−	−
		ビタミンB2 (mg/日)	1.1	1.3	−	−	−	0.9	1.0	−	−	−
		ナイアシン (mgNE/日)*6	11	13	−	300 (75)	−	9	−	−	250 (60)	−
		ビタミンB6 (mg/日)	1.1	1.4	−	50	−	1.0	1.1	−	40	−
		ビタミンB12 (mg/日)	2.0	2.4	−	−	−	2.0	2.4	−	−	−
		葉酸 (µg/日)	200	240	−	900	−	200	240	−	900	−
		パントテン酸 (mg/日)	−	−	6	−	−	−	−	5	−	−
		ビオチン (µg/日)	−	−	50	−	−	−	−	50	−	−
		ビタミンC (mg/日)	80	100	−	−	−	80	100	−	−	−
ミネラル	多量	ナトリウム (mg/日)	600	−	−	−	−	600				
		(食塩相当量) (g/日)	1.5	−	−	−	7.5未満	1.5	−	−	−	6.5未満
		カリウム (mg/日)	−	−	2,500	−	3,000以上	−	−	2,000	−	2,600以上
		カルシウム (mg/日)	600	700	−	2,500	−	500	600	−	2,500	−
		マグネシウム (mg/日)*7	270	320	−	−	−	220	260	−	−	−
		リン (mg/日)	−	−	1,000	3,000	−	−	−	800	3,000	−
	微量	鉄 (mg/日)	6.0	7.0	−	50	−	5.0	6.0	−	40	−
		亜鉛 (mg/日)	9	10	−	40	−	6	8	−	30	−
		銅 (mg/日)	0.7	0.8	−	7	−	0.6	0.7	−	7	−
		マンガン (mg/日)	−	−	4.0	11	−	−	−	3.5	11	−
		ヨウ素 (µg/日)	95	130	−	3,000	−	95	130	−	3,000	−
		セレン (µg/日)	25	30	−	400	−	20	25	−	350	−
		クロム (µg/日)	−	−	10	500	−	−	−	10	500	−
		モリブデン (µg/日)	20	25	−	600	−	20	25	−	500	−

*1 レベルⅡは自立している者，レベルⅠは自宅にいてほとんど外出しない者に相当する．レベルⅠは高齢者施設で自立に近い状態で過ごしている者にも適用できる値である．

*2 65歳以上の高齢者について，フレイル予防を目的とした量を定めることは難しいが，身長・体重が参照体位に比べて小さい者や，特に75歳以上であって加齢に伴い身体活動量が大きく低下した者など，必要エネルギー摂取量が低い者では，下限が推奨量を下回る場合があり得る．この場合でも，下限は推奨量以上とすることが望ましい．

*3 範囲に関しては，おおむねの値を示したものであり，弾力的に運用すること．

*4 推定平均必要量，推奨量はプロビタミンAカロテノイドを含む．耐容上限量は，プロビタミンAカロテノイドを含まない．

*5 α−トコフェロールについて算定した．α−トコフェロール以外のビタミンEは含んでいない．

*6 耐容上限量はニコチンアミドの重量(mg/日)，( )内はニコチン酸の重量(mg/日)．

*7 通常の食品以外からの摂取量の耐容上限量は，成人の場合350 mg/日とした．通常の食品からの摂取の場合，耐容上限量は設定しない．

参考書

詳しく調べたい人への推薦参考書
- 日本人の食事摂取基準(2020年版) 厚生労働省，2020
- 国民健康・栄養調査報告 厚生労働省，各年版
- 国民生活基礎調査，厚生労働省，各年版
- 日本人の新身体計測基準値(JARD 2001) 栄養評価と治療 19巻増刊号 メディカルレビュー社，2002
- 栄養管理プロセス 日本栄養士会監修，第一出版，2018
- 管理栄養士・栄養士必携 日本栄養士会編，第一出版，各年版

専門知識を必要とする人への推薦専門書
- タンパク質・アミノ酸の必要量 WHO/FAO/UNU合同専門協議会報告 日本アミノ酸学会翻訳小委員会訳，医歯薬出版，2009
- やさしい生理学改訂第7版 彼末一之ほか編，南江堂，2017
- ニュー運動生理学Ⅰ，Ⅱ 宮村実晴編，真興交易医書出版部，2014，2015
- スポーツ・運動栄養学第3版 加藤秀夫ほか編，講談社，2015

応用栄養学 第6版 索引

編者紹介

木戸 康博（きど やすひろ）
- 1979年　徳島大学医学部栄養学科卒業
- 1981年　徳島大学大学院栄養学研究科修了
- 現　在　甲南女子大学医療栄養学部医療栄養学科 教授

小倉 嘉夫（おぐら よしお）
- 1979年　徳島大学医学部栄養学科卒業
- 現　在　神戸女子大学家政学部管理栄養士養成課程 教授

眞鍋 祐之（まなべ さちのぶ）
- 1979年　徳島大学医学部栄養学科卒業
- 1983年　徳島大学大学院栄養学研究科博士課程中退
- 元長崎国際大学健康管理学部健康栄養学科 教授

青井 渉（あおい わたる）
- 1998年　京都府立大学生活科学部食物学科卒業
- 2005年　京都府立医科大学大学院医学研究科博士課程修了
- 現　在　京都府立大学大学院生命環境科学研究科 准教授

NDC 590　　287 p　　26 cm

栄養科学シリーズNEXT（えいようかがく）

応用栄養学（おうようえいようがく）　第6版（だいばん）

2020年 3 月25日　第 1 刷発行
2023年 1 月17日　第 4 刷発行

編　者　木戸康博・小倉嘉夫・眞鍋祐之・青井　渉
　　　　（きどやすひろ・おぐらよしお・まなべさちのぶ・あおいわたる）
発行者　髙橋明男
発行所　株式会社　講談社　　KODANSHA
　　　　〒112-8001　東京都文京区音羽 2-12-21
　　　　　　販　売　(03)5395-4415
　　　　　　業　務　(03)5395-3615
編　集　株式会社　講談社サイエンティフィク
　　　　代表　堀越俊一
　　　　〒162-0825　東京都新宿区神楽坂 2-14　ノービィビル
　　　　　　編　集　(03)3235-3701

本文データ制作
カバー印刷　　株式会社双文社印刷
本文・表紙印刷
製本　　　　　株式会社ＫＰＳプロダクツ

ISBN978-4-06-518044-0